SÉRIE   FORMAÇÃO PROFISSIONAL E
         AVALIAÇÃO EM SAÚDE

VOLUME 1
*Desafios na Implantação de
Programas*

SÉRIE

FORMAÇÃO PROFISSIONAL E AVALIAÇÃO EM SAÚDE

VOLUME 1
Desafios na Implantação de Programas

ORGANIZADORES
Isabella Samico
Eronildo Felisberto
Paulo Germano de Frias
Antonio Carlos Gomes do Espírito Santo
Zulmira Hartz

**Formação Profissional e Avaliação em Saúde –
Desafios na Implantação de Programas – Volume 1**
Copyright © 2015 by
MEDBOOK – Editora Científica Ltda.

Nota da editora: Os autores desta obra verificaram cuidadosamente os nomes genéricos e comerciais dos medicamentos mencionados; também conferiram os dados referentes à posologia, objetivando fornecer informações acuradas e de acordo com os padrões atualmente aceitos. Entretanto, em virtude do dinamismo da área de saúde, os leitores devem prestar atenção às informações fornecidas pelos fabricantes, a fim de se certificarem de que as doses preconizadas ou as contraindicações não sofreram modificações, principalmente em relação a substâncias novas ou prescritas com pouca frequência. Os autores e a editora não podem ser responsabilizados pelo uso impróprio nem pela aplicação incorreta de produto apresentado nesta obra.

Apesar de terem envidado o máximo esforço para localizar os detentores dos direitos autorais de qualquer material utilizado, os autores e os editores desta obra estão dispostos a acertos posteriores caso, inadvertidamente, a identificação de algum deles tenha sido omitida.

Editoração Eletrônica: REDB STYLE – Produções Gráficas e Editorial Ltda.
Capa: Adielson Anselme
Normalização dos capítulos: Amanda Lima e Leila Martins

CIP-BRASIL. CATALOGAÇÃO-NA-FONTE
SINDICATO NACIONAL DOS EDITORES DE LIVROS, RJ

D484

  Desafios na implantação de programas / Isabella Samico ... [et al] - 1. ed. - rj : MedBook, 2015.
  344 p. : il. ; 23 cm. (Formação profissional e avaliação em saúde)

  ISBN 978-85-8369-011-5

  1. Serviço social - Brasil. 2. Saúde pública - Brasil. I. Samico, Isabella. II. Série.

15-22828   CDD: 361
                                                                        CDU: 364

18/05/2015   25/05/2015

Reservados todos os direitos. É proibida a duplicação ou reprodução deste volume, no todo ou em parte, sob quaisquer formas ou por quaisquer meios (eletrônico, mecânico, gravação, fotocópia, distribuição na Web, ou outros), sem permissão expressa da Editora.

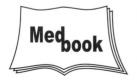

MEDBOOK – Editora Científica Ltda.
Rua Professora Ester de Melo, 178 – Benfica – Cep 20930-010
Rio de Janeiro – RJ – Telefones: (21) 2502-4438 e 2569-2524
contato@medbookeditora.com.br – medbook@superig.com.br
www.medbookeditora.com.br

COLABORADORES

Alana Soares Brandão Barreto

Enfermeira com mestrado em Avaliação em Saúde pelo Instituto de Medicina Integral Prof. Fernando Figueira – IMIP.
Técnica da Secretaria Municipal de Saúde de Alagoa Grande – PB.

Ana Catarina de Melo Araújo

Enfermeira com mestrado em Avaliação em Saúde pelo Instituto de Medicina Integral Prof. Fernando Figueira – IMIP.
Docente da Faculdade Maurício de Nassau, Recife – PE.
Coordenadora do Programa Estadual de Imunização da Secretaria de Saúde de Pernambuco.

Ana Coelho de Albuquerque

Nutricionista com mestrado em Saúde Comunitária pelo Instituto de Saúde Coletiva da Universidade Federal da Bahia – ISC/UFBA.
Docente e Pesquisadora do Programa de Pós-graduação em Avaliação em Saúde do Instituto de Medicina Integral Prof. Fernando Figueira – IMIP.
Assessora Técnica da Secretaria Executiva de Vigilância em Saúde da Secretaria Estadual de Saúde de Pernambuco.

Bárbara de Queiroz Figueiroa

Fonoaudióloga com mestrado em Avaliação em Saúde pelo Instituto de Medicina Integral Prof. Fernando Figueira – IMIP.
Coordenadora do Sistema de Informações sobre Mortalidade (SIM) da Secretaria Estadual de Saúde de Pernambuco.

Cândida Correia de Barros Pereira

Enfermeira com mestrado em Avaliação em Saúde pelo Instituto de Medicina Integral Prof. Fernando Figueira – IMIP.
Gerente de Monitoramento e Vigilância de Eventos Vitais da Secretaria Estadual de Saúde de Pernambuco.

Celina Maria Turchi Martelli

Médica com doutorado em Saúde Pública pela Universidade de São Paulo.
Pesquisadora e Membro do Comitê Gestor do Instituto de Avaliação de Tecnologias em Saúde – IATS.
Pesquisadora visitante do Centro de Pesquisas Aggeu Magalhães/Fundação Oswaldo Cruz – CPqAM/Fiocruz.

Cinthia Kalyne de A. Alves

Terapeuta Ocupacional com mestrado em Saúde Pública pelo Centro de Pesquisas Aggeu Magalhães/Fundação Oswaldo Cruz – CPqAM/Fiocruz.
Professora-Assistente do Departamento de Terapia Ocupacional da Universidade Federal de Pernambuco – UFPE.
Docente e Pesquisadora do Grupo de Estudos de Gestão e Avaliação em Saúde e do Programa de Pós-graduação em Avaliação em Saúde do Instituto de Medicina Integral Prof. Fernando Figueira – IMIP.
Secretária Executiva de Gestão do Trabalho e Educação em Saúde da Secretaria Estadual de Saúde de Pernambuco.

Danielle Rodrigues Leal

Médica com mestrado em Avaliação em Saúde pelo Instituto de Medicina Integral Prof. Fernando Figueira – IMIP.
Médica da Secretaria Municipal de Saúde do Recife – PE.

Eronildo Felisberto

Médico com doutorado em Saúde Pública pelo Centro de Pesquisas Aggeu Magalhães/Fundação Oswaldo Cruz – CPqAM/Fiocruz.
Docente e Pesquisador do Grupo de Estudos de Gestão e Avaliação em Saúde e do Programa de Pós-graduação em Avaliação em Saúde do Instituto de Medicina Integral Prof. Fernando Figueira – IMIP.

Fernando Antônio Ribeiro de Gusmão-Filho

Médico com doutorado em Saúde Pública pelo Centro de Pesquisas Aggeu Magalhães/Fundação Oswaldo Cruz – CPqAM/Fiocruz.
Docente e Pesquisador do Grupo de Estudos de Gestão e Avaliação em Saúde e do Programa de Pós-graduação em Avaliação em Saúde do Instituto de Medicina Integral Prof. Fernando Figueira – IMIP.
Secretário Executivo de Gestão do Trabalho e Educação na Saúde da Secretaria de Saúde da Cidade do Recife – PE.

Gisele Cazarin

Cirurgiã-dentista com mestrado em Saúde Pública pelo Centro de Pesquisas Aggeu Magalhães/Fundação Oswaldo Cruz – CPqAM/Fiocruz.
Docente e Pesquisadora do Grupo de Estudos de Gestão e Avaliação em Saúde e do Programa de Pós-graduação em Avaliação em Saúde do Instituto de Medicina Integral Prof. Fernando Figueira – IMIP.
Gestora de Apoio à Gestão do Conhecimento da Secretaria Executiva de Gestão do Trabalho e Educação em Saúde da Secretaria Estadual de Saúde de Pernambuco.

Greciane Soares da Silva

Cirurgiã-dentista com mestrado em Avaliação em Saúde pelo Instituto de Medicina Integral Prof. Fernando Figueira – IMIP.
Docente e Pesquisadora do Grupo de Estudos de Gestão e Avaliação em Saúde e do Programa de Pós-graduação em Avaliação em Saúde do Instituto de Medicina Integral Prof. Fernando Figueira – IMIP.

Isabella Samico

Médica com doutorado em Saúde Pública pela Escola Nacional de Saúde Pública/Fundação Oswaldo Cruz – ENSP/Fiocruz.
Docente e Pesquisadora do Grupo de Estudos de Gestão e Avaliação em Saúde e do Programa de Pós-graduação em Avaliação em Saúde do Instituto de Medicina Integral Prof. Fernando Figueira – IMIP.

Jailson de Barros Correia

Médico com doutorado em Medicina (Microbiologia Médica) pela Universidade de Liverpool, Inglaterra.
Docente e Pesquisador do Programa de Pós-graduação em Avaliação em Saúde do Instituto de Medicina Integral Prof. Fernando Figueira – IMIP.
Secretário de Saúde da Cidade do Recife – PE.

José Eulálio Cabral Filho

Médico com doutorado em Farmacologia pela Universidade Federal de São Paulo.
Editor Executivo da Revista Brasileira de Saúde Materno-Infantil.
Coordenador do Comitê de Ética em Pesquisas em Seres Humanos do Instituto de Medicina Integral Prof. Fernando Figueira – IMIP.
Docente e Pesquisador dos Programas de Pós-graduação em Saúde Materno-Infantil e em Avaliação em Saúde do Instituto de Medicina Integral Prof. Fernando Figueira – IMIP.

Juliana Martins Barbosa da Silva Costa

Cirurgiã-dentista com doutorado em Saúde Pública pelo Centro de Pesquisas Aggeu Magalhães/Fundação Oswaldo Cruz – CPqAM/Fiocruz.
Docente e Pesquisadora do Grupo de Estudos de Gestão e Avaliação em Saúde e do Programa de Pós-graduação em Avaliação em Saúde do Instituto de Medicina Integral Prof. Fernando Figueira – IMIP.
Diretora Geral de Promoção, Monitoramento e Avaliação da Vigilância em Saúde da Secretaria Estadual de Saúde de Pernambuco.

Juliana Ribeiro Francelino Sampaio

Cirurgiã-dentista com mestrado em Avaliação em Saúde pelo Instituto de Medicina Integral Prof. Fernando Figueira – IMIP.
Cirurgiã-dentista da Secretaria de Saúde de Juazeiro do Norte – CE.

Louisiana Regadas de Macedo Quinino

Fisioterapeuta com doutorado em Saúde Pública pelo Centro de Pesquisas Aggeu Magalhães/Fundação Oswaldo Cruz – CPqAM/Fiocruz.
Docente e Pesquisadora do Centro de Pesquisas Aggeu Magalhães/Fundação Oswaldo Cruz – CPqAM/Fiocruz.
Docente e Pesquisadora do Programa de Pós-graduação em Avaliação em Saúde do Instituto de Medicina Integral Prof. Fernando Figueira – IMIP.

Luciana Caroline Albuquerque Bezerra

Cirurgiã-dentista com mestrado em Saúde Pública pelo Centro de Pesquisas Aggeu Magalhães/Fundação Oswaldo Cruz – CPqAM/Fiocruz.
Docente e Pesquisadora do Grupo de Estudos de Gestão e Avaliação em Saúde e do Programa de Pós-graduação em Avaliação em Saúde do Instituto de Medicina Integral Prof. Fernando Figueira – IMIP.
Secretária Executiva de Vigilância em Saúde da Secretaria Estadual de Saúde de Pernambuco.

Luciana Santos Dubeux

Cirurgiã-dentista com doutorado em Saúde Pública pelo Centro de Pesquisas Aggeu Magalhães/Fundação Oswaldo Cruz – CPqAM/Fiocruz.
Coordenadora da Residência Multiprofissional em Saúde Coletiva do Instituto de Medicina Integral Prof. Fernando Figueira – IMIP.
Docente e Pesquisadora do Grupo de Estudos de Gestão e Avaliação em Saúde e do Programa de Pós-graduação em Avaliação em Saúde do Instituto de Medicina Integral Prof. Fernando Figueira – IMIP.

Luiz Claudio Santos Thuler

Médico com doutorado em Doenças Infecciosas e Parasitárias pela Universidade Federal do Rio de Janeiro – UFRJ.
Docente e Pesquisador do Instituto Nacional de Câncer – INCA e da Universidade Federal do Estado do Rio de Janeiro – UNIRIO.

Lygia Carmen de Moraes Vanderlei
Médica com doutorado em Saúde Pública pela Universidade Autônoma de Barcelona. Docente e Pesquisadora do Grupo de Estudos de Gestão e Avaliação em Saúde e do Programa de Pós-graduação em Avaliação em Saúde do Instituto de Medicina Integral Prof. Fernando Figueira – IMIP.

Magda da Silva Figueiroa
Psicóloga com mestrado em Avaliação em Saúde pelo Instituto de Medicina Integral Prof. Fernando Figueira – IMIP.
Psicóloga do Centro de Prevenção, Tratamento e Reabilitação do Alcoolismo – CPTRA CAPS-AD.
Auditora do SUS Recife – PE.

Maria Hygina de Carvalho Duarte Fonseca
Psicóloga com mestrado em Avaliação em Saúde pelo Instituto de Medicina Integral Prof. Fernando Figueira – IMIP.
Auditora do SUS Recife – PE.

Maria José Bezerra Guimarães
Médica com doutorado em Saúde Pública pela Escola Nacional de Saúde Pública/Fundação Oswaldo Cruz – ENSP/Fiocruz.
Pesquisadora da Unidade de Pesquisa Clínica do Hospital Universitário Oswaldo Cruz/Universidade de Pernambuco – HUOC/UPE.
Epidemiologista da Secretaria Estadual de Saúde de Pernambuco.

Maria Leopoldina P. Falcão
Médica com mestrado em Saúde Coletiva pela Universidade Federal de Pernambuco – UFPE.
Tutora da Residência Multiprofissional em Saúde e da Residência Médica em Medicina de Família e Comunidade do Instituto de Medicina Integral Prof. Fernando Figueira – IMIP.
Supervisora pelo IMIP do Programa Mais Médicos e do Programa de Valorização dos Profissionais da Atenção Básica.

Mariana Lira Dália

Psicóloga com mestrado em Avaliação em Saúde pelo Instituto de Medicina Integral Prof. Fernando Figueira – IMIP.
Técnica da Secretaria Municipal de Vitória de Santo Antão – PE.

Marina Ferreira de Medeiros Mendes

Cirurgiã-dentista com mestrado em Saúde Pública pelo Centro de Pesquisas Aggeu Magalhães/Fundação Oswaldo Cruz – CPqAM/Fiocruz.
Docente e Pesquisadora do Grupo de Estudos de Gestão e Avaliação em Saúde e do Programa de Pós-graduação em Avaliação em Saúde do Instituto de Medicina Integral Prof. Fernando Figueira – IMIP.

Noêmia Teixeira de Siqueira Filha

Engenheira de Pesca com mestrado em Avaliação em Saúde pelo Instituto de Medicina Integral Prof. Fernando Figueira – IMIP.
Pesquisadora do Instituto de Avaliação de Tecnologias em Saúde – IATS.

Patrícia Ismael de Carvalho

Psicóloga com mestrado em Saúde Coletiva pelo Núcleo de Estudos em Saúde Pública da Universidade Federal de Pernambuco – UFPE.
Diretora Geral de Informações e Ações Estratégicas em Vigilância Epidemiológica da Secretaria Estadual de Saúde de Pernambuco.

Paulo Germano de Frias

Médico com doutorado em Saúde da Criança e do Adolescente pela Universidade Federal de Pernambuco – UFPE.
Docente e Pesquisador do Grupo de Estudos de Gestão e Avaliação em Saúde e do Programa de Pós-graduação em Avaliação em Saúde do Instituto de Medicina Integral Prof. Fernando Figueira – IMIP.
Médico da Secretaria Municipal de Saúde do Recife – PE.

Paulo Sávio A. de Goes

Cirurgião-dentista com doutorado em Epidemiologia e Saúde Pública pela Universidade de Londres – Inglaterra.
Professor-Adjunto do Departamento de Clínica e Odontologia Preventiva da Universidade Federal de Pernambuco – UFPE.

Reneide Muniz da Silva

Enfermeira com mestrado em Saúde Pública pelo Centro de Pesquisas Aggeu Magalhães/Fundação Oswaldo Cruz – CPqAM/Fiocruz.
Docente do Curso de Enfermagem da Faculdade Pernambucana de Saúde – FPS.
Docente e Pesquisadora do Programa de Pós-graduação em Avaliação em Saúde do Instituto de Medicina Integral Prof. Fernando Figueira – IMIP.

Rita Maria S. A. Tenorio

Enfermeira e Assistente Social com mestrado em Avaliação em Saúde pelo Instituto de Medicina Integral Prof. Fernando Figueira – IMIP.
Diretora Geral de Gestão do Trabalho da Secretaria Estadual de Saúde de Pernambuco.

Simone Fonseca Caetano

Fonoaudióloga com mestrado em Avaliação em Saúde pelo Instituto de Medicina Integral Prof. Fernando Figueira – IMIP.
Auditora Fiscal da Vigilância Sanitária da Secretaria Municipal de Saúde de Maceió – AL.

Suely Arruda Vidal

Médica com doutorado em Saúde Materno-Infantil pelo Instituto de Medicina Integral Prof. Fernando Figueira – IMIP.
Docente e Pesquisadora dos Programas de Pós-graduação em Saúde Materno-Infantil e Cuidados Paliativos e Intensivos do Instituto de Medicina Integral Prof. Fernando Figueira – IMIP.
Docente e Pesquisadora do Grupo de Estudos de Gestão e Avaliação em Saúde e do Programa de Pós-graduação em Avaliação em Saúde do Instituto de Medicina Integral Prof. Fernando Figueira – IMIP.

Tereza Cristina A. Bezerra

Médica com mestrado em Avaliação em Saúde pelo Instituto de Medicina Integral Prof. Fernando Figueira – IMIP.
Coordenadora das Residências Multiprofissionais em Saúde do Instituto de Medicina Integral Prof. Fernando Figueira – IMIP.
Coordenadora pelo IMIP do Programa Mais Médicos e do Programa de Valorização dos Profissionais da Atenção Básica.
Diretora Geral do Hospital e Maternidade Petronila Campos do Município de São Lourenço da Mata – PE.

Ulisses Ramos Montarroyos

Estatístico com doutorado em Medicina Tropical pela Universidade Federal de Pernambuco.
Professor Titular do Instituto de Ciências Biológicas da Universidade de Pernambuco – UPE.

Yluska Almeida Coelho Reis

Terapeuta Ocupacional com mestrado em Saúde Pública pelo Centro de Pesquisas Aggeu Magalhães/Fundação Oswaldo Cruz – CPqAM/Fiocruz.
Gerente de Monitoramento e Avaliação da Secretaria Executiva de Vigilância em Saúde da Secretaria Estadual de Saúde de Pernambuco.

Zulmira Hartz

Médica com doutorado em Saúde Pública pela Universidade de Montreal – Canadá.
Consultora e Pesquisadora do Grupo de Estudos de Gestão e Avaliação em Saúde do Instituto de Medicina Integral Prof. Fernando Figueira – IMIP e do Groupe de Recherche Interdisciplinaire en Santé – GRIS/Universidade de Montreal.
Docente do Programa de Pós-graduação em Avaliação em Saúde do Instituto de Medicina Integral Prof. Fernando Figueira – IMIP.
Subdirectora do Global Health and Tropical Medicine – GHTM. Instituto de Higiene e Medicina Tropical – IHMT. Universidade Nova de Lisboa – UNL.

APRESENTAÇÃO

Desafios na Implantação de Programas, primeiro volume da série Formação Profissional e Avaliação em Saúde, reúne a produção recente do Programa de Pós-graduação em Avaliação em Saúde do Instituto de Medicina Integral Prof. Fernando Figueira – IMIP. A autoria da obra é creditada aos mestrandos, docentes, pesquisadores e técnicos convidados a contribuir com sua experiência, adquirida nos diferentes postos ocupados nas organizações de ensino, pesquisa e gestão do sistema de saúde.

Este livro é fruto do esforço feito pela instituição no sentido de ampliar a difusão dos resultados da pesquisa científica para além dos muros da academia, de modo a alcançar outros perfis de leitores, entre eles os integrantes dos núcleos de gestão do sistema em suas diferentes esferas governativas, as entidades que integram as instâncias de controle social e os profissionais que atuam na prestação de serviços de saúde.

Outros ganhos são vislumbrados com essa iniciativa, e um deles é o incentivo para o trabalho sempre prolífico entre pesquisadores com diferentes níveis de experiência em pesquisa, o que suscita sempre motivações para todos os envolvidos.

Representa uma estratégia – e portanto uma tentativa, uma aposta – para estreitar o caminho entre o mundo da produção do conhecimento e o mundo da vida, da realidade. Para tanto se faz necessária uma adequação de linguagem mesclada pelo cuidado para não banalizar a seriedade com que devem ser tratados as compilações, os achados e as análises das pesquisas.

O livro apresenta como ponto de partida uma reflexão acerca do papel do contexto na implantação das intervenções e de toda a estratégia avaliativa, permeando seus vários objetos, objetivos e metodologias, até o próprio julgamento de valor. A diversidade de objetos investigados inclui programas voltados para o controle de questões elencadas como prioridades da política nacional de saúde, como a hanseníase e o câncer de mama, além de sistemas de informação e instrumentos para o registro de dados que os alimentam, como o Sistema de Informação sobre Mortalidade (SIM) e o Sistema de Informações sobre Nascidos Vivos (SINASC).

A maior parte dos trabalhos adota como estratégia metodológica a avaliação da implantação de intervenções de saúde, seja para identificar em que medida foram alcançadas as metas previstas, seja para propor instrumentos destinados a facilitar a realização desses estudos. No primeiro caso estão enquadrados capítulos como o que trata da implantação do dispositivo de acolhimento em unidades de saúde da família, e para exemplificar o segundo apontamos a proposta para avaliabilidade das unidades de pronto atendimento em Pernambuco.

Outras abordagens e desenhos são ainda utilizados, a exemplo da análise de custos em saúde, ora fornecendo os valores de desembolso resultantes da produção ou da suspensão de determinadas ações, como no estudo acerca das implicações para pacientes, familiares e sistemas de saúde do cancelamento das consultas em um ambulatório de especialidades médicas; ora procedendo à análise comparativa de custos entre diferentes intervenções, o que se demonstra no estudo sobre residência terapêutica e internação em hospital psiquiátrico.

A qualidade do registro de informações geradas no cotidiano dos serviços e que representam fonte de informação para monitoramento e avaliação de seu desempenho, além de se constituírem em dados secundários para pesquisas científicas, é investigada mediante a avaliação da completitude no preenchimento de determinados documentos.

Do mesmo modo, a pesquisa bibliográfica, na qual se revisita o conhecimento acumulado e se busca atualizá-lo com as novas ideias, descobertas e formulações, faz-se aqui presente no capítulo que trata da avaliação da cobertura do Sistema de Informação sobre Mortalidade.

Diga-se ainda que a preocupação com a formação em saúde coletiva também foi contemplada no livro, visto que se dedica um capítulo inteiro à proposição de um instrumento avaliativo para programa de residência multiprofissional em saúde.

Não fossem esses motivos suficientes para convidar à leitura do livro, destacamos a variedade de níveis de organização das práticas de saúde que foram alvo do trabalho dos autores, abrangendo ações, serviços e programas desenvolvidos em diferentes espaços de atendimento, que vão de salas de vacinação a centros de atenção psicossocial, passando por unidades de saúde da família e ambulatórios de especialidades. Essa diversidade também diz respeito a recortes diferenciados de territórios de saúde com os quais se trabalhou, com trabalhos que buscaram apreender a realidade dentro da área de abrangência de um distrito sanitário e outros que o fizeram tomando por base regiões de saúde ou uma unidade federativa como um todo. Por fim, dentro dessas considerações de natureza geográfica, cabe destacar que a própria posição do IMIP, enquanto centro de pesquisa e de pós-graduação de alcance regional, traz para estas páginas o resultado de pesquisas que tiveram como campo não apenas a Região Metropolitana, mas também o interior de Pernambuco e outros estados, como Alagoas, Paraíba e Ceará.

Assim, cremos estar trazendo para o debate teórico-metodológico e para o cotidiano da gestão e dos serviços de saúde uma contribuição a ser apreciada, discutida, reformulada, mas que acima de tudo possa estabelecer pontes entre aqueles que optaram por trabalhar para e pela saúde desses muitos brasis.

Os Organizadores

SUMÁRIO

PARTE I – O CONTEXTO NA IMPLANTAÇÃO DAS INTERVENÇÕES

1 Contextualizando a Implantação das Intervenções e da Avaliação em Saúde: um Ensaio Pragmático, 3
Zulmira Hartz

PARTE II – ESTUDOS DE IMPLANTAÇÃO

2.1 Avaliação do Grau de Implantação das Normas de Vacinação nas Mesorregiões de Pernambuco, 21
Ana Catarina de Melo Araújo, Maria José Bezerra Guimarães, Paulo Germano de Frias, Jailson de Barros Correia

2.2 Avaliação da Implantação do Programa de Controle da Hanseníase em um Distrito Sanitário de uma Capital do Nordeste do Brasil, 37
Danielle Rodrigues Leal, Gisele Cazarin, Luciana Caroline Albuquerque Bezerra, Eronildo Felisberto, Ana Coelho de Albuquerque

2.3 Avaliação da Implantação do Programa de Controle do Câncer de Mama no Município de Cuité, Paraíba, 65
Alana Soares Brandão Barreto, Marina Ferreira de Medeiros Mendes, Luiz Claudio Santos Thuler, Fernando Antônio Ribeiro de Gusmão-Filho

2.4 Avaliação da Implantação do Dispositivo Acolhimento em Unidades de Saúde da Família, 89
Rita Maria S. A. Tenorio, Cinthia Kalyne de A. Alves, Eronildo Felisberto, Luciana Caroline Albuquerque Bezerra

2.5 Avaliação da Implantação da Política Nacional de Saúde Bucal na Atenção Básica em Município do Ceará, Brasil, 109
Juliana Ribeiro Francelino Sampaio, Suely Arruda Vidal, Reneide Muniz da Silva

2.6 Apoio Matricial no CAPS-AD na Cidade do Recife: Avaliação da Implantação, 141
Magda da Silva Figueiroa, José Eulálio Cabral Filho, Yluska Almeida Coelho Reis

2.7 Avaliação da Implantação da Atenção Pré-natal e Puerperal em Unidades de Saúde da Família em Município da Zona da Mata de Pernambuco, Brasil, 157
Mariana Lira Dália, Louisiana Regadas de Macedo Quinino, Isabella Samico

2.8 Sistema de Informações sobre Nascidos Vivos (SINASC): Estudo de Caso, 175
Cândida Correia de Barros Pereira, Patrícia Ismael de Carvalho, Paulo Germano de Frias, Suely Arruda Vidal

PARTE III – OUTROS ESTUDOS

3.1 Análise de Custos em um Ambulatório de Especialidades Médicas: Implicações que o Cancelamento de Consultas Acarreta para Usuários, Familiares e Serviços de Saúde, 195
Noêmia Teixeira de Siqueira Filha, Celina Maria Turchi Martelli, Ulisses Ramos Montarroyos, Suely Arruda Vidal

3.2 Custos e Qualidade de Vida de Duas Populações Psiquiátricas – Residências Terapêuticas e Hospitais no Município do Recife, Pernambuco, 207
Maria Hygina de Carvalho Duarte Fonseca, Juliana Martins Barbosa da Silva Costa, Suely Arruda Vidal

3.3 Cobertura do Sistema de Informação sobre Mortalidade: Métodos Utilizados para Avaliação, 217
Bárbara de Queiroz Figueiroa, Lygia Carmen de Moraes Vanderlei, Paulo Germano de Frias

3.4 Avaliação da Completitude dos Instrumentos de Investigação do Óbito Infantil, 229
Simone Fonseca Caetano, Lygia Carmen de Moraes Vanderlei, Paulo Germano de Frias

3.5 Matriz de Autoavaliação: uma Proposta para Avaliação de Unidade de Pronto Atendimento, 241
Greciane Soares da Silva, Luciana Santos Dubeux, Isabella Samico, Eronildo Felisberto

3.6 Instrumento Avaliativo para Programas de Residência Multiprofissional em Saúde, 261
Tereza Cristina A. Bezerra, Maria Leopoldina P. Falcão, Paulo Sávio A. de Goes, Eronildo Felisberto, Ana Coelho de Albuquerque

3.7 Estudo de Avaliabilidade do Sistema de Informação sobre Mortalidade em Âmbito Estadual, 283
Patrícia Ismael de Carvalho, Paulo Germano de Frias, Suely Arruda Vidal

Índice Remissivo, 309

SÉRIE FORMAÇÃO PROFISSIONAL E
AVALIAÇÃO EM SAÚDE

VOLUME 1
*Desafios na Implantação de
Programas*

Parte I

O CONTEXTO NA IMPLANTAÇÃO DAS INTERVENÇÕES

1 Contextualizando a Implantação das Intervenções e da Avaliação em Saúde: um Ensaio Pragmático

Zulmira Hartz

Context is a force in evaluation. It shapes our practice, influencing how we as evaluators approach and design our studies, how we carry them out, and how we report our findings. Context also moderates and mediates the outcomes of the programs and policies we evaluate (Rog et al., 2012:1).

INTRODUÇÃO

Este ensaio tem como objetivo alinhar a importância do contexto na avaliação das intervenções em saúde, tendo como pressuposto que ele influencia não apenas o grau da implantação ou adequação das intervenções, mas também toda estratégia de avaliação, desde a própria necessidade do "que avaliar", sua focalização (objetivos, componentes, paradigma metodológico) e julgamento de valor (fontes, análise e formato de síntese). Esse pressuposto nos obriga a reconhecer a intrínseca "responsividade" contextual na implementação e avaliação das políticas e programas de saúde. Com essa orientação, o ensaio se organiza em três partes, iniciando por uma breve reflexão histórica e conceitual do "contexto" no âmbito da avaliação, e uma sistematização de referenciais teóricos que podem contribuir para apreender as dimensões contextuais na análise de implantação de programas ou outras intervenções de saúde, enriquecendo a linha de pesquisa em que temos trabalhado nos últimos 10 anos (Hartz & Vieira da Silva, 2005). Na segunda parte, abrimos com outras possibilidades de apreensão do contexto social no âmbito da promoção da saúde, considerando que, embora ele ocupe um lugar absolutamente preponderante em muitas dessas avaliações, poucos escritos oferecem estratégias explícitas que permitam apreendê-lo (Poland et al., 2008). Essa abordagem do contexto como um conceito complexo, que comporta várias áreas ou dimensões, é em seguida generalizada para o conjunto de estudos de avaliações das políticas e programas sociais por Conner et al. (2012) na proposta de um quadro referencial de questões avaliativas que permitam orientar práticas de avaliação mais sensíveis ao alinhamento contextual. Nas considerações finais agregam-se algumas reflexões sobre "o contexto" que inspirou este ensaio pragmático, esperando que possam contribuir para novas pistas de investigações avaliativas.

CONTEXTO ORGANIZACIONAL E ANÁLISE DE IMPLANTAÇÃO DAS INTERVENÇÕES

Se a importância do contexto não é nova, o que é novo na perspectiva de Rog et al. (2012) é o foco no papel que desempenha na prática da avaliação e, como mostra o estudo de Contandriopoulos & Brousselle (2012), influenciando não apenas seus modelos, mas também seu uso. Partindo de uma ampla definição do Oxford Dictionary, em que o contexto é tido como as circunstâncias do *"setting"* de qualquer evento, afirmação ou mesmo ideia, Fitzpatrick (2012) destaca que essa amplitude, onde circunstâncias podem ser "miríades" de fatores, tornou-a de pouca importância para a avaliação. Segundo o mesmo autor, foi o modelo CIPP (*context-input-process-product*), publicado por Stufflebeam em 1968 e 1971, certamente uma das primeiras citações sobre o contexto no mundo da avaliação, seguindo-se a noção de *responsive evaluation* de Stake, em 1974, ambos no âmbito das políticas educacionais, tentando levar os avaliadores dos anos 1970 e 1980 a alterarem a prioridade nas metas e métodos sofisticados, que se distanciavam da possibilidade de serem úteis porque essa linguagem não interessava aos gerentes dos programas. Essa abordagem se aprofundou com os estudos de Carol Weiss e no *utilization-focused model* de Patton. Para Fitzpatrick, as preocupações contextuais também já estão presentes nos primeiros estudos de avaliabilidade feitos por

Wholey. Embora com ênfase na construção dos modelos lógicos para melhorar as avaliações federais, também se exigia do avaliador um esforço para motivar os gestores à sua utilização nas condições locais. Sem pretender ser exaustiva, entende-se uma quase unanimidade sobre a importância dos elementos contextuais que se consagram no modelo de avaliação de Pawson & Tilley de 1997 (*context-mechanism-outcome-configurations*), no qual Poland et al. (2008, p. 309) fundamentam uma nova definição de contexto, aplicável à promoção da saúde e, me parece também, a toda avaliação de intervenções complexas: um misto local de condições, eventos, agentes sociais, objetos e interações que caracterizam os sistemas abertos, no qual uma só confluência de tempo e espaço seletivamente ativa, aciona, bloqueia ou modifica mecanismos e causas potenciais em uma cadeia de reações que pode levar a resultados muito diferentes, dependendo dessa dinâmica relação espacial e temporal.

Na análise de implantação das políticas, programas e sistemas de saúde, bem consolidada no Brasil, o contexto é uma fonte de explicação, quer do nível de implementação da intervenção, quer da observação dos efeitos, uma abordagem desenvolvida pelo Grupo de Pesquisa Interdisciplinar em Saúde (GRIS) da Universidade de Montreal, que pudemos compartilhar desde 2002. Assim, nosso objetivo é sumarizar neste tópico algumas vias conceituais e metodológicas para documentar a influência do contexto neste âmbito (Champagne et al., 2011). Segundo os autores, para efetuar uma análise de implantação, duas vias principais são possíveis: uma primeira que iria buscar a explicação da implantação ou dos efeitos, de preferência na dinâmica e na sequência dos acontecimentos, atividades e decisões ao longo do tempo, pela utilização de análises processuais. Essas análises permitem analisar em profundidade as cadeias causais que explicam a implementação e/ou os efeitos da intervenção. Na via que temos privilegiado, e à qual nos limitamos neste ensaio, as variáveis contextuais consideradas independentes são suscetíveis de explicar seja o nível de implantação da intervenção (tipo 1), seja seus efeitos (tipo 3). Por isso, tenta-se identificar fatores explicativos e preditivos de implantação, a hipótese, podendo a variação nas variáveis contextuais explicar a variabilidade na implantação. Essa abordagem de explicação da variância pode ser feita especificando *a priori* um quadro teórico que permitirá selecionar algumas grandes hipóteses, que serão em seguida testadas ou aprofundadas durante a avaliação, ou *a posteriori*, na hora da análise dos dados. Em ambos os casos, o avaliador deverá se posicionar e adotar um quadro teórico pertinente que possibilitará a análise da influência das variáveis contextuais. Os estudos do GRIS têm se concentrado, particularmente na última década, nas diferentes perspectivas de análise da mudança organizacional para identificar as variáveis potencialmente explicativas da implantação de uma intervenção. A seguir apresentamos algumas dessas abordagens e modelos mais comuns, sumarizados de uma ampla sistematização da literatura por Champagne et al. (2012), e que podem servir para identificar variáveis contextuais explicativas durante uma análise da implantação.

Para os partidários do *modelo hierárquico e racional*, o êxito da implantação de uma mudança depende de seu planejamento racional e tecnocrático e do respeito a esse planejamento. O modelo repousa em uma concepção mecanicista da organização, das teorias clássicas da gestão, enfatizando o controle dos trabalhadores, e atribui aos comportamentos humanos uma previsibilidade muito grande. Ele corresponde a uma concepção tradicional da mudança planejada nas organizações, onde os gestores em posição de autoridade têm um papel-chave, devendo decidir as mudanças a serem feitas, exercer um controle hierárquico e assumir um papel de supervisão no decorrer de todo o processo. As mudanças são equifinais mais do que multifinais, e o ambiente é previsível. A "equifinalidade" representa a possibilidade de obter o mesmo resultado por meio de diversas mudanças, e a "multifinalidade" traduz o fato de que a mesma mudança pode acarretar diferentes resultados. As mudanças são frequentemente introduzidas sob um modo de "gestão de projeto", em uma abordagem normativa das organizações, e que ainda representa, para alguns, um modelo ideal. No entanto, nenhum trabalho empírico possibilitou, por enquanto, verificar se esse modelo permite de fato explicar o sucesso ou o fracasso da introdução de uma mudança em uma organização. Todavia, e apesar do fato de repousar sobre postulados aparentemente simplistas e ingênuos, o modelo hierárquico e racional parece ter uma validade aparente (*face validity*) bastante robusta, muito apreciada por consultores ou gestores que fazem promoção dos valores de participação e consenso no seio da organização.

A expressão *desenvolvimento organizacional* remete a uma abordagem aplicada de gestão, segundo a qual o sucesso da implantação das mudanças passa por uma gestão participativa, uma descentralização dos processos de decisão e a implementação dos mecanismos de comunicação. Em outros termos, o desenvolvimento organizacional constitui uma estratégia ascendente (*bottom up*), de natureza normativa, para contrabalançar a estratégia descendente (*top down*), de natureza racionalista. A abordagem de desenvolvimento organizacional data dos anos 1960-1970 e continua interessando numerosos profissionais do mundo das organizações. Todavia, há poucas pesquisas sobre sua eficácia (como no caso do modelo hierárquico e racional). Em termos gerais, essa abordagem aposta no encontro das necessidades dos indivíduos e dos grupos em situação de trabalho para favorecer um funcionamento otimizado da organização. Ela é centrada, por um lado, na organização informal de grupos e nas ligações entre a motivação e a solidariedade e, por outro lado, nos níveis de produtividade. De acordo com essa abordagem, diferentes tipos de obstáculos podem comprometer a implantação de uma mudança: uma transmissão defeituosa ou insuficiente da informação; uma percepção negativa da mudança; a confusão em torno dos papéis e das responsabilidades dos indivíduos e dos grupos no processo de mudança; a ausência ou a falta de mecanismos de colaboração; a inadequação entre, por um lado, as tarefas e os sistemas de avaliação e de recompensas e, por outro lado, as características da mudança. A organização deve permitir a elaboração de mecanismos que favoreçam relações positivas e não conflituosas, superando as tensões que prejudicam a solidariedade entre seus membros.

O *modelo psicológico* se interessa pelas reações dos indivíduos diante da mudança. O postulado é que é preciso superar as resistências naturais dos indivíduos para conseguir implantar uma mudança e diferentes teorias tentam explicar essa resistência: conceitos psicanalíticos, como os mecanismos de defesa; medo de perder algo que foi conquistado; uma relação entre a resistência à mudança e a personalidade. Todavia, por enquanto, nenhum modelo preditivo permite explicar a origem da resistência dos indivíduos ante a mudança nem encontrar soluções para vencer essa resistência. Em compensação, toda uma série de trabalhos sobre a elaboração de modelos processuais deu uma contribuição significativa à abordagem psicológica. Assim, a "teoria da ação", elaborada por Argyris nos anos 1980, propõe um quadro que permite, ao mesmo tempo, compreender os comportamentos dos indivíduos e dos grupos em situações organizacionais complexas ou ambíguas, formulando estratégias destinadas a modificar as ações realizadas. Nesse modelo, a produção da mudança em uma organização se aparenta a um processo de aprendizagem: os indivíduos aplicam automaticamente um sistema de respostas aprendidas sem questionar a adequação das próprias reações, e o gestor deve então elaborar um quadro favorável à aprendizagem. Quanto às organizações, elas devem conceder uma autonomia suficiente aos indivíduos para que seus erros, em vez de estarem sujeitos a sanções, lhes permitam compreender melhor a situação. Um contexto favorável à aprendizagem pressupõe as estratégias que permitam aumentar a responsabilidade e as iniciativas de cada um. Ele favorece as trocas entre os membros da organização quando surgem dificuldades diante de uma nova situação. Em outras palavras, é preciso que cada um possa expressar suas dúvidas em face da nova situação para que alternativas de soluções possam ser definidas coletivamente.

De acordo com o *modelo estrutural*, elaborado nos meados dos anos 1960, é graças a características estruturais, ou ainda à capacidade de adaptar-se a essas características, que certas organizações conseguem implantar mudanças. Mais precisamente, o sucesso da implantação repousa sobre: (1) características próprias à organização, como o tamanho, a centralização, a formalização, o nível de *expertise* etc.; (2) características próprias ao contexto organizacional, entre outras, a incerteza do ambiente, a competição, a facilidade de organização, o grau de urbanização; e (3) características dos gestores, como "fonte de controle" (*locus of control*), atenção dada à inovação e orientação cosmopolita ou local. De acordo com seus autores, as organizações pouco formalizadas, descentralizadas, flexíveis e participativas podem mais facilmente adaptar-se às inovações e às mudanças e, no decorrer do tempo, esse pressuposto revelou-se robusto. Decisões relativas à especialização, à formalização, ao tamanho das unidades e subsistemas, às questões de agrupamento, de centralização, aos mecanismos de ligação entre unidades e à intensidade do planejamento e do controle são suscetíveis de facilitar mudanças. O desafio principal é conseguir determinar uma estrutura apropriada, eficaz e suficientemente flexível para poder reagir às mudanças que ocorrem no ambiente. O papel do gestor é "reestruturar" a organização de acordo com as novas restrições e oportunidades que afetam fatores situacionais, devendo estar atento às transformações de variáveis estruturais claramente associadas à capacidade de implantar a mudança desejada.

O *modelo político* centra-se na análise das estratégias dos diferentes atores e nas interações entre eles, bem como na adoção e implantação de mudanças, provocadas por pressões internas e externas, decorrentes dos jogos de poder. O processo de mudança é caracterizado por uma negociação contínua entre os interesses dos diferentes atores. As dificuldades ligadas à implantação não dependem, nesse modelo, de um processo de planejamento ou do sistema de controle, mas antes da busca de interesses particulares por atores influentes no seio da organização.

Os atores, internos e externos, têm estratégias mais ou menos compatíveis com os objetivos da mudança proposta, e é em função de suas estratégias que eles apoiam ou rejeitam essa mudança. Deve-se observar, todavia, que os atores ou os grupos que têm mais influência no processo de mudança são aqueles que detêm o poder no seio da organização, em especial o controle dos recursos. O gestor deve, assim, tentar mobilizar esses atores ou grupos prioritariamente.

A *gestão estratégica* apresenta-se como uma abordagem oposta aos modelos já apresentados, nos quais a mudança é concebida como um processo gradual, evolutivo. No início dos anos 1980, diferentes pesquisadores questionaram esse ponto de vista e propuseram uma visão da mudança enquanto processo descontinuado e revolucionário. Segundo esses teóricos, o sucesso da implantação de uma mudança após comoções ou uma situação de crise depende da transformação radical da cultura, da estratégia e da estrutura de uma organização por seus dirigentes. Essa gestão estratégica da mudança é necessária quando mudanças repentinas e imprevistas no ambiente organizacional forçam os dirigentes a empreender transformações globais e a adotar uma nova configuração. Essas mudanças são arriscadas e custosas, mas devem ser radicais e revolucionárias para quebrar a inércia e reduzir os custos de transição.

A *abordagem ecológica* e a *abordagem institucional*, embora sendo distintas, têm um certo número de características comuns: (1) as principais fontes de mudança e os fatores determinantes do sucesso da implantação se encontram no ambiente externo à organização; (2) as estratégias são sobretudo emergentes (mais do que planejadas), porém radicais, globais; (3) os dirigentes são limitados em sua capacidade para implementar a mudança. A criação de uma nova forma organizacional e a adaptação à mudança se fazem por um processo de seleção nesse ambiente. A abordagem institucional repousa sobre a ideia de que os projetos de mudança dos dirigentes são limitados pelo ambiente. Para terem a legitimidade e o apoio necessário a seu funcionamento e sua sobrevivência, as organizações devem responder às normas e às expectativas de seu ambiente institucional. As mudanças são ditadas por essas normas, e as organizações que partilham o mesmo ambiente adotam as mesmas práticas. As organizações de saúde, por exemplo, são submetidas a ambientes institucionais (associações profissionais, fundações, sistemas jurídico, tecnocrático, governamental) particularmente normativos.

De acordo com o *modelo da aprendizagem organizacional*, para conseguir implantar uma mudança é preciso instalar um processo de aprendizagem coletiva baseado sobre experimentação, ensaio ou erro. O modelo psicológico apresentado anteriormente levou à percepção de que os indivíduos aprendem ao modificar suas estruturas cognitivas. Ora, se o modelo psicológico visa à formação e à aprendizagem individuais, ele visa à aprendizagem pelas próprias organizações, dependendo então de um esforço coletivo que aproveita a riqueza do conhecimento disponível nessa comunidade. Segundo o modelo da aprendizagem organizacional, a mudança é responsabilidade de todos, e o dirigente é um de seus agentes, entre muitos outros. O papel do dirigente é facilitar a mudança, estimulando as iniciativas de todos os atores envolvidos, cujos papéis são diferentes, mas complementares. A mudança depende então de um processo complexo e difícil de controlar, no qual um conjunto de atores pode desempenhar diferentes papéis, em diferentes momentos.

As *teorias da complexidade* são as abordagens mais recentes para o estudo da mudança organizacional, aproximando-se da teoria do caos. As organizações são vistas como sistemas complexos, dinâmicos, adaptativos, que oscilam entre ordem e desordem, por vezes muito sensíveis, e sua transformação pode depender de fatores cuja influência parece, no início, anódina e tendem à auto-organização. Confrontada com um ambiente instável, uma organização deveria procurar complexificar seu funcionamento interno, mais do que visar à ordem e à simplicidade. De acordo com as teorias da complexidade, a probabilidade de adaptação de uma organização aumenta se sua diversidade interna corresponde à diversidade externa de seu ambiente. No entanto, a complexificação dos arranjos internos supõe uma forte participação de todos os membros da organização na tomada de decisão, bem como interconexões sólidas entre subunidades. Segundo as teorias da complexidade, além de aumentar a informação disponível e a capacidade de processá-la, a participação dos membros da organização permite melhorar sua capacidade de adaptação e dar um sentido à ação coletiva. Supõe-se também que é possível diminuir a carga de ação das organizações profissionais graças à qualidade das interconexões entre seus componentes. Quanto mais aumenta o número de conexões aleatoriamente distribuídas, mais as organizações são capazes de variar seus comportamentos e, consequentemente, de se adaptar. Convém mencionar ainda que a teoria da aprendizagem e a teoria da complexidade são, em realidade, interconectadas e fortemente coerentes. Em ambos os casos, concebe-se a mudança de maneira global e integrada, e considera-se que ela faz parte da realidade cotidiana das organizações. A mudança é um processo coletivo, e o gestor não passa de um agente entre outros. Além disso, um processo de mudança nunca está verdadeiramente sob controle. A mudança é ao mesmo tempo deliberada e emergente. As organizações aprendem por meio da ação, e a complexidade favorece a aprendizagem.

Finalizando esta primeira parte, nos indagamos sobre a escolha de uma perspectiva para a análise da implantação, pois nesse estado de conhecimento os principais modelos de análise das mudanças organizacionais apresentam uma grande variedade de explicações sobre os fatores que favorecem a implantação ou que, pelo contrário, a prejudicam. Todavia, é preciso observar que, mesmo se a validade dos modelos apresentados parece ser boa, as provas científicas de sua eficácia são raras. No entanto, pode-se concluir que a mudança é um fenômeno complexo, pouco previsível, e que ela pressupõe a participação de um amplo leque de dirigentes e agentes, cujos papéis e contribuição podem variar com sua historicidade. O funcionamento em sistema complexo de ação e de adaptação, bem como a aprendizagem coletiva mediante a experimentação, parece favorecer nitidamente a implantação de uma intervenção e seus efeitos. Além disso, é plausível que uma série de fatores ligados à preparação, à programação, à consideração dos aspectos sociocognitivos e emotivos, à estrutura e, enfim, à dinâmica política da mudança também influencie seu êxito. Ele depende, assim, do "clima de implantação", isto é, do conjunto das condições organizacionais, políticas e práticas que são mobilizadas e que são determinantes para o sucesso da implantação da mudança, compreendendo, portanto, os recursos materiais, humanos e cognitivos que são considerados necessários para a mudança. O sistema de incitação influencia, evidentemente, a disponibilidade dos recursos e deve também ser visto como um fator importante na dinâmica de mudança. Em suma, a mudança, promovida pela comunicação, passa por uma complexificação da organização interna, a participação (para estimular a auto-organização), bem como adaptação à diversidade ambiental e à aprendizagem.

CONTEXTO SOCIAL NA PROMOÇÃO DA SAÚDE E OUTRAS AVALIAÇÕES

O trabalho de Potvin et al. (2001), também de grande importância na construção do campo da avaliação em promoção da saúde no Brasil, inaugura uma nova perspectiva ao assumir o impacto do contexto social nos programas e seus resultados, particularmente em ações comunitárias e intersetoriais. Assim, a responsividade/adaptabilidade (*responsiveness/adaptiveness*) ao contexto situacional deveria ser uma questão principal a ser colocada com a implantação das intervenções, diante das evidências de que seu sucesso decorre dessa habilidade de se introduzir contextualmente ao longo do tempo. No entanto, como lembram Polland et al. (2008), se o contexto tem grande interesse quando o programa falha, sua contribuição para o sucesso do programa raramente é examinada.

Como toda pesquisa social, a investigação avaliativa se diferencia de outras formas de investigação científica, uma vez que a ação dos programas e políticas se desenrola em ambientes marcados por competições de agenda e disputa de poder, além de que, se as organizações locais podem confluir em prioridade de primeira grandeza para a implantação dos programas, sua avaliação é normalmente secundarizada. Além disso, a complexidade que envolve o mapeamento dos fatores contextuais na avaliação impõe desafios significativos para os avaliadores do ponto de vista teórico ou metodológico, mas também do ponto de vista prático de tempo e custos financeiros. Assim, baseados no realismo crítico de Pawson & Tiley, os autores desenvolvem um modelo teórico que facilitaria esse mapeamento, em três eixos do contexto social, compreendidos em sua superposição e imbricações, levantando questões fundamentais: (1) a natureza do problema ou fenômeno objeto da intervenção (a intervenção é adequada para os determinantes sociais do problema? Como estes se originam, permanecem e se distribuem no tempo e no espaço?); (2) a intervenção ou mecanismos de atuação (as intervenções otimizam as vantagens e oportunidades em cada contexto local, e quais componentes produzem resultados e em que condições?); (3) os esforços para desenvolver conhecimentos e uso da avaliação (qual a influência dos pressupostos e interessados no desenho e implementação da avaliação, bem como os efeitos temporais e de outros fatores na pesquisa avaliativa?).

Se cada um dos eixos apresentados é fundamentado em diversas perspectivas disciplinares, demandando ferramentas teóricas e conceituais diferentes, os autores reconhecem a importância de orientações que facilitem práticas de avaliação mais sensíveis ao contexto. Neste sentido, entendendo que o conjunto de questões avaliativas (*context assessment*), recentemente proposto por Conner et al. (2012), pode contribuir nessa direção, essas indagações foram sumarizadas no Quadro 1.1. A proposição

Quadro 1.1 Questões sugeridas para apreensão do contexto nos estudos de avaliação

Fase de planejamento	Fase de implementação
O problema Qual é o problema que o programa está abordando? Como ele surgiu? Há quanto tempo? Como foi socialmente construído? O que já se sabe sobre ele? Quais são os métodos utilizados para sua compreensão? Quais são os instrumentos e abordagens existentes e/ou referidos na literatura para medir sua mudança?	Novos aspectos relacionados com o problema foram identificados? O que aprendemos a mais sobre este fenômeno pode influenciar nossa abordagem? Novos conhecimentos reunidos através de outra pesquisa ou avaliação podem ter influência na avaliação ou na utilidade de seus achados?
A intervenção Em que ciclo de vida está o programa? Como ele é estruturado? Quais são os diferentes componentes e como se ajustam ao ambiente? A quem o programa serve? Quais são suas características, crenças, cultura, necessidades e resultados desejados?	Que novos componentes da intervenção adicionados, modificados ou eliminados podem ter afetado a intervenção? Seu nível de intensidade mudou devido ao aumento ou decréscimo de fundos disponíveis? Como evoluiu historicamente?
A organização Como o ambiente organizacional influencia ou é modificado pela intervenção (aspectos do desenho e operação do programa)? Quais são os elementos sociais, históricos e culturais da comunidade na qual o programa é conduzido? Existem pontos de vista que afetam o programa, seus clientes ou tomadores de decisão?	Que novos eventos relevantes, pessoas ou questões surgiram no ambiente em que a intervenção está alicerçada? Como esses novos fatores têm implicações para a intervenção e/ou para a avaliação?
A avaliação Quais as implicações das questões avaliativas primárias e secundárias para as possíveis escolhas da metodologia e desenho? Que recursos estão disponíveis para apoiar a avaliação (orçamento, capacidade local, cronograma)?	Os principais componentes da avaliação têm capacidade de resposta aos fatores contextuais mais relevantes? O orçamento, o tempo e outros fatores mudaram de alguma maneira (forma positiva ou negativa)?
A arena de decisão Quem são os principais tomadores/usuários de decisão com a informação sobre avaliação? Quais são seus pontos de vista e valores sobre o programa e a avaliação? Qual é a cultura política na qual trabalham? Quais são as expectativas organizacionais e as dos cidadãos com relação aos programas e sobre a avaliação? Quais são as expectativas políticas para a avaliação?	O que se alterou na arena decisória? Novas organizações ou indivíduos, com diferentes perspectivas, entraram nessa arena e esses novos atores necessitam ser abordados? As necessidades de decisão mudaram de alguma forma a avaliação ou a receptividade de seus achados? Que elementos da avaliação receberam mais atenção? Outras estratégias de disseminação devem ser usadas?

Fonte: traduzido e adaptado de Conner et al. (2012).

dos autores, além de permitir aplicá-la no decorrer do tempo e para outros campos da avaliação em saúde, amplia e ilumina os focos de contextualização organizacional, bem como especifica as arenas de decisão nas fases do planejamento, implementação e uso da avaliação. Suas vantagens nos fazem lembrar também de suas limitações, se aplicadas de maneira simplista, pensada como um inventário completo de todos os elementos contextuais. Elas devem ser entendidas como possibilidades e ancoragem de diferentes pontos de inflexão dos problemas e alternativas contextuais para os avaliadores, devendo ser tratadas com a devida prudência e clareza de incompletude em todos os estágios da investigação avaliativa.

CONSIDERAÇÕES FINAIS: "SOBRE O TEXTO" NO ENSAIO PRAGMÁTICO

Mesmo em se tratando apenas de complementar algumas considerações à guisa de conclusão, gostaríamos de introduzir o problema da contextualização, inspirados na perspectiva de Bezzi, com quem temos trabalhado particularmente em meta-avaliação com foco na utilidade. Ela contribui para a compreensão da complexidade do tema ao correlacionar uma abordagem pragmática e paradigmática da observação e interpretação do mundo, sempre interagindo com ele, através de um sistema de sinais (linguagem) onde tudo é comunicação. Mostra-nos, também, a necessidade de associar Morin a Luhmann para nos aproximarmos da complexidade contextual na avaliação das intervenções ou sistemas de saúde (Hartz, 2012).

Para Bezzi (2006), o contexto significa *"on the texts"*, "sobre os textos" produzidos pelos diversos atores e seus significados para poder ser útil. Os itens discutidos pelos avaliadores (o "avaliando", a teoria do programa ou sua efetividade) são sempre textuais. As políticas, programas e achados da avaliação são condicionados pela maneira como foram compreendidos e interpretados por cada ator (incluindo os avaliadores), de acordo com suas restrições formais, morais e normativas. Para ser útil, a avaliação deve ter foco nos "textos" de seus autores e nos significados que lhes atribuem, ajudando-os "contextualmente" a reduzir a incontornável ambiguidade avaliativa. Assim, a avaliação não é somente uma questão de técnicas, pois há muitas razões para que não possamos ver claramente um programa ou aquela porção da realidade social que denominamos avaliando em toda a sua complexidade. É necessário que as instâncias de decisão, às quais a avaliação se dirige, possam participar e utilizar as informações geradas nos seus "mecanismos" de ação, o que justifica a indicação de uma abordagem contextualizada e coproduzida. Quando se oferece apenas um conjunto pré-moldado de técnicas, ignorando a complexidade da pesquisa social em que as avaliações em saúde se inserem, é muito provável que se adote (ainda que inadvertidamente) uma abordagem operacionalista, correndo em direção aos "dados" vistos como certos.

A única alternativa à irrelevância é transformar a tarefa do avaliador em uma tradução de suas várias peças, criando um conjunto de interesses e objetivos cujo sentido e significado sejam compartilhados. Somente então, podemos lidar com os níveis explícitos ou implícitos sobre o programa em si. Qualquer "pensamento de grupo" desenvolvido por meio de uma abordagem participativa permite aos membros do grupo reconstruir um novo avaliando e legitimá-lo. Em última análise, um programa não é mais do que dizem que ele é. Mais ainda, a experiência moldada pelo trabalho em grandes organizações e programas mostrou que sua complexidade não é muito maior do que aquela de programas e organizações menores. Em ambos os casos, responsabilidades estão em jogo, fatores externos – previsíveis em níveis diferentes – vão intervir, regras antes consideradas claras e eternas devem agora ser reinterpretadas e regras informais ou quase ocultas devem ser buscadas e analisadas. O avaliador só poderá auxiliar o melhor desempenho dos programas conhecendo sua posição dentro dessa complexa teia organizacional, apontando potenciais riscos de gerenciamento e a interação das várias partes do programa. Em outras palavras, podemos ajudar a equipe a reconstruir a teoria do programa, que nunca é racionalizada de maneira unívoca como se fosse uma lei, e nunca é linear, nem mesmo na mente de seu gestor. Não obstante, constitui um problema imediato e claro para a mais desenvolvida linguagem científica e avaliativa, se o avaliador ou pesquisador social lidar com um texto utilizando apenas sua interpretação e seu próprio conjunto de entendimentos no processo. Como recorda Bezzi (2006), "dados" não mudam a situação por si; eles compartilham os mesmos problemas das informações textuais. É lógico que se conclua que significados absolutos não podem ser atingidos, mas somente reduzidos a significados "locais".

Em uma "estratégia pragmática", o avaliando é um "objeto" social que somente pode ser conhecido por meio de atos de comunicação, de natureza primariamente linguística. Esses atos são necessariamente ambíguos do ponto de vista semântico, a não ser ligados a suas intenções contextuais pragmáticas. A avaliação constrói a realidade ou, em termos mais simples, constrói o avaliando.

Avaliadores, como coprodutores de filmes, facilitam o desempenho das intervenções pela criação de um cenário comum. Dados (gerados pelo contexto), sua análise (determinada por conhecimento social adquirido) e o julgamento final não são mais do que uma possibilidade tornada real pelo processo de avaliação. A necessidade de uma metodologia rigorosa e de resultados validados é ainda maior, exatamente porque o "diálogo", a "realidade como um texto" e a participação são, por natureza, indeterminados, sujeitos à interpretação e sempre mediados pela comunicação.

A pragmática da avaliação nos leva ao relacionamento entre sinais e expressões linguísticas e aqueles que as utilizam. A pragmática tem foco em propósitos e contextos, o verdadeiro centro das avaliações realistas e baseadas em teorias. O problema básico é a semântica em sua natureza: quando um gestor ou financiador pede para avaliar seu programa ou serviço, ele não apresenta um produto fático. Por exemplo, qual é o sentido geral de ferramentas avaliativas e objetos? O que é um programa regional? O que é uma avaliação "realística"? Qual o significado de determinada frase expressada por um grupo focal? Tudo é sujeito a uma conhecida arbitrariedade semântica, e ela tem de ser entendida, esclarecida e definida de maneira unívoca com base em seu uso real pelas partes interessadas.

O desafio – rigor metodológico × interpretação – pode ser ultrapassado ao ligarmos nosso trabalho avaliativo a contextos e culturas locais, mas que não devem ser reduzidas a sua variedade territorial. Enquanto projeto pragmático, entende-se que a avaliação não é uma ferramenta para distinguir o "verdadeiro" valor de um programa ou política de saúde, e sim possibilitar decisões mais apropriadas para sua efetividade, identificando e organizando fatores contextuais que podem interferir no processo de julgamento, intrínseco à valoração dessas intervenções (Julnes, 2012; Patton, 2012).

Por fim, retomando a ideia de que na avaliação estamos trabalhando e comunicando "com textos" que desafiam as próprias padronizações das comunicações científicas, a opção de tratar esta questão apenas como um ensaio de Montaigne (que sempre me fez companhia pessoal e profissional) pareceu incontornável, como "tentativa" permanente de conhecer e me reconhecer na prática avaliativa, uma vez que cada nova aprendizagem nos torna sempre outro. A escolha foi também apresentar "o ensaio como forma", de adorno, entendendo que "seu referencial teórico e histórico, os conceitos que nele aparecem e o esforço de alcançar alguma objetivação aproximam o ensaio da ciência. Nisto o ensaio é único, assim como a experiência da vida e o pensamento de seu compositor" (Noyama, 2009:142).

Referências

Bezzi C. Evaluation Pragmatics. Evaluation. Special Issue European Evaluation Society Conference 2006; 12(1):56-76.

Champagne F, Brousselle A, Hartz Z, Contandriopoulos AP, Denis J-L. L'analyse d'implantation. In: Brousselle A, Champagne F, Contandriopoulos A-P, Hartz ZMA. Concepts et méthodes d'évaluation des interventions. Les Presses de l'Université de Montréal 2. ed. 2011:237-73.

Conner RF, Fitzpatrick JL, Rog DJ. A first step forward: Context assessment. In: Rog DJ, Fitzpatrick JL, Conner RF (eds.) Context: A framework for its influence on evaluation practice. New Directions for Evaluation 2012; 135:89-105.

Contandriopoulos D, Brousselle A. Evaluation models and evaluation use. Evaluation 2012; 18(1):61-77.

Fitzpatrick JL. An introduction to context and its role in evaluation practice. In: Rog DJ, Fitzpatrick JL, Conner RF (eds.) Context: A framework for its influence on evaluation practice. New Directions for Evaluation 2012; 135:7-24.

Hartz ZMA, Vieira-da-Silva LM. Avaliando a implantação das intervenções em saúde: novas contribuições. In: Hartz ZMA, Vieira-da-Silva LM (Orgs.). Avaliação em saúde: dos modelos teóricos à prática na avaliação de programas e sistemas de saúde. Salvador/Rio de Janeiro, 2005.

Hartz ZMA. Creating a dialogue between the concepts of complexity paradigms and the pragmatic approaches proposed for evaluating complex interventions. Canadian Journal of Program Evaluation 2012; 26(3):115-8.

Julnes GMQ. Managing evaluation. In: Julnes G (ed.) Promoting valuation in the public interest: Informing policies for judging value in evaluation. New Directions for Evaluation 2012; 133:97-100.

Noyama S. Adorno e "O ensaio como forma". Revista de pós-graduação em filosofia. 2009. IFCS-UFRJ, nº 14. [acesso em 31/8/2012]. Disponível em: http://revistaitaca.org.

Patton MQ. Contextual pragmatics of valuing. In: Julnes G (ed.) Promoting valuation in the public interest: Informing policies for judging value in evaluation. New Directions for Evaluation 2012; 133:97-108.

Poland B, Frohlich KL, Cargo M. Context as a fundamental dimension of health promotion program evaluation. In: Potvin L, McQueen D (dir.) Health promotion evaluation practices in the Americas. New York: Springer, 2008:299-319.

Potvin L, Haddad S, Frolich KL. Beyond process and outcome evaluation: A comprehensive approach for evaluating health promotion programmes. In: Rootman I et al. (ed.) Evaluation in health promotion. Principles and perspectives. WHO Regional Publications. European Series 2001; 92:45-62.

Rog DJ. When background becomes foreground: Toward context-sensitive evaluation practice. In: Rog DJ, Fitzpatrick JL, Conner RF (eds.) Context: A framework for its influence on evaluation practice. New Directions for Evaluation 2012; 135:25-40.

Rog DJ, Fitzpatrick JL, Conner RF. Editors' notes. In: Rog DJ, Fitzpatrick JL, Conner RF (eds.). Context: A framework for its influence on evaluation practice. New Directions for Evaluation 2012; 135:1-6.

Parte II

ESTUDOS DE IMPLANTAÇÃO

2.1 Avaliação do Grau de Implantação das Normas de Vacinação nas Mesorregiões de Pernambuco

Ana Catarina de Melo Araújo
Maria José Bezerra Guimarães
Paulo Germano de Frias
Jailson de Barros Correia

INTRODUÇÃO

A imunização tem o potencial de salvar mais vidas e poupar mais recursos do que a maioria das intervenções de saúde. As ações de imunização, reunidas sob a forma de programa de saúde, demandam planejamento e avaliação (Homma et al., 2011). No Brasil, o Programa Nacional de Imunizações (PNI) conta com uma complexa rede de instituições e serviços nos diversos níveis do Sistema Único de Saúde. A ação fim do programa é realizada no nível local, nas salas de vacinação, onde instalações físicas, organização, aspectos técnicos, atitudes e práticas devem seguir normatizações estabelecidas (Silva Junior, 2013).

Nas salas de vacinação, por ser um ambiente destinado à administração de imunobiológicos, é importante que todos os procedimentos desenvolvidos garantam a máxima segurança ao usuário, a eficácia da vacina, o alcance de coberturas vacinais adequadas, a confiabilidade da população na imunização e o não reaparecimento de doenças já controladas ou erradicadas (Queiroz et al., 2009). A avaliação das salas de vacinação pode identificar acertos e desvios no desempenho das atividades desenvolvidas e recomendar ajustes para consolidação do programa de imunizações com vistas ao alcance de metas e objetivos.

Em Pernambuco, poucos estudos avaliaram a estrutura e a operacionalização das ações do programa de imunizações no âmbito das salas de vacinação (Araujo et al., 2009; Macêdo et al., 2004; Melo et al., 2010; Santos et al., 2006), todos eles restritos a dois municípios (Recife e Olinda). Portanto, nenhum estudo contemplou o estado como um todo e tampouco suas diferentes áreas geográficas.

Com a intenção de conhecer a estrutura e a operacionalização do programa de imunizações em Pernambuco, realizou-se a presente avaliação das salas de vacinação localizadas em cada mesorregião do estado: Região Metropolitana do Recife (RMR), Mata, Agreste e Sertão. Desse modo, espera-se contribuir com o alcance de proteção individual e coletiva contra doenças imunopreveníveis em todo o território do estado e colaborar com a redução de desigualdades na prestação de serviços de saúde. Assim, o estudo teve o objetivo de avaliar o grau de implantação das normas e diretrizes do PNI nas salas de vacinação de Pernambuco, em 2011, verificando diferenças na estrutura e operacionalização das ações de imunização entre as mesorregiões do estado.

NOTAS METODOLÓGICAS

A situação das salas de vacinação de Pernambuco quanto à estrutura e à operacionalização das ações foi comparada às normas e diretrizes preconizadas pelo PNI, constantes em manuais do Ministério da Saúde em vigor na época de realização do estudo: "Normas de vacinação" (edição de 2001), "Rede de frio" (2001), "Procedimentos em vacinação" (2001), "Centros de referência para imunobiológicos especiais" (2006) e "Vigilância dos eventos adversos pós-vacinação" (2008).

Das 2.300 salas de vacinação existentes em Pernambuco em 2011, estudou-se uma amostra de 318 salas (parâmetros considerados: grau de implantação do programa de 60%, intervalo de confiança de 95%, erro amostral de 5% e número total de salas de vacinação do estado), selecionadas por sorteio aleatório. Das 318 salas da amostra, 58,2% localizavam-se em zona urbana, 9,4% na capital do estado (Recife), 98,4% em unidades de saúde de gestão municipal, e encontravam-se distribuídas em todas as mesorregiões do estado (Figura 2.1.1): 84 salas na RMR, 61 na Mata, 101 no Agreste e 72 no Sertão.

Foram avaliadas 54 variáveis agrupadas conforme os componentes do PNI no nível local do sistema de saúde: estrutura e organização das sa-

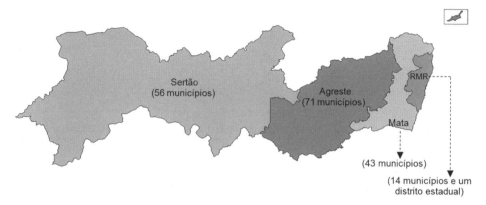

Figura 2.1.1 Mesorregiões de Pernambuco.

las de vacinação (13 variáveis), rede de frio (15), indicação e aplicação de imunobiológicos (16) e ações de vigilância epidemiológica e educação em saúde (10). Para a coleta de dados, utilizou-se a versão vigente do formulário de supervisão às salas de vacinação do Ministério da Saúde. Após teste do formulário em salas de vacinação de dois municípios da RMR, treinamento da equipe de campo e anuência dos municípios, a coleta de dados foi realizada durante 4 semanas, a partir de meados de maio de 2011, por nove auxiliares da pesquisa com experiência na operacionalização do programa.

Realizou-se entrevista com o técnico de enfermagem da sala de vacinação e observação do setor, mediante inspeção da estrutura, organização e operacionalização de procedimentos técnicos. Cada profissional entrevistado assinou termo de consentimento livre e esclarecido, e o estudo foi aprovado pelo Comitê de Ética e Pesquisa do Instituto de Medicina Integral Prof. Fernando Figueira.

Entre as mesorregiões, as frequências das variáveis foram comparadas pelo teste do qui-quadrado ($p < 0,05$). Considerou-se como grau de implantação de cada componente nas salas de vacinação a proporção média das variáveis estudadas com situação preconizada. O grau de implantação do programa como um todo foi obtido pela média do grau de implantação dos quatro componentes avaliados. Classificou-se o grau de implantação das normas e diretrizes em: implantado (90% ou mais das variáveis estudadas em conformidade com o preconizado nas salas de vacinação), parcialmente implantado (70% a 89%), insuficientemente implantado (40% a 69%) e não implantado (< 40%).

ESTRUTURA, ORGANIZAÇÃO E REDE DE FRIO DAS SALAS DE VACINAÇÃO

O componente "estrutura e organização das salas de vacinação" do programa de imunizações (Tabela 2.1.1) apresentou grau de implantação entre 67,9% (Sertão) e 72,3% (Mata), com média do estado de 69,7%. De

Tabela 2.1.1 Estrutura e organização das salas de vacinação de acordo com a situação preconizada por mesorregião – Pernambuco, 2011

Estrutura e organização das salas de vacinação	Salas de vacinação* com situação preconizada					
	RMR	Mata	Agreste	Sertão		Pernambuco
	n (%)	n (%)	n (%)	n (%)	p**	n (%)
Sala com fácil acesso à população	70 (83,3)	51 (83,6)	83 (82,2)	35 (48,6)	< 0,001	239 (75,2)
Sala devidamente identificada	41 (48,8)	52 (85,2)	83 (82,2)	53 (73,6)	< 0,001	229 (72,0)
Área física de acordo com normas preconizadas	76 (90,5)	57 (93,4)	80 (79,2)	61 (84,7)	0,041	274 (86,2)
Exclusividade da sala para vacinação	80 (95,2)	45 (73,8)	62 (61,4)	47 (65,3)	< 0,001	234 (73,6)
Sala em condições adequadas de conservação	62 (73,8)	41 (67,2)	77 (76,2)	46 (63,9)	0,276	226 (71,1)
Proteção adequada contra luz solar	49 (58,3)	54 (88,5)	79 (78,2)	48 (66,7)	< 0,001	230 (72,3)
Temperatura interna da sala entre 22°C e 25°C	62 (73,8)	50 (82,0)	79 (78,2)	51 (70,8)	0,433	242 (76,1)
Presença de mesa de exame clínico ou cadeira para aplicação de vacina	59 (70,2)	46 (75,4)	78 (77,2)	52 (72,2)	0,719	235 (73,9)
Impressos e materiais de expediente organizados	38 (45,2)	15 (24,6)	45 (44,6)	48 (66,7)	< 0,001	146 (45,9)
Cartões-controle organizados por data de retorno	30 (35,7)	21 (34,4)	40 (39,6)	26 (36,1)	0,909	117 (36,8)
Quantitativo de vacinas suficiente para atender a demanda	79 (94,0)	47 (77,0)	63 (62,4)	72 (100,0)	< 0,001	261 (82,1)
Acondicionamento adequado de seringas e agulhas	50 (59,5)	39 (63,9)	69 (68,3)	44 (61,1)	0,622	202 (63,5)
Destino adequado dos resíduos	55 (65,5)	55 (90,2)	83 (82,2)	53 (73,6)	0,002	246 (77,4)
Grau de Implantação do Componente	**68,8%**	**72,3%**	**70,1%**	**67,9%**		**69,7%**

* Número total de salas de vacinação avaliadas na RMR: 84; Mata: 61; Agreste: 101; Sertão: 72; Pernambuco: 318.
** Referente ao χ^2 de Pearson.

acordo com a avaliação realizada, diversos aspectos das salas de vacinação referentes a esse componente podem ser melhorados com capacitação de pessoal e supervisão do setor, como a organização de cartões-controle por data de retorno, a adequação do acondicionamento de seringas e agulhas, a identificação das salas, a proteção contra luz solar, o destino adequado dos resíduos e a organização de materiais e impressos.

Entre as mesorregiões, não foram verificadas diferenças estatisticamente significativas em cinco das 13 variáveis avaliadas referentes à estrutura e à organização das salas de vacinação: conservação adequada das salas (média do estado de 71,1%), temperatura interna entre 22°C e 25°C (76,1%), existência de mesa de exame clínico ou cadeira para aplicação de vacina (73,9%), organização dos cartões por data de retorno (36,8%, variável em pior situação) e seringas e agulhas adequadamente acondicionadas (63,5%).

Ressalta-se a desigualdade encontrada em relação à exclusividade da sala de vacinação: 95% das salas da RMR, em contraposição a 65,3% e 61,4% das salas do Sertão e Agreste, respectivamente. Ainda assim, a proporção observada de salas exclusivas para vacinação nas mesorregiões foi maior do que a encontrada em 2009 no município de Marília (São Paulo), onde apenas 17,1% operacionalizavam unicamente as atividades de imunização (Vasconcelos et al., 2012). Não se esperava encontrar quantitativo insuficiente de vacinas para atender a demanda, como aconteceu em salas da Mata e em maior proporção nas do Agreste, pois deficiência no suprimento de imunobiológicos pelos níveis central e estadual do sistema de saúde é excepcional. Essa situação demonstra a dificuldade de planejamento e gerenciamento da solicitação e distribuição de imunobiológicos pelos níveis municipal e/ou regional.

De acordo com a mesorregião, destaca-se a frequência de salas em relação a alguns aspectos: (a) na RMR, somente 48,8% das salas eram devidamente identificadas, 58,3% possuíam proteção adequada contra luz solar e 65,5% contavam com destino adequado dos resíduos; (b) na Mata, apenas 24,6% das salas apresentavam materiais e impressos organizados; (c) no Agreste, só 62,4% das salas tinham vacinas suficientes para atender a demanda; (d) no Sertão, apenas 48,6% das salas eram facilmente acessadas pela população.

O componente "rede de frio" foi avaliado como parcialmente implantado (76,1%) no estado (Tabela 2.1.2). Nas mesorregiões, o grau de implantação variou de 69,5% (Sertão) a 78,9% (RMR). Algumas variáveis desse componente estavam em conformidade com a situação preconizada em mais de 90% das salas de vacinação. Por outro lado, a organização dos imunobiológicos por tipo, lote e validade apresentou a pior situação entre todas as variáveis da rede de frio avaliadas, sendo identificada como ação não implantada em todas as mesorregiões. Na RMR, sete das 15 variáveis avaliadas foram consideradas implantadas, enquanto no Sertão apenas a capacidade do refrigerador (maior do que 280 litros) foi identificada nessa situação. Assim, diante do grau de implantação encontrado e da alta temperatura ambiente durante o dia nessa mesorregião, as salas de vacinação do Sertão devem ser priorizadas quanto a investimentos na melhoria da rede de frio municipal.

Entre as mesorregiões, foram observadas diferenças estatisticamente significativas nas variáveis referentes à rede de frio, com exceção do uso exclusivo do refrigerador para imunobiológicos (média do estado de 94%), organização da terceira prateleira do refrigerador com vacinas que só suportam temperatura positiva (65,1%) e descrição correta do processo de degelo e limpeza do refrigerador (80,2%). O Sertão apresentou a pior situação em quase todas as variáveis relacionadas com a organização interna do refrigerador, especificamente do evaporador (84,7% adequados), primeira e segundas prateleiras (81,9% e 79,2% adequadas, respectivamente) e espaço inferior (só 43,1% com garrafas de água). Destaca-se, ainda, que menos da metade das salas de vacinação do Sertão comunica de imediato à instância superior a ocorrência de exposição de imunobiológicos à temperatura não recomendada.

No Agreste, somente 29,7% das salas monitoram a temperatura da caixa térmica de uso diário, e na RMR esse percentual chega a 70,2%. A organização dos imunobiológicos por tipo, lote e validade não foi observada em nenhuma sala de vacinação da RMR e Mata e em apenas 3% das salas do Agreste e 11,1% das localizadas no Sertão. De modo geral, os aspectos inadequados observados na rede de frio das salas de vacinação estão mais relacionados com falhas na execução do trabalho da equipe profissional do que com a inexistência de equipamentos necessários para conservação dos imunobiológicos, reforçando a necessidade de capacitação e supervisão sistemáticas.

É indiscutível a importância de uma rede de frio adequada para assegurar as características imunogênicas das vacinas desde a produção até a administração na população-alvo (Luna et al., 2011). Estudos evidenciam o desconhecimento da temperatura para conservação de imunobiológicos por parte dos profissionais da sala de vacinação (Melo et al., 2010),

Tabela 2.1.2 Rede de frio das salas de vacinação de acordo com a situação preconizada por mesorregião – Pernambuco, 2011

Rede de frio	Salas de vacinação* com situação preconizada					
	RMR	Mata	Agreste	Sertão		Pernambuco
	n (%)	n (%)	n (%)	n (%)	p^{**}	n (%)
Uso exclusivo do refrigerador para imunobiológicos (IMB)	79 (94,0)	58 (95,1)	98 (97,0)	64 (88,9)	0,161	299 (94,0)
Capacidade do refrigerador > 280 litros	84 (100,0)	53 (86,9)	98 (97,0)	72 (100,0)	< 0,001	307 (96,5)
Refrigerador em estado adequado de conservação	82 (97,6)	60 (98,4)	97 (96,0)	59 (81,9)	< 0,001	298 (93,7)
Evaporador com bobinas de gelo reciclável em quantidade recomendada	84 (100,0)	57 (93,4)	91 (90,1)	61 (84,7)	0,004	293 (92,1)
1ª prateleira: só vacinas que suportam temperatura negativa, em bandejas perfuradas	82 (97,6)	59 (96,7)	97 (96,0)	59 (81,9)	0,001	297 (93,4)
2ª prateleira: só vacinas que não suportam temperatura negativa, em bandejas perfuradas	80 (95,2)	53 (86,9)	89 (88,1)	57 (79,2)	0,025	279 (87,7)
3ª prateleira: só vacinas que não suportam temperatura negativa	54 (64,3)	40 (65,6)	66 (65,3)	47 (65,3)	0,998	207 (65,1)
Imunobiológicos organizados por tipo, lote e validade	0 (0,0)	0 (0,0)	3 (3,0)	8 (11,1)	< 0,001	11 (3,5)
Garrafas de água com corante em todo o espaço inferior interno do refrigerador	43 (51,2)	49 (80,3)	88 (87,1)	31 (43,1)	0,001	211 (66,4)
Descrição correta do procedimento de degelo e limpeza do refrigerador	73 (86,9)	47 (77,0)	82 (81,2)	53 (73,6)	0,188	255 (80,2)
Realização de manutenção preventiva e/ou corretiva do refrigerador	67 (79,8)	55 (90,2)	88 (87,1)	53 (73,6)	0,038	263 (82,7)
Descrição correta da ambientação das bobinas de gelo reciclável	79 (94,0)	57 (93,4)	99 (98,0)	63 (87,5)	0,045	298 (93,7)
Presença de termômetro de máxima e mínima	56 (66,7)	47 (77,0)	87 (86,1)	51 (70,8)	0,013	241 (75,8)
Monitora a temperatura da caixa térmica de uso diário	59 (70,2)	32 (52,5)	30 (29,7)	38 (52,8)	< 0,001	159 (50,0)
Comunica de imediato à instância superior: IMB expostos a temperatura não recomendada	72 (85,7)	43 (70,5)	61 (60,4)	35 (48,6)	< 0,001	211 (66,4)
Grau de Implantação do Componente	**78,9%**	**77,6%**	**77,5%**	**69,5%**		**76,1%**

* Número total de salas de vacinação avaliadas na RMR: 84; Mata: 61; Agreste: 101; Sertão: 72; Pernambuco: 318.
** Referente ao χ^2 de Pearson.

inexistência de termômetros ou de monitoramento diário de temperatura (Bankole et al., 2010), não identificação da exposição dos produtos a temperaturas não recomendadas (Luna et al., 2011; Santos et al., 2003), organização inadequada dos refrigeradores (Oliveira et al., 2014) e uso não exclusivo desses equipamentos para estocar vacina (Ribeiro et al., 2010). Assim, a presente avaliação soma-se a esses estudos e, se por um lado ratifica que problemas na rede de frio não são exclusivos do estado de Pernambuco, por outro lado aponta para o complexo enfrentamento dos aspectos inadequados por envolverem predominantemente processos de trabalho e conhecimento da equipe da sala de vacinação. Todos os níveis de gestão do programa de imunizações devem, portanto, refletir sobre as estratégias até então adotadas quanto a esses aspectos, inclusive sobre os métodos pedagógicos empregados nas capacitações e as desigualdades observadas entre as mesorregiões.

OPERACIONALIZAÇÃO DAS AÇÕES DE IMUNIZAÇÃO

O grau de implantação do componente "indicação e aplicação de imunobiológicos" nas salas de vacinação (Tabela 2.1.3) foi avaliado como insuficientemente implantado no Sertão (67%) e parcialmente implantado nas demais mesorregiões de Pernambuco, com maior valor na Mata (77,4%) e média de 72,7% no estado. Entre as mesorregiões, não foram verificadas diferenças estatisticamente significativas em cinco das 16 variáveis avaliadas: refere conhecer a indicação, adiamento temporário e contraindicação das vacinas de rotina (96,2% das salas do estado); registro e orientação sobre o aprazamento das próximas doses (88,4%); observação do prazo de validade das seringas e agulhas (somente 17,3% das salas), uso do cartão-controle para adultos (77%) e conhecimento do fluxo de solicitação dos imunobiológicos especiais (apenas 41,8%).

Nas mesorregiões, merecem destaque: (a) somente 63,4% das salas do Agreste verificam a idade do usuário e o intervalo entre as doses de vacina; (b) apenas 42,6% das localizadas na Mata questionam sobre a ocorrência de eventos adversos à dose anterior; (c) no Sertão, menos de 80% e 60% das salas orientam sobre a vacina a ser administrada e observam o prazo de validade da vacina, respectivamente. Nessa última mesorregião, foi observado o menor percentual de salas que registra data e hora de abertura do frasco de vacina (70,8%), usa o cartão-controle para criança (56,9%) e conhece as indicações dos imunobiológicos especiais (56,9%).

Tabela 2.1.3 Aspectos sobre a indicação e aplicação de imunobiológicos nas salas de vacinação de acordo com a situação preconizada por mesorregião – Pernambuco, 2011

Indicação e aplicação de imunobiológicos	Salas de vacinação* com situação preconizada					
	RMR	Mata	Agreste	Sertão		Pernambuco
	n (%)	n (%)	n (%)	n (%)	p^{**}	n (%)
Diz conhecer a indicação, adiamento temporário e contraindicação das vacinas de rotina	83 (98,8)	59 (96,7)	97 (96,0)	67 (93,1)	0,319	306 (96,2)
Verifica a idade do usuário e o intervalo entre as doses de vacina	69 (82,1)	54 (88,5)	64 (63,4)	46 (63,9)	< 0,001	233 (73,3)
Questiona sobre a ocorrência de eventos adversos à dose anterior	59 (70,2)	26 (42,6)	67 (66,3)	50 (69,4)	0,002	202 (63,5)
Orienta sobre a vacina a ser administrada	71 (84,5)	58 (95,1)	90 (89,1)	57 (79,2)	0,043	276 (86,8)
Registra e orienta o aprazamento das próximas doses	71 (84,5)	57 (93,4)	93 (92,1)	60 (83,3)	0,118	281 (88,4)
Observa o prazo de validade da vacina	58 (69,0)	50 (82,0)	83 (82,2)	43 (59,7)	0,003	234 (73,6)
Observa o prazo de validade das seringas e agulhas	18 (21,4)	11 (18,0)	12 (11,9)	14 (19,4)	0,344	55 (17,3)
Prepara corretamente a vacina para aplicação	68 (81,0)	59 (96,7)	88 (87,1)	67 (93,1)	0,014	282 (88,7)
Registra data e hora de abertura do frasco	77 (91,7)	58 (95,1)	93 (92,1)	51 (70,8)	< 0,001	279 (87,7)
Usa o cartão-controle para criança	78 (92,9)	52 (85,2)	88 (87,1)	41 (56,9)	< 0,001	259 (81,4)
Usa o cartão-controle para adolescente	40 (47,6)	50 (82,0)	50 (49,5)	42 (58,3)	< 0,001	182 (57,2)
Usa o cartão-controle para adulto	65 (77,4)	46 (75,4)	81 (80,2)	53 (73,6)	0,766	245 (77,0)
Conhece o Centro de Referência de Imunobiológicos Especiais (CRIE)	77 (91,7)	55 (90,2)	72 (71,3)	55 (76,4)	0,001	259 (81,4)
Conhece os imunobiológicos disponíveis no CRIE	75 (89,3)	55 (90,2)	71 (70,3)	56 (77,8)	0,002	257 (80,8)
Conhece as indicações dos imunobiológicos especiais	73 (86,9)	40 (65,6)	60 (59,4)	41 (56,9)	< 0,001	214 (67,3)
Conhece o fluxo de solicitação dos imunobiológicos especiais	40 (47,6)	25 (41,0)	39 (38,6)	29 (40,3)	0,642	133 (41,8)
Grau de Implantação do Componente	**76,0%**	**77,4%**	**71,0%**	**67,0%**		**72,7%**

* Número total de salas de vacinação avaliadas na RMR: 84; Mata: 61; Agreste: 101; Sertão: 72; Pernambuco: 318.
** Referente ao χ^2 de Pearson.

Chama a atenção que entre 93,1% (Sertão) e 98,8% (RMR) das equipes das salas de vacinação referiram conhecer a indicação, o adiamento temporário e as contraindicações das vacinas de rotina. No entanto, a observação da prática dos profissionais não foi compatível com o que eles acham que conhecem, a exemplo do observado no Agreste e no Sertão quanto ao ato de verificar a idade do usuário e o intervalo entre as doses de vacina, e na Mata, em relação à investigação sobre a ocorrência de eventos adversos à dose anterior. Outros achados também são preocupantes: no Sertão, apenas 60% observam o prazo de validade da vacina, e na RMR (mesorregião com mais acesso a treinamentos e atualizações), só 81% preparam corretamente a vacina para aplicação. Ressalta-se ainda, em todas as mesorregiões, que a ação referente à verificação do prazo de validade das seringas e agulhas foi considerada não implantada e que somente um terço das equipes conhece o fluxo de solicitação dos imunobiológicos especiais. Dessa maneira, a prática adotada expõe parte da clientela a riscos decorrentes de falhas na indicação e administração das vacinas.

O grau de implantação do componente "ações de vigilância epidemiológica e educação em saúde" nas salas de vacinação (Tabela 2.1.4) foi classificado como insuficientemente implantado no estado (67,2%), variando de 56,1%, no Sertão, a 74,4%, na Mata. Em apenas uma das dez variáveis avaliadas desse componente não se observou diferença estatisticamente significativa entre as mesorregiões: notificação de eventos adversos (98,4% das salas do estado).

As ações avaliadas de vigilância epidemiológica e educação em saúde apresentaram grande variabilidade entre as mesorregiões. Na RMR, 91,7% do pessoal que trabalha nas salas de vacinação ficam atentos à ocorrência de doenças imunopreveníveis na área de abrangência da unidade de saúde, ao passo que no Sertão essa atitude de vigilância é adotada somente por 34,7% dos profissionais. Evidenciou-se, também, um baixo e desigual percentual de conhecimento pelas equipes das salas de vacinação sobre importantes indicadores do trabalho realizado: um pouco mais da metade, na RMR, e cerca de um quarto dos profissionais, no Sertão, conheciam as coberturas vacinais do município e as taxas de abandono da unidade.

Os resultados relativos a algumas ações de vigilância epidemiológica e educação em saúde apontam, portanto, para uma postura profissional que não estimula o aprimoramento do serviço prestado. As informações sobre as vacinas administradas não são conhecidas e seus benefícios não

Tabela 2.1.4 Ações de vigilância epidemiológica e educação em saúde nas salas de vacinação de acordo com a situação preconizada por mesorregião – Pernambuco, 2011

Ações de vigilância epidemiológica e educação em saúde	Salas de vacinação com situação preconizada					Pernambuco
	RMR	Mata	Agreste	Sertão		
	n (%)	n (%)	n (%)	n (%)	p*	n (%)
Conhece as coberturas vacinais do município	43 (51,2)	26 (42,6)	30 (29,7)	20 (27,8)	0,005	119 (37,4)
Conhece a taxa de abandono da unidade	45 (53,6)	27 (44,3)	30 (29,7)	17 (23,6)	< 0,001	119 (37,4)
Fica atenta à ocorrência de doenças imunopreveníveis na área de abrangência	77 (91,7)	46 (75,4)	65 (64,4)	25 (34,7)	< 0,001	213 (67,0)
Realiza busca ativa de faltosos da área de abrangência	68 (81,0)	56 (91,8)	98 (97,0)	65 (90,3)	0,003	287 (90,3)
Conhece os casos de eventos adversos associados à vacina	72 (85,7)	44 (72,1)	84 (83,2)	49 (68,1)	0,019	249 (78,3)
Notifica os eventos adversos	82 (97,6)	59 (96,7)	101 (100,0)	71 (98,6)	0,384	313 (98,4)
Orienta quanto aos eventos adversos	81 (96,4)	55 (90,2)	86 (85,1)	56 (77,8)	0,004	278 (87,4)
Participa de parcerias com segmentos sociais locais para divulgação das ações de imunizações	42 (50,0)	36 (59,0)	37 (36,6)	28 (38,9)	0,022	143 (45,0)
Funcionários da unidade conhecem as vacinas disponíveis e encaminham clientela à sala de vacina	53 (63,1)	56 (91,8)	76 (75,2)	40 (55,6)	< 0,001	225 (70,8)
Realiza vacinação dos funcionários da unidade	49 (58,3)	49 (80,3)	61 (60,4)	33 (45,8)	0,001	192 (60,4)
Grau de Implantação do Componente	**72,9%**	**74,4%**	**66,1%**	**56,1%**		**67,2%**

* Número total de salas de vacinação avaliadas na RMR: 84; Mata: 61; Agreste: 101; Sertão: 72; Pernambuco: 318.
** Referente ao χ^2 de Pearson.

são percebidos. O processo de trabalho dos profissionais deve ir além do registro dos procedimentos realizados, sendo fundamental o conhecimento das informações produzidas de modo a dar significado às ações desempenhadas. Salienta-se a responsabilidade da equipe da unidade de saúde em conhecer a situação de saúde, o público-alvo e as ações que são desenvolvidas em sua área de abrangência, inclusive ações específicas que devem ser realizadas no âmbito da própria unidade de saúde, como a vacinação de funcionários. Nesse aspecto, menos da metade dos profissionais das salas de vacinação do Sertão realiza vacinação dos funcionários de sua unidade de saúde, configurando oportunidades perdidas de imunização.

GRAU DE IMPLANTAÇÃO DO PROGRAMA DE IMUNIZAÇÃO NAS SALAS DE VACINAÇÃO

Em Pernambuco, as normas e diretrizes do PNI encontram-se parcialmente implantadas no âmbito das salas de vacinação, com um pouco mais de 71% das recomendações seguidas conforme o preconizado (Tabela 2.1.5), e existem desigualdades geográficas quanto ao grau de implantação entre as mesorregiões. A parcial e desigual implantação do PNI pode comprometer as coberturas vacinais e contribuir para o acúmulo de indivíduos suscetíveis e, consequentemente, para a eclosão de doenças já controladas, eliminadas ou erradicadas.

A mesorregião da Mata foi a que apresentou o melhor grau de implantação do programa de imunizações (75,4%) e de três dos quatro componentes avaliados. Por outro lado, o Sertão apresentou a pior situação em todos os componentes (insuficientemente implantados) e, portanto, grau de implantação total mais baixo (65,1%). A RMR e o Agreste apresentaram situação intermediária, com grau de implantação das normas e diretrizes do PNI nas salas de vacinação de 74,2% e 71,2%, respectivamente. Dos componentes avaliados, o referente às "ações de vigilância epidemiológica e educação em saúde" foi o que apresentou pior desempenho em todas as mesorregiões, das quais o menor valor foi observado no Sertão.

Tabela 2.1.5 Grau de implantação (%) total e por componente do programa de imunização nas salas de vacinação por mesorregião – Pernambuco, 2011

Componente	RMR	Mata	Agreste	Sertão	Pernambuco
Estrutura e organização das salas de vacinação	68,8	72,3	70,1	67,9	69,7
Rede de frio	78,9	77,6	77,5	69,5	76,1
Indicação e aplicação de imunobiológicos	76,0	77,4	71,0	67,0	72,7
Ações de vigilância epidemiológica e educação em saúde	72,9	74,4	66,1	56,1	67,2
Grau de Implantação do Programa de Imunização	74,2	75,4	71,2	65,1	71,4

Em países desenvolvidos, e também em áreas mais desenvolvidas do Brasil, as classes sociais mais abastadas têm equivocadamente percebido as vacinas como nocivas, havendo queda nas coberturas entre os mais ricos (Victora, 2013). Diferentemente desse padrão, a desigualdade de implantação do PNI nas salas de vacinação de Pernambuco e seu inevitável reflexo nas coberturas vacinais apontam para a clássica situação de penalização dos mais desfavorecidos, com o Agreste e o Sertão apresentando pior desempenho. Essa condição reflete não somente o menor desenvolvimento socioeconômico dessas mesorregiões em relação à RMR (Sobel, 2010), mas também desigualdades no sistema de saúde. As diferenças geográficas no sistema e na condição de saúde refletem o acúmulo, ao longo do tempo, de desigualdades quanto à disponibilidade de recursos financeiros, à capacidade instalada, ao pessoal habilitado e à oferta de serviços. Coloca-se em evidência, portanto, o desafio do poder público de reduzir as desigualdades, implementando políticas orientadas pelos princípios da universalidade e da equidade e, consequentemente, ampliando o acesso a serviços de saúde de qualidade (Murakami et al., 2011).

CONSIDERAÇÕES FINAIS

Revelar situações agradáveis ou não aos gestores e às equipes profissionais quanto às ações e serviços de saúde é um dos propósitos dos estudos de avaliação em saúde. A identificação de "desvios" do que é preconizado qualifica ainda mais os estudos de avaliação, ao possibilitar o reconhecimento dos problemas e a adoção de medidas direcionadas às fragilidades encontradas (Champagne et al., 2011), garantindo, dessa maneira, sua utilidade para gestores, gerentes e profissionais envolvidos com a ação.

Na operacionalização dessa avaliação, o instrumento utilizado para a coleta de dados é largamente empregado no país em supervisões e em vários estudos, por ser o formulário oficial de supervisão das salas de vacinação do Ministério da Saúde. O uso desse formulário agregou-se a outras opções metodológicas (amostra aleatória, triangulação de algumas variáveis, entrevista do técnico de enfermagem, por ser o profissional preponderante nas salas) para minimizar o papel do acaso e de vieses e reforçar a validade interna da avaliação normativa realizada.

As ações do PNI exigem dinamismo desde a aquisição e distribuição dos imunobiológicos, conservação, administração e orientações à clientela. Assim, a equipe da sala de vacinação, além da agilidade esperada no processo de trabalho, deve acompanhar os avanços do conhecimento científico que se refletem no aprimoramento das ações desempenhadas. Como nos tempos atuais novos conhecimentos na área de imunização são produzidos mais rapidamente, existe a necessidade de educação permanente dos profissionais responsáveis pela imunização, de modo que a sucessão de falhas não comprometa a credibilidade que os imunobiológicos conquistaram ao longo do tempo. São imperativos, também, o monitoramento do processo de trabalho nas salas de vacinação e o aprimoramento dos mecanismos de gerenciamento e gestão do programa (Luna et al., 2011). De acordo com os resultados da presente avaliação normativa das salas de vacinação das mesorregiões de Pernambuco, essas questões devem ser consideradas para melhor operacionalização do programa de imunizações no estado.

Ressalta-se que o PNI, nos 40 anos de sua criação, tem uma trajetória invejável quanto à inovação tecnológica, ao desenvolvimento de autonomia nacional em imunobiológicos e, principalmente, quanto ao alcance de coberturas vacinais que têm impactado a ocorrência das doenças imunopreveníveis (Victora, 2013). Ainda assim, desvios na sua operacionalização são observados em diversas áreas do país.

Em Pernambuco, a avaliação realizada evidencia que a adesão às normas e diretrizes do PNI nas salas de vacinação é parcial e apresenta desigualdades entre as mesorregiões. Portanto, os gestores do sistema de saúde de Pernambuco devem investir na melhoria de vários aspectos estruturais e operacionais do PNI no nível local, visando ao cumprimento das normas preconizadas, à redução de desigualdades e ao melhor desempenho do programa de imunizações no estado.

Referências

Araujo ACM, Silva MRF, Frias PG. Avaliação da rede de frio do programa municipal de imunização do distrito sanitário IV do município do Recife. Rev APS 2009; 12(3):238-42.

Bankole AM, Olusegun K-K, Marian NB et al. The impact of health facility monitoring on cold chain management practices in Lagos, Nigeria. Public Health Epidemiol 2010; 2(4):78-81.

Champagne F, Brousselle A, Hartz Z, Contandriopoulos AP, Denis JL. A análise da implantação. In: Brousselle A, Champagne F, Contandriopoulos AP, Hartz Z (Orgs.) Avaliação: conceitos e métodos. Rio de Janeiro: Editora Fiocruz, 2011:217-38.

Homma A, Martins RM, Leal MDLF, Freire MS, Couto AR. Atualização em vacinas, imunizações e inovação tecnológica. Ciênc Saúde Coletiva 2011; 16(2):445-58.

Luna GLM, Vieira LJES, Souza PF, Lira SVG, Moreira DP, Pereira AS. Aspectos relacionados à administração e conservação de vacinas em centros de saúde no Nordeste do Brasil. Ciênc Saúde Coletiva 2011; 16(2):513-21.

Macêdo VC, Bezerra LCA, Nóbrega KBG, Frias PG, Vidal SA. Um olhar sobre a imunização no município de Recife: o grau de implantação nas equipes do PSF. Nursing 2004; 7(76):45-50.

Melo GKM, Oliveira JV, Andrade MS. Aspectos relacionados à conservação de vacinas nas unidades básicas de saúde da cidade do Recife – Pernambuco. Epidemiol Serv Saúde 2010; 19(1):25-32.

Murakami GF, Guimarães MJB, Sarinho SW. Desigualdades sociodemográficas e causas de morte em menores de cinco anos no estado de Pernambuco. Rev Bras Saúde Matern Infant 2011; 11(2):139-52.

Oliveira VC, Gallardo MDPS, Arcêncio RA, Gontijo TL, Pinto IC. Avaliação da qualidade de conservação de vacinas na atenção primária à saúde. Ciênc Saúde Coletiva 2014; 19(9):3889-98.

Queiroz SA, Moura, ERF, Nogueira, PSF, Oliveira NCD, Pereira MM. Q. Atuação da equipe de enfermagem na sala de vacinação e suas condições de funcionamento. Rev RENE 2009; 10(4):126-35.

Ribeiro DO, Castro F, Ferreira GC, Santos JC, Coutinho RMC. Qualidade da conservação e armazenamento dos imunobiológicos da rede básica do Distrito Sul de Campinas. J Health Sci Inst 2010; 28(1):21-8.

Santos DM, Dubeux LS, Frias PG, Vanderlei LCM, Vidal SA. Avaliação normativa da ação programática imunização nas equipes de saúde da família do município de Olinda, estado de Pernambuco, Brasil, em 2003. Epidemiol Serv Saúde 2006; 15(3):29-35.

Silva Junior JB. 40 anos do Programa Nacional de Imunizações: uma conquista da Saúde Pública brasileira. Epidemiol Serv Saúde 2013; 22(1):7-8.

Sobel TF, Muniz ALP, Costa EF. Divisão regional do desenvolvimento humano em Pernambuco: uma aplicação de análise de cluster. In: Anais 1º Seminário de Desenvolvimento Rural, Territorial e Regional, 2010. Recife. Pernambuco: UFPE, 2010.

Vasconcelos KCE, Rocha AS, Ayres JA. Avaliação normativa das salas de vacinas na rede pública de saúde do município de Marília, estado de São Paulo, Brasil, 2008-2009. Epidemiol Serv Saúde 2012; 21(1):167-76.

Victora CG. 40 anos do Programa Nacional de Imunizações: o desafio da equidade. Epidemiol Serv Saúde 2013; 22(2):201-2.

2.2 Avaliação da Implantação do Programa de Controle da Hanseníase em um Distrito Sanitário de uma Capital do Nordeste do Brasil

Danielle Rodrigues Leal
Gisele Cazarin
Luciana Caroline Albuquerque Bezerra
Eronildo Felisberto
Ana Coelho de Albuquerque

INTRODUÇÃO

Relacionada com condições desfavoráveis, com o envolvimento de fatores socioeconômicos e sanitários, como baixa renda familiar, baixa escolaridade e falta de condições básicas de saúde, atualmente a hanseníase é classificada pela Organização Mundial da Saúde (OMS) como uma doença negligenciada prevalente em países em desenvolvimento. Essa classificação representa um avanço na denominação "doenças tropicais", por contemplar os contextos de desenvolvimento político, econômico e social, superando o determinismo meramente geográfico da causalidade das doenças. A maior parte dessas doenças é prevenível, uma vez que se dispõe de métodos eficazes de diagnóstico e tratamento que promoveram sua extinção em alguns países (Magalhães & Rojas, 2007; Morel, 2006, 2011). Entretanto, dentre elas, a hanseníase permanece como importante problema de saúde pública em várias regiões do mundo, em virtude de sua magnitude, gravidade e relevância social.

A permanência de indicadores como a taxa de detecção de casos novos acima do preconizado em vários países (> 2/100 mil habitantes) reflete a tendência de manutenção da endemia. Segundo o Relatório Global de Hanseníase, publicado pela OMS em 2010, a Ásia apresenta maior taxa de casos novos (9,39/100 mil habitantes), seguida das Américas, com 4,58/100 mil habitantes. Os números elevados observados nesses continentes são influenciados pela Índia, com 126.800 casos, e pelo Brasil, com 34.894 casos, que é o único país das Américas onde a doença ainda não foi eliminada (Paixão, 2008; WHO, 2007). Ainda que o país tenha alcançado avanços quanto aos níveis de prevalência (de 16,4 em 1985 para 1,56 em 2010), esses avanços não foram observados na detecção de casos novos. A taxa de incidência demonstrou discreta redução no valor médio, regredindo de 27/100 mil em 2001 para 18,2/100 mil em 2010, o que denota a grave situação do país (Arantes et al., 2010; Brasil, 2010a; Paixão, 2008; WHO, 2007).

Objetivando o redirecionamento das ações, a partir de 2007 o Brasil, seguindo a tendência mundial, assumiu o objetivo de controlar e não mais erradicar a doença, instituindo os indicadores "detecção geral" e "detecção" em menores de 15 anos para monitoramento e avaliação da endemia, enquanto o indicador "eliminação", baseado na prevalência, fica restrito à comparação com outros países e outros eventos de saúde pública no país (Brasil, 2008; Secretaria de Vigilância em Saúde, 2009). A escolha desses indicadores se deu por sua relevância, uma vez que o coeficiente de detecção de casos novos evidencia a incidência real e a agilidade diagnóstica dos serviços de saúde, ao passo que a detecção de casos em menores de 15 anos é utilizada como evento sentinela de transmissão da doença, pois, quando presente, indica casos novos com focos de transmissão ativa (Brasil, 2008, 2010a; Secretaria de Vigilância em Saúde, 2009).

Outro indicador de monitoramento e avaliação adotado recentemente pela OMS consiste na proporção de casos da doença com grau II de incapacidade, avaliado no momento do diagnóstico. Este, quando apresenta uma alta proporção, revela déficit na qualidade de atendimento prestado nos serviços de saúde (diagnóstico tardio), apontando para a necessidade de incremento da busca ativa. Em 2010, o Brasil apresentou taxa de 7,2% e foi classificado como de média magnitude (Brasil, 2008, 2010a; Secretaria de Vigilância em Saúde, 2009).

Com relação à proporção de cura de casos novos nas coortes, o quadro nacional vem revelando a grave situação da doença. Apesar do decréscimo ocorrido nos últimos anos, a condição do país permanece classificada como regular, mantendo um percentual médio de 80% (Brasil, 2008, 2010a; Secretaria de Vigilância em Saúde, 2009). No que diz respeito à investigação epidemiológica de contato, que consiste no exame dermatoneurológico de todos os contatos intradomiciliares dos casos novos detectados, os dados de 2009 indicavam que apenas 59,8% dos pacientes tiveram seus contatos examinados, percentual que em 2010 caiu para 57,7%, o que revela uma rotina de investigação inadequada (Brasil, 2005; Lobo et al., 2011).

O estado de Pernambuco se destaca quanto aos indicadores da doença. O coeficiente de detecção de casos novos em 2007 foi de 36/100 mil, sendo considerado um dos maiores do país, quando comparado à média nacional no mesmo ano (21/100 mil). Situação semelhante foi identificada em 2010, com pequeno decréscimo nesse indicador para 31,78/100 mil (Magalhães & Rojas, 2007; Secretaria Estadual de Saúde de Pernambuco, 2007). Em estudo sobre o coeficiente de detecção de casos novos no período de 2001 a 2006, Pernambuco ficou classificado no extrato de muito alto a hiperendêmico, situação que se manteve em 2010, enquanto no coeficiente de detecção em menores de 15 anos apresentou-se como hiperendêmico (Secretaria Estadual de Saúde de Pernambuco, 2007).

O município do Recife reflete a alta magnitude da endemia no estado, concentrando 40% dos casos novos registrados. Ao se avaliarem indicadores como a taxa de detecção anual de casos novos e taxa de detecção de casos novos em menores de 15 anos, o município foi classificado no extrato mais elevado (hiperendêmico), alcançando, respectivamente, 52,3/100 mil e 21,3/100 mil habitantes em 2010 (Magalhães & Rojas, 2007; Secretaria Estadual de Saúde de Pernambuco, 2008).

No contexto epidemiológico do município do Recife, destaca-se a situação do Distrito Sanitário VI (DSVI). Em 2010, a situação epidemiológica evidenciava taxas de hiperendemicidade nos dois principais indicadores de monitoramento e avaliação adotados pelo Programa Nacional de Controle da Hanseníase (PNCH). A taxa de detecção de casos novos por 100 mil habitantes foi de 41,6, valor muito superior às taxas do estado de Pernambuco (31,78) e do Brasil (18,22), no mesmo período (Brasil, 2008, 2010a; Secretaria de Vigilância em Saúde, 2007, 2008, 2009). Já o coeficiente de detecção de casos novos em menores de 15 anos atingiu 14,6 em 2010, apresentando-se bem superior à taxa nacional (5,36) e à da Região Nordeste (8,46). O valor obtido o classifica como região hiperendêmica, superando, inclusive, os índices da Região Norte, considerados os maiores do país (Brasil, 2008; Secretaria Estadual de Saúde de Pernambuco, 2007, 2008, 2009). Enfatizando a magnitude e a tendência crescente da endemia no DSVI, temos que os coeficientes de detecção geral e detecção de casos novos em menores de 15 anos, no período de 2000 a 2009, vêm apresentando aumento gradual, indo de encontro à tendência nacional de redução (Brasil, 2008; Secretaria Estadual de Saúde de Pernambuco, 2008, 2009).

CARACTERIZAÇÃO DO OBJETO – O CONTROLE DA HANSENÍASE

A adoção da Estratégia Saúde da Família (ESF) como modelo de atenção básica à saúde promoveu o redirecionamento das prioridades em saúde, entre elas a de controle da hanseníase. Além da implantação gradual da poliquimioterapia, a descentralização administrativa e de controle do programa foi efetuada à medida que passou a integrar as políticas relacionadas com a atenção básica em saúde (Brasil, 2008; Secretaria de Vigilância em Saúde, 2009). Estrategicamente, o PNCH enfatiza cinco eixos estruturantes, a saber: (1) vigilância epidemiológica; (2) gestão com foco na descentralização, no planejamento, no monitoramento e na avaliação; (3) atenção integral; (4) comunicação e educação; e (5) desenvolvimento de pesquisas (Andrade et al., 2006; Moreira, 2002).

No município do Recife, o PNCH foi incorporado à atenção básica, tendo a gestão local distrital autonomia na condução dos processos e ações de acordo com a realidade territorial. No entanto, os eixos e diretrizes centrais seguem um modelo único enquanto uma macropolítica municipal (Brasil, 1998, 2003). O fortalecimento da descentralização das ações no DSVI teve início em 2001. Antes, os usuários portadores da doença eram atendidos nos distritos adjacentes. No ano seguinte foi instalada a primeira unidade de referência de média complexidade para tratamento da hanseníase, para garantir a atenção especializada, sempre que necessário, além de assegurar o diagnóstico diferencial e o tratamento das complicações (Secretaria Estadual de Saúde de Pernambuco, 2008, 2011). A partir de 2004 teve início a implantação do Programa de Controle da Hanseníase Distrital (PCHD) junto às Equipes de Saúde da Família (EqSF).

Os desafios para consolidação de políticas no contexto da descentralização são diversos e complexos, e o planejamento e o desenvolvimento das ações não garantem por si sua realização no cotidiano das equipes. Assim, a implementação de uma cultura de avaliação pode ser uma alternativa que permita redirecionar o processo e o aprimoramento profissional, possibilitando legitimar novas diretrizes nas estruturas organizacionais e facilitando a conquista de resultados em curto prazo (Tanaka, 2006; Teixeira, 2006). Embora sejam realizadas avaliações anuais do programa no nível nacional, a partir de um conjunto de indicadores epidemiológicos e operacionais, elas não vêm subsidiando a análise do processo e dos resultados das intervenções empregadas para redução da endemia (Moreira, 2002; Tanaka, 2006; Teixeira, 2006). Apesar da importância atribuída à institucionalização dessa atividade, as avaliações das ações ainda são efetuadas quase que exclusivamente a partir de uma única fonte de dados: a ficha de notificação do Sistema Nacional de Agravos de Notificação (SINAN).

Tradicionalmente, o nível local é o gerador de informações, embora não as analise e não se aproprie dos resultados obtidos. Quando os dados são consolidados e analisados nas esferas estadual e/ou federal, seus resultados dificilmente retornam ao nível local ou municipal (Andrade et al., 2006). Nesse contexto a avaliação, enquanto componente da gestão em saúde, torna-se fundamental para dar suporte ao processo decisório mediante a identificação de problemas, a reorientação das ações, a incorporação de novas práticas sanitárias e a mensuração de impacto das ações (Contandriopoulos et al., 1997; Felisberto, 2010). Por outro lado, a implantação recente de dispositivos para reorganização do modelo de atenção à saúde no Recife, como acolhimento, clínica ampliada, cogestão, matriciamento, elaboração de projetos terapêuticos singulares, traz como perspectiva uma contribuição positiva para as principais ações do programa: diagnóstico precoce e tratamento oportuno.

Estudos sobre a implantação das ações de controle da hanseníase e o desempenho da atenção básica muitas vezes privilegiam as Unidades de Saúde da Família (USF) como foco de observação. Nesse sentido, é insuficiente o número de trabalhos que abordem o grau de implantação das ações do ponto de vista da gestão local como unidade de análise. Este último enfoque se constitui no objetivo central deste capítulo, que aborda o grau de implantação das ações de controle da hanseníase em nível local, ressaltando, além das atividades do programa, os dispositivos de gestão: acolhimento, clínica ampliada, cogestão, matriciamento e elaboração de projetos terapêuticos singulares.

MÉTODO

Trata-se de uma avaliação normativa, em suas dimensões de "estrutura" e "processo", com vistas à medição do grau de implantação da intervenção do PNCH no DSVI do município do Recife, sede da Região Metropolitana do estado de Pernambuco. Segundo o Censo de 2010 do Instituto Brasileiro de Geografia e Estatística (IBGE), o município apresenta uma população de aproximadamente 1,5 milhão de habitantes, distribuída em 94 bairros. A área territorial corresponde a 218km^2, na qual 70% da população vive em situação de pobreza, em precárias condições de vida e elevada desigualdade social (Secretaria Estadual de Saúde de Pernambuco, 2011). A Secretaria Municipal de Saúde (SMS) tem o apoio de seis Distritos Sanitários, que correspondem à divisão do município em Regiões Político-Administrativas (RPA). Além do quadro epidemiológico de destaque no que diz respeito à hanseníase, a escolha do DSVI como unidade de análise se deu por este apresentar o maior índice populacional do município e dispor de boa cobertura de atenção básica (64%) (Marzliak et al., 2008).

A rede de atenção básica do DSVI apresenta-se distribuída em oito bairros e dividida em três microrregiões. Atualmente, conta com 77 EqSF, instaladas em 32 USF, nove equipes do Programa de Agentes Comunitários de Saúde (PACS), além de seis unidades básicas tradicionais. Outros equipamentos de saúde são agregados ao território de modo a compor a rede de atenção básica ampliada e de apoio (Quadro 2.2.1). As Unidades de Referência (UR) para o programa são uma policlínica e uma unidade básica tradicional que, em conjunto com as USF, compõem a rede de atenção integrada aos casos de hanseníase.

Com o propósito de observação da gestão e da integralidade do cuidado, foram entrevistados profissionais inseridos em três níveis: (1) Nível Distrital (ND); (2) EqSF e (3) UR. Quanto à sede do DS, foram realizadas entrevistas com o coordenador e técnico da vigilância epidemiológica responsável pelo acompanhamento desse agravo. No que se refere às EqSF, foram entrevistados profissionais da equipe básica: médico, enfermeiro e técnico de enfermagem, além de um agente comunitário de saúde (ACS) por equipe. Este último foi selecionado de acordo com sua inserção em microárea com maior número de casos novos da doença no ano de 2010. Em caso de empate quanto ao critério supracitado, optou-se pelo sorteio do ACS participante. Nas UR foram entrevistados os profissionais da equipe multidisciplinar, composta por médico, enfermeiro, fisioterapeuta e técnicos de enfermagem. A coleta de dados foi realizada no período de dezembro de 2010 a junho de 2011.

A avaliação teve caráter censitário, ao abranger a totalidade das EqSF, as duas UR do DS, bem como todos os profissionais envolvidos

Quadro 2.2.1 Estabelecimentos de saúde do DSVI – Recife-PE, 2011

Tipo de serviço	N
Unidade básica tradicional	6
Residência terapêutica	3
Centro de atenção psicossocial	3
Albergue terapêutico	1
Policlínica	2
Serviço de pronto atendimento	1
Maternidade	1
Farmácia da família	2
Unidade de saúde da família	32
Núcleo de apoio ao saúde da família	5
Programa de agente comunitário de saúde	9
Programa academia da cidade	4
Serviço de atendimento domiciliar	2
Total	**62**

Fonte: Diretoria Geral de Planejamento (DGPG)/SMS-RECIFE (2011).

com o PCHD, excetuando-se aqueles que se recusaram a participar da pesquisa, que estavam de férias ou em algum tipo de licença, que estavam ausentes do local de trabalho no momento da pesquisa e aqueles profissionais que afirmaram não ser de sua responsabilidade a realização do cuidado aos pacientes com hanseníase. Não foram incluídas no estudo as EqSF com período de implantação inferior a 6 meses, o que totalizou uma amostra composta por 68 EqSF. Ao final, o universo do estudo foi de 184 profissionais, distribuídos de acordo com o que mostra o Quadro 2.2.2.

Uma das estratégias utilizadas para descrição de uma intervenção é sua modelagem, que possibilita a representação configuracional da funcionalidade do programa através de uma síntese de seus principais componentes e da forma de operacionalização desses componentes (Bezerra et al., 2009). O modelo lógico no âmbito distrital justifica-se, também, pelo fato de o PNCH utilizar como norteador apenas o instrumento de avaliação nacional que, embora seja importante, não atende às necessidades atuais de definição de medidas de intervenção para a redução da doença, bem como não considera o contexto locorregional municipal. Nesse sentido, a construção do modelo lógico distrital considerou as seguintes etapas: (i) definição dos objetivos do programa, público-alvo e seus compo-

Quadro 2.2.2 Número e categoria de entrevistados por nível de análise no DSVI – Recife, 2011

Informantes	Nível de análise			
	ND*	EqSF*	UR*	Total
Agente comunitário de saúde	–	68	–	68
Enfermeiros	02	60	01	63
Médicos	–	47	02	49
Fisioterapeuta	–	–	02	02
Técnicos de enfermagem	–	–	02	02
Total	02	175	07	184

*ND: nível distrital; UR: unidade de referência; EqSF: equipe de saúde da família.

nentes; (ii) identificação da estrutura necessária para implementação das ações; e (iii) diagramação através de matriz descritiva, apresentando-se uma arquitetura lógica de articulação entre os componentes. Nessa etapa foram utilizadas informações contidas nos seguintes documentos: Guia para o Controle da Hanseníase do Departamento de Atenção Básica do Ministério da Saúde (MS); Portarias Ministeriais 594/SAS (Brasil, 2010b) e 3.125 (Brasil, 2010c); o instrumento para avaliação da situação epidemiológica da hanseníase do Departamento de Vigilância Epidemiológica/MS; e o plano municipal de saúde e relatório anual de gestão (Brasil, 2010b, 2010c; Secretaria de Vigilância em Saúde, 2009). O modelo lógico preliminar elaborado foi submetido a quatro especialistas em doenças endêmicas e atores envolvidos com o PCHD para fins de complementação das informações e também para verificação de sua coerência interna, com vistas a seu aprimoramento (Figura 2.2.1).

A coleta de dados foi realizada a partir de questionários semiestruturados, autoaplicados, elaborados especificamente para o estudo, haja vista a inexistência de modelo previamente construído contemplando as responsabilidades e o elenco de atividades com foco na descentralização do programa para o DS. Antes do trabalho de campo, os instrumentos foram analisados por especialistas da área técnica municipal e passou por ajustes após a realização de pré-teste com dez entrevistados. Além das entrevistas, foram utilizadas bases de dados secundárias para a caracterização da situação epidemiológica por microárea a partir dos casos registrados no SINAN, nos anos de 2009 e 2010, como também foram consultados dados do IBGE para compilação dos indicadores sociodemográficos do DS e do município.

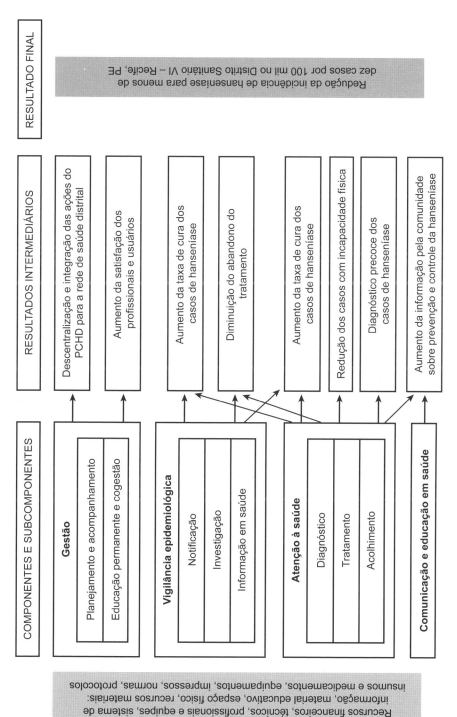

Figura 2.2.1 Modelo lógico resumido do Programa de Controle da Hanseníase Distrital (PCHD) – Recife, Pernambuco, 2011.

Os dados coletados foram analisados com o auxílio dos programas *Statistical Package for the Social Science* (SPSS) versão 13.0 para *Windows* e o *Excel* 2003. Os resultados estão apresentados no formato de tabela com suas frequências absoluta e relativa. Para a avaliação das dimensões "estrutura" e "processo" foram definidos os critérios e seus respectivos indicadores/parâmetros, pontuação esperada e peso de cada item de acordo com os componentes do modelo lógico por nível de análise (Quadros 2.2.3 a 2.2.5). Atribuiu-se peso dois a algumas atividades e recursos essenciais para estruturação e consolidação do PCHD. A ponderação proposta foi submetida à apreciação de três especialistas para análise da coerência das pontuações. Em seguida, procedeu-se ao somatório dos pontos obtidos para cada critério a partir das respostas positivas, os quais foram multiplicados pelos pesos para cada indicador. A classificação final foi realizada considerando-se as dimensões "estrutura" e "processo" para cada componente do modelo a partir dos três níveis de análise. O grau de implantação foi estimado mediante as pontuações obtidas a partir da seguinte fórmula:

$$\text{Grau de implantação (GI)} = \frac{\Sigma \text{ pontos observados}}{\Sigma \text{ pontos esperados}} \times 100$$

A classificação final GI do PCHD foi determinada a partir do somatório dos GI por nível de análise. Foram considerados como pontos de corte para classificação do GI os seguintes parâmetros: adequado = 100% a 80%; parcialmente adequado = 79,9% a 50%; e incipiente < 50%. As questões abertas do instrumento receberam tratamento descritivo e foram analisadas a partir da categorização das respostas.

RESULTADOS

O GI do PCHD revelou-se parcialmente adequado. Avaliando-se os GI das dimensões "estrutura" e "processo", observou-se que estes foram, no cômputo geral, semelhantes aos do PCHD. A análise por nível apresentou GI diferenciado no nível distrital (adequado), quando comparado aos demais (parcialmente adequado). Em seguida, os resultados da avaliação normativa serão detalhados por dimensão, componentes do modelo lógico e critérios de avaliação, levando em conta os níveis de análise do estudo. Os resultados encontram-se consolidados no Quadro 2.2.6.

Quadro 2.2.3 Matriz de medidas – Nível distrital – DSVI, Recife, 2011

Dimensão/ componente	Critérios	Indicadores/parâmetros	Peso de cada indicador	Número máximo de respostas alcançado por indicador	Pontuação máxima esperada
ESTRUTURA					
	Recursos humanos	Coordenador distrital de hanseníase	2	1	2
		Técnico em VE para hanseníase compartilhado com outras endemias	2	1	2
		Pelo menos 2 técnicos de nível médio, sendo 1 do SINAN* (VE* e PCHD*)	1	1	2
	Espaço físico	Salas próprias para o PCHD* e Vigilância	1	2	2
	Recursos materiais adequados e suficientes	*Software* do SINAN*	2	1	2
		Nº de veículos existentes	2	2	4
		Nº de computadores	1	2	2
		Nº de impressoras	1	2	2
		Nº de telefones	1	2	2
		Nº de aparelhos de *fax*	1	2	2
	Impressos e materiais para ações educativas	Material educativo	2	2	4
		Ficha de notificação (hanseníase) SINAN*	2	2	4
		Livro de Registro de Pacientes e Controle de Tratamento	2	2	4
		Protocolo complementar de investigação diagnóstica em menores de 15 anos (PCID < 15)	2	2	4
		Boletim de acompanhamento de casos bimensal	2	2	4
		Formulário de Vigilância de Contatos Intradomiciliares	2	2	4
		Ficha B de acompanhamento de hanseníase (agente comunitário de saúde)	2	2	4
		Cartão de aprazamento do paciente com hanseníase	2	2	4
		Formulário para avaliação do grau de incapacidade/formulário para avaliação neurológica simplificada	2	2	4
		Ficha de investigação de suspeita de recidiva/ficha de investigação de intercorrência após alta por cura	2	2	4
	Normas e normatização	Disponibilidade de regimento interno ou documento similar	2	4	8
		Disponibilidade de normatizações técnicas quanto a diagnóstico e vigilância	2	4	8

(*Continua*)

Dimensão/componente	Critérios	Indicadores/parâmetros	Peso de cada indicador	Número máximo de respostas alcançado por indicador	Pontuação máxima esperada
	Medicamentos e insumos	Poliquimioterapia esquema paucibacilar/multibacilar	2	2	4
		Esquemas alternativos	2	1	2
		Medicações para eventos reacionais	2	1	2
		Vacina BCG*	2	1	2
		Kit dermatoneurológico	1	1	1
		Insumos para prevenção de incapacidade	1	1	1
PROCESSO					
Gestão	Planejamento e acompanhamento na sede do Distrito Sanitário	Planejamento anual entre PCHD* e coordenação municipal	2	1	2
		Monitoramento e acompanhamento do plano distrital trimestral	2	1	2
		Pactuação e discussão dos indicadores com a equipe de saúde da família	2	1	2
	Educação permanente e cogestão	Ações sendo sempre realizadas de maneira integral da assistência com a vigilância	2	2	4
		Apresentação anual ao Conselho Distrital de Saúde das ações de controle da hanseníase	2	1	2
		Envolvimento dos conselhos de unidades e conselho distrital nas ações de divulgação	2	1	2
		Cronograma de atividades de matriciamento sobre o tema "hanseníase" com unidades de saúde	2	1	2
		Discussão de casos clínicos com alguma singularidade em conjunto com as unidades de saúde (PTS*)	2	1	2
		90% dos profissionais do PCHD* tendo realizado formação nos últimos 5 anos	2	1	2
Vigilância epidemiológica	Notificação	Rotina de notificação instituída com fluxo mensal	2	1	2
	Investigação	Busca ativa sendo sempre realizada	2	1	2
		Busca ativa dos casos de abandono sendo sempre realizada	2	1	2
		Encerramento oportuno dos casos sendo realizado	2	1	2
	Informação em saúde	Consolidação e análise dos dados mensalmente, incluindo análise de duplicidade, completitude e inconsistências	2	2	4
		Elaboração de um boletim semestral com análise dos indicadores de hanseníase em nível distrital	2	2	4
Comunicação e educação em saúde	Comunicação e educação em saúde	Ações educativas em conjunto com as unidades de saúde sendo realizadas frequentemente	2	2	4

Dimensão/componente	Critérios	Indicadores/parâmetros	Peso de cada indicador	Número máximo de respostas alcançado por indicador	Pontuação máxima esperada
ESTRUTURA					
	Recursos humanos	Equipe de saúde da família completa (1 médico,1 enfermeiro,1 técnico ou auxiliar de enfermagem e 5 ACS)	2	68	136
	Espaço físico	Número suficiente de consultórios	2	107	214
		Tamanho adequado de consultórios	1	107	107
		Iluminação adequada	2	107	214
		Ventilação adequada	2	107	214
		Espaço adequado para reunião da equipe	2	107	214
		Espaços adequados para reuniões da equipe com a comunidade	2	107	214
		Privacidade existente	2	107	214
	Impressos, materiais e equipamentos para ações educativas	Material educativo e aparelho de DVD e televisão	2	107	214
		Livro de Registro de Pacientes e Controle de Tratamento	2	107	214
		Ficha de Notificação (hanseníase) SINAN	2	107	214
		Protocolo complementar de investigação diagnóstica em menores de 15 anos (PCID < 15)	2	107	214
		Boletim de acompanhamento de casos bimensal	2	107	214
		Formulário de Vigilância de Contatos Intradomiciliares	2	107	214
		Ficha B de acompanhamento de hanseníase (ACS)	2	107	214
		Cartão de aprazamento do paciente com hanseníase	2	107	214
		Formulário para avaliação do grau de incapacidade/formulário para avaliação neurológica simplificada	2	214	428
		Ficha de investigação de intercorrência após alta por cura/ficha de investigação de suspeita de recidiva	1	214	214
	Normas e normatização	Disponibilidade de normas técnicas quanto a diagnóstico e vigilância	2	107	214
	Medicamentos e insumos	Poliquimioterapia esquema paucibacilar (PB)/multibacilar (MB)	2	214	428
		Esquema alternativo	–	–	–
		Medicações para eventos reacionais	2	107	214
		Vacina BCG	2	107	214
		Kit dermatoneurológico	1	107	107
		Insumos para prevenção de incapacidade	1	107	107

49

(Continua)

Quadro 2.2.4 Matriz de medidas – Equipes de Saúde da Família – DSVI, Recife, 2011 (*continuação*)

Dimensão/componente	Critérios	Indicadores/parâmetros	Peso de cada indicador	Número máximo de respostas alcançado por indicador	Pontuação máxima esperada
PROCESSO					
Gestão	Educação permanente e cogestão	Referência e contrarreferência instituídas entre EqSF e unidades de referência	2	107	214
		Consultas por especialidade suficientes para o atendimento dos casos de hanseníase mais complexos	1	107	107
		PTS realizados para pacientes com situação de maior vulnerabilidade e necessidades especiais com a participação do ACS	2	175	350
		Matriciamento sobre hanseníase sendo realizado semestralmente com a participação do ACS	2	175	350
		90% dos profissionais que atuam sobre casos de hanseníase (médico, enfermeiro e ACS) com formação nos últimos 5 anos	2	175	350
Vigilância epidemiológica	Notificação	Notificação de 100% dos casos de hanseníase	2	107	214
	Investigação	Busca ativa sendo sempre realizada pelo médico, enfermeiro e ACS	2	175	350
		Busca ativa dos casos de abandono sendo sempre realizada pelo médico, enfermeiro e ACS	2	175	350
Atenção à saúde	Diagnóstico	Identificação e encaminhamento de casos suspeitos	2	68	136
		Pré-agendamento dos casos suspeitos	1	68	68
		Priorização no atendimento	2	68	136
		Realização de exame clínico, classificação da forma clínica, solicitação de exames quando necessário e avaliação do grau de incapacidade no momento do diagnóstico e da cura	2	749	1.498
		Contatos examinados	2	107	214
	Tratamento	Instituição e acompanhamento da dose mensal supervisionada, com consultas de retorno pré-agendadas para profissionais de nível superior	2	321	642
		Visita mensal, realizando o acompanhamento do tratamento supervisionado de todos os pacientes, incluindo os encaminhados para a unidade de referência	2	204	408
	Acolhimento	Acolhimento funcionando por pelo menos 5 turnos nas unidades com a participação do ACS	2	175	350
Comunicação e educação em saúde	Comunicação e educação em saúde	Realização de ações educativas com usuários e comunidade pelo menos quinzenalmente	2	175	350

Quadro 2.2.5 Matriz de medidas – Unidades de Referência – DSVI, Recife, 2011

Dimensão/componente	Critérios	Indicadores/parâmetros	Peso de cada indicador	Número máximo de respostas alcançado por indicador	Pontuação máxima esperada
ESTRUTURA					
	Recursos humanos	Mínimo 3 técnicos de nível superior	2	2	4
		Mínimo 1 técnico de nível médio	1	2	2
	Espaço físico	Número suficiente de consultórios	1	7	7
		Tamanho adequado de consultórios	2	7	14
		Iluminação adequada	2	7	14
		Ventilação adequada	2	7	14
		Espaço adequado para reunião da equipe	1	7	7
		Espaço para reuniões com a comunidade	1	7	7
		Privacidade existente	2	7	14
	Impressos, materiais e equipamentos para ações educativas	Material educativo e aparelho de DVD e televisão	2	14	28
		Livro de Registro de Pacientes e Controle de Tratamento	2	7	14
		Ficha de Notificação (hanseníase) SINAN	2	7	14
		Protocolo complementar de investigação diagnóstica em menores de 15 anos (PCID < 15)	2	7	14
		Boletim de acompanhamento de casos bimensal	2	7	14
		Formulário de Vigilância de Contatos Intradomiciliares	1	7	7
		Ficha B de acompanhamento de hanseníase (ACS)	–	–	–
		Cartão de aprazamento do paciente com hanseníase	–	–	–
		Formulário para avaliação do grau de incapacidade/formulário para avaliação neurológica simplificada	2	7	14
		Ficha de investigação de intercorrência após alta por cura/ficha de investigação de suspeita de recidiva	2	7	14
	Normatização	Normas técnicas quanto a diagnóstico e vigilância	2	7	14
	Medicamentos e insumos	Poliquimioterapia esquema paucibacilar (PB)/multibacilar (MB)	2	14	28
		Esquema alternativo	1	7	14
		Medicações para eventos reacionais	2	7	14
		Vacina BCG	2	7	14
		Kit dermatoneurológico	1	7	7
		Insumos para prevenção de incapacidade	2	7	14

(*Continua*)

Dimensão/componente	Critérios	Indicadores/parâmetros	Peso de cada indicador	Número máximo de respostas alcançado por indicador	Pontuação máxima esperada
PROCESSO					
Gestão	Educação permanente e cogestão	Referência e contrarreferência instituídas entre EqSF e unidades de referência	2	7	14
		Consultas por especialidade suficientes para o atendimento dos casos de hanseníase mais complexos	2	7	14
		PTS realizados para pacientes com situação de maior vulnerabilidade e necessidades especiais	2	7	14
		Matriciamento sobre hanseníase sendo realizado semestralmente	2	7	14
		90% dos profissionais das unidades de referência tendo realizado formação nos últimos 5 anos	2	7	14
Vigilância epidemiológica	Notificação	Notificação de 100% dos casos	2	7	14
	Investigação	Busca ativa sendo sempre realizada	2	7	14
		Busca ativa dos casos de abandono sendo sempre realizada	2	7	14
		Busca ativa dos contatos sendo sempre realizada	2	7	14
Atenção à saúde	Diagnóstico	Realização de exame clínico, classificação da forma clínica, solicitação de exames, quando necessário, e avaliação do grau de incapacidade no momento do diagnóstico e da cura	2	49	98
		Contatos examinados	2	7	14
	Tratamento	Instituição e acompanhamento da dose mensal supervisionada, com consultas de retorno pré-agendadas para profissionais de nível superior	2	21	42
	Acolhimento	Acolhimento funcionando por pelo menos 5 turnos nas unidades	2	7	14
Comunicação e educação em saúde	Comunicação e educação em saúde	Realização de ações educativas com usuários e comunidade pelo menos quinzenalmente	2	7	14

Quadro 2.2.6 Matriz de resultados do grau de implantação do Programa de Controle da Hanseníase no DSVI – Recife, 2011

Dimensão/ componente	Critérios	Nível distrital n = 2	ESF n = 175	ER n = 7	TOTAL n = 184
ESTRUTURA					
	Recursos humanos	02/06 33,33%	56/136 41,76%	04/06 66,6%	63/152 41,45%
	Espaço físico	01/02 50%	694/1.391 49,89%	33/77 42,85%	734/1.499 48,97%
	Recursos materiais	8/12 66,67%	–	–	8/12 66,67%
	Impressos, materiais e equipamentos para ações educativas	36/40 90%	1.295/2.002 64,68%	87/119 73,11%	937/1.485 63,10%
	Normas e normatização	6/6 100%	158/214 73,83%	14/14 100%	178/234 76,07%
	Medicamentos e insumos	18/18 100%	926/1.062 87,19%	64/76 84,21%	996/1.138 87,85%
GI* "estrutura"		71/78 91,02%	3.129/4.805 65,12%	202/292 69,18%	3.402/5.175 65,74%
PROCESSO					
Gestão	Planejamento e acompanhamento	06/06 100%	–	–	06/06 100%
	Educação permanente e cogestão	12/14 85,71%	712/1337 53,25%	38/68 55,88%	761/1.417 53,70%
	TOTAL				767/1.423(53,90%)
Vigilância epidemiológica	Notificação	2/2 100%	182/212 88,34%	8/14 57,14%	194/230 84,35%
	Investigação	06/06 100%	986/1.072 91,97%	20/42 47,61%	1.018/1.126 90,41%
	Informação em saúde	8/8 100%	–	–	8/8 100%
	TOTAL				1.220/1.364 (89,44%)
Atenção à saúde	Diagnóstico	–	1.744/2.128 81,95%	88/94 93,61%	1.824/2.212 82,46%
	Tratamento	–	866/1.026 84,40%	32/38 84,21%	898/1.064 84,4%
	Acolhimento	–	166/346 47,97%	6/14 42,85%	172/360 47,78%
	TOTAL				2.894/3.636 (79,59%)
Comunicação e educação em saúde		0/4 0%	288/348 82,75%	8/14 57,14%	296/362 81,77%
GI* "processo"		34/40 85%	4.944/6.469 76,42%	208/284 73,24%	5.186/6.793 76,34%
	TOTAL				296/362 (81,77%)
GI* TOTAL		105/118 88,98%	7.596/10.631 71,45%	410/576 71,18%	8.097/11.311 71,59%

*Grau de implantação:
☐ Adequado: 100% a 80%. ▨ Parcialmente adequado: 79,9% a 50%. ▮ Incipiente: 49,9% ou menos.

Dimensão "estrutura"

A avaliação da estrutura para as equipes de saúde (EqSF e UR) foi realizada considerando cinco critérios: (1) recursos humanos; (2) espaço físico; (3) impressos, materiais e equipamentos para ações educativas; (4) normatização; (5) medicamentos e insumos. Para o ND foram analisados, além dos cinco critérios mencionados, o de recursos materiais, o qual contempla a disponibilidade e a adequação dos seguintes itens: *software* do SINAN, veículo, computadores, impressoras, telefones e aparelhos de *fax*.

Quando analisamos os critérios de estrutura, em seu conjunto, verificamos GI incipiente para dois destes – recursos humanos e espaço físico – e apenas um critério classificado como adequado – medicamentos e insumos. O critério de recursos humanos foi considerado insuficiente para atendimento da demanda em todos os níveis de análise. No ND, para o qual são preconizados pelo menos um coordenador do PCHD, um técnico de nível superior na área de vigilância epidemiológica e dois técnicos de nível médio, havia apenas dois profissionais de nível superior, que atuam de modo compartilhado entre o PCHD e outras ações programáticas da atenção básica. Nas EqSF, verificou-se que apenas 41% delas apresentaram conformidade com o parâmetro definido pela Portaria 648/2006 (Brasil, 2006). Nas UR, as condições de ventilação, espaço para reuniões de equipe e espaço para reunião com a comunidade obtiveram percentual abaixo de 50%, enquanto nas EqSF o indicador de ventilação foi um dos mais mal avaliados (7%), seguido de condições de privacidade (21%). Nesse âmbito, também, há ausência de espaços para reuniões com a comunidade e número insuficiente de consultórios, ambos com percentual de 43%. No caso do ND, não há disponibilidade de sala própria para o PCHD.

Os recursos materiais no ND obtiveram grau parcialmente adequado devido à inadequação e à insuficiência de todos os itens avaliados: veículo, computadores, impressoras, telefones e aparelhos de *fax*. O critério "impressos, materiais e equipamentos para ações educativas" apresentou GI parcialmente adequado, com exceção do ND, para o qual não foram incluídos os critérios de aparelho de DVD e televisão. A insuficiência de materiais e equipamentos para as ações educativas foi apontada, por alguns entrevistados, como fator limitante ao fomento de práticas de educação em saúde. Destaca-se o número insuficiente de cartão de aprazamento dos pacientes (8% para UR e 37% para EqSF), ficha de investigação de intercorrência após alta por cura (33% para ambos) e formulário de vigilância de contatos domiciliares (43% para UR e 49% para EqSF). Em relação à presença e à disponibilidade de normas (parcialmente adequado), o resultado obtido aponta para a necessidade de readequação desse indicador nas EqSF, onde os guias de vigilância e assistência para os casos de hanseníase não estavam presentes para consulta em um quarto dos consultórios analisados. No ND, chamou atenção o fato de 100% dos entrevistados afirmarem que havia regimento interno ou documento similar definindo as atribuições do PCHD e a disponibilidade dos guias de vigilância e assistência nos três níveis analisados. Quanto ao critério de medicamentos e insumos, o item mais bem pontuado foi a disponibilidade e suficiência dos medicamentos para poliquimioterapia. Por outro lado, a disponibilidade de insumos para prevenção de incapacidades, como colírio e óleo mineral, foi considerada problemática pelos profissionais das EqSF (47%). Em um dos serviços de referência foi possível verificar, também, a ausência de vacina BCG.

Dimensão "processo"

A avaliação das atividades a serem desenvolvidas pelo PCHD levou em consideração os quatro componentes do modelo lógico e seus respectivos critérios: (1) gestão: planejamento e acompanhamento, educação permanente e cogestão; (2) vigilância epidemiológica: notificação, investigação e informação em saúde; (3) atenção à saúde: diagnóstico, tratamento e acolhimento; (4) comunicação e educação em saúde. Na análise de cada um dos componentes, verificou-se que no DS a "vigilância epidemiológica" foi o único a alcançar GI adequado. O componente "gestão" encontra-se parcialmente adequado em razão do GI das atividades de educação permanente e cogestão. O componente "atenção à saúde" (parcialmente adequado) obteve pior resultado para as ações de acolhimento.

Ao se examinar o comportamento de cada um dos componentes por nível de análise, deve ser destacado que no componente "gestão" todos os entrevistados afirmaram efetuar planejamento e acompanhamento das ações de controle da hanseníase no ND, muito embora admitissem haver dificuldades para integração entre as áreas técnicas do PCHD e vigilância. A educação permanente e a cogestão, segundo os profissionais da rede de saúde (EqSF e UR), vêm sendo realizadas apenas parcialmente. As atividades mais mal avaliadas foram as de projetos terapêuticos singulares (PTS) (14% para UR e 33% para EqSF) e de matriciamento (28% para UR e 29% para EqSF). Entre os principais entraves apontados, há o descompasso entre a demanda e a oferta de serviços e a dificuldade de acesso a diversas especialidades, principalmente neurologia e fisioterapia. No entanto, os profissionais das equipes de saúde reconheceram que a aplicação desses dispositivos aumenta a resolubilidade da atenção aos casos de hanseníase, na medida em que promove trocas e o esclarecimento de dúvidas clínicas, principalmente para os casos mais complexos.

O estudo mostrou que o critério de referência e contrarreferência está instituído entre EqSF e UR (86% para UR e 90% para EqSF), porém os profissionais afirmaram que as consultas por especialidade são insuficientes para o atendimento de casos mais complexos. Ainda no que se refere a esse componente, outro fator que merece atenção consiste no investimento realizado nas atividades de formação: 100% e 86% dos profissionais de ND e UR, respectivamente, afirmaram ter realizado curso sobre hanseníase nos últimos 5 anos. No entanto, nas EqSF, foi obtido GI parcialmente adequado (73%).

No componente "vigilância epidemiológica", os resultados demonstraram que todos os critérios apresentaram GI adequado, com ressalva para as ações de notificação e investigação a partir das UR, sendo este último critério classificado como incipiente. O principal motivo apontado pelos profissionais das UR para a realização parcial da notificação foi que essa atividade vem sendo exercida quase que exclusivamente pelo profissional da enfermagem. Quanto ao critério de investigação, chama a atenção o fato de a busca ativa de casos de abandono do tratamento não ser uma atividade devidamente instituída segundo a maioria dos entrevistados (86%), com ênfase nas UR, sob a alegação de ser da responsabilidade do ND, bem como a ausência de ACS. Vale ressaltar que a busca ativa de casos novos também vem sendo realizada de maneira insatisfatória nas UR (43%).

A análise do componente "atenção à saúde" demonstrou GI em conformidade com o preconizado pelo PNCH nas atividades de diagnóstico e tratamento nos dois níveis analisados. Contribuem para esse resultado o baixo percentual de profissionais que não atendem casos de hanseníase (5%) sob o argumento da ausência de pacientes nessa condição e o tempo de experiência no manejo de casos, com mais de 50% afirmando trabalhar há mais de 5 anos com usuários acometidos pela doença. Em que pese o bom resultado obtido no critério "diagnóstico", as avaliações do GI, tanto no momento do diagnóstico como na cura, receberam baixa pontuação pelos profissionais das EqSF, diferentemente do encontrado nas UR (adequado), nas quais pouco mais da metade dos entrevistados afirmou realizar esses procedimentos (60%). Esse achado foi confirmado pelos dados do SINAN para o DS no período do estudo, segundo os quais a proporção de casos avaliados no momento da alta por cura apresenta-se muito abaixo do parâmetro considerado precário (< 75%) nos 2 anos estudados. Segundo esses mesmos dados, a avaliação do "diagnóstico" apresenta bom grau de institucionalização, com discreta queda (Quadro 2.2.7). Ainda no que se refere a esse critério, observa-se percentual relativamente alto de profissionais (72%) que solicitam exames complementares para confirmação do diagnóstico.

O critério "realização" de exame clínico nos contatos obteve percentuais altos nos dois níveis de atuação estudados (85% para UR e 96% para EqSF). A proporção de contatos examinados de casos novos e de casos em menores de 15 anos, a partir dos dados do SINAN, não foi condizente com os dados obtidos por este estudo, já que no intervalo de 2 anos (2009-2010) apresentou variações pouco expressivas, ficando com a média de 70% nos dois indicadores, classificados pelos parâmetros nacionais como precários (Quadro 2.2.7). O acompanhamento da dose mensal supervisionada e o pré-agendamento das consultas foram classificados como adequados. Segundo o estudo, cerca de 80% dos profissionais da rede de saúde apresentaram boa apropriação das etapas de acompanhamento do tratamento supervisionado. Além disso, 90% dos ACS afirmaram realizar supervisão sistemática do tratamento durante as visitas domiciliares e 92% destes acompanham os casos encaminhados para as UR.

Desse modo, pode-se inferir que a adoção desses cuidados pelas EqSF vem se refletindo na manutenção da proporção de casos de abandono do tratamento, no período estudado, em níveis classificados como bons (< 10%). Entretanto, parece não influenciar a proporção de cura, que em 2010 se apresentou com índice considerado regular (Quadro 2.2.7). É importante ressaltar que, apesar da incorporação do tratamento supervisionado na rotina das unidades de saúde, algumas dificuldades foram apontadas (n = 26) para sua implementação, como: (1) baixa adesão ao tratamento (57,7%), principalmente de grupos vulneráveis (crianças e usuários de álcool e outras drogas); (2) pouco compromisso de alguns profissionais (26,9%), e (3) número excessivo de usuários (7,7%).

Quando questionados sobre a implantação do acolhimento e se este estava contribuindo para a detecção de casos e/ou a resolubilidade da

Quadro 2.2.7 Indicadores operacionais do PCHD – DSVI e Recife, 2009-2010

Indicadores operacionais	DSVI		Recife		Parâmetros*
	2009	2010	2009	2010	
a) Proporção de casos novos de hanseníase com grau de incapacidade física avaliado no momento do diagnóstico	93,1	88,2	91,9	87,6	Bom: > 90% Regular: 75% a 89,9% Precário: < 75%
b) Proporção de casos de hanseníase avaliados quanto ao grau de incapacidade física no momento da alta por cura	56,0	54,8	45,8	48,9	Bom: > 90% Regular: 75% a 89,9% Precário: <75%
c) Proporção de contatos examinados entre os contatos registrados dos casos novos diagnosticados no ano	74,0	66,8	43,8	41,7	Bom: > 75% Regular: 50% a 74,9% Precário: < 50%
d) Proporção de contatos examinados entre os contatos registrados dos casos novos menores de 15 anos diagnosticados no ano	67,4	73,3	49,5	47,9	Bom: > 75% Regular: 50% a 74,9% Precário: < 50%
e) Proporção de cura de hanseníase entre os casos novos diagnosticados nos anos das coortes	89,4	87,9	83,5	73,7	Bom: > 90% Regular: 89% a 75% Precário: < 75%
f) Proporção de casos de abandono do tratamento entre os casos novos diagnosticados nos anos das coortes	5,6	2,9	8,2	5,5	Bom: < 10% Regular: 10% a 24,9% Precário: > 25%

*Portaria GM 3.125, de 2010.
Fonte: SINAN/SVS-MS, 2011.

atenção, o percentual de respostas positivas foi baixo nos dois níveis de análise implicados (incipiente). A despeito disso, assinalou-se que o acolhimento se constitui em importante dispositivo para a melhoria da atenção à saúde, principalmente no que se refere à hanseníase. As justificativas apontadas com mais frequência para a não implantação do acolhimento foram, no caso das UR, a escassez de profissionais envolvidos e, das EqSF, a restrição com relação à quantidade de turnos preconizados (no mínimo cinco).

O GI do componente "comunicação e educação em saúde" foi adequado para o DS como um todo, embora tenha obtido classificações diversas de acordo com o nível de análise. As pontuações obtidas pelo ND (0%) e as UR (57%) contrastaram com as obtidas pelas EqSF (83%). Constatou-se que as atividades educativas não vêm sendo promovidas pelo ND, muito provavelmente em virtude da existência de um setor específico de educação em saúde no DS.

No caso das EqSF, verificou-se a consolidação das atividades de divulgação e educação em saúde com a participação de todos os membros da equipe (Tabela 2.2.1). Entre as principais abordagens utilizadas estão as atividades de grupo e a orientação individual, adotadas com mais frequência pelos técnicos de nível superior e ACS, respectivamente. Segundo os relatos, essas atividades são realizadas tanto na comunidade como na US, mas sem periodicidade definida. As respostas quanto ao período variaram desde diariamente até anualmente, em período de campanha. Os profissionais das EqSF apontaram algumas dificuldades para a não realização periódica das ações educativas. Na opinião dos ACS, isso se dá em razão do preconceito ainda existente quanto à doença, bem como pela escassez de material educativo. Os técnicos de nível superior, por sua vez, referiram quantidade insuficiente de material e equipamentos audiovisuais, seguida de grupos populacionais resistentes, como homens e alcoolistas, e espaço físico inadequado para a realização das atividades. Entretanto, os ACS reconhecem a importância das ações educativas no controle da doença e que estas vêm contribuindo para maiores participação, esclarecimento e interesse da população sobre a doença, como também para o aumento da procura pelos serviços de saúde, com consequente aumento na detecção precoce.

Tabela 2.2.1 Resultado da realização de atividades educativas nas EqSF – DSVI, Recife-PE, 2011

Variáveis	Médico n (%)	Enfermeiro n (%)	ACS n (%)
Atividades educativas			
Sim, com ambos	22 (46,8%)	35 (59,3%)	25 (36,8%)
Sim, só com a comunidade	6 (12,8%)	5 (8,5%)	26 (38,2%)
Sim, só com os usuários do serviço	12 (25,5%)	10 (16,9%)	5 (7,4%)
Não	7 (14,9%)	9 (15,3%)	12 (17,6%)
Frequência das atividades educativas			
Quinzenalmente	0 (0,0%)	2 (4,0%)	0 (0,0%)
Em campanhas anuais	13 (32,5%)	20 (40,0%)	14 (25,0%)
Semanalmente	1 (2,5%)	1 (2,0%)	4 (7,1%)
Mensalmente	4 (10,0%)	3 (6,0%)	18 (32,1%)
Outros	22 (55,0%)	24 (48,0%)	20 (35,8%)
Orientação individual			
Sim	26 (56,5%)	41 (%)	49 (74,2%)
Não	20 (43,5%)	17 (%)	17 (25,8%)
Atividade de grupo			
Sim	28 (60,9%)	38 (%)	17 (25,8%)
Não	18 (39,1%)	20 (%)	49 (74,2%)
Campanhas			
Sim	18 (39,1%)	22 (%)	14 (21,2%)
Não	28 (60,9%)	36 (%)	52 (78,8%)
Atividades com outros setores			
Sim	8 (17,4%)	7 (%)	10 (15,2%)
Não	38 (82,6%)	50 (%)	56 (84,8%)

A análise dos principais indicadores epidemiológicos da hanseníase (detecção de casos novos e de casos novos em menores de 15 anos) obtidos pelo SINAN no período do estudo revelou que, mesmo que a avaliação do PCHD no DS tenha obtido GI parcialmente adequado, esses indicadores ainda se apresentam como hiperendêmicos, com resultados bem acima das metas propostas pelo nível nacional (Quadro 2.2.8). Os indicadores "morbidade" e "magnitude da doença" demonstram que, apesar de alguns se apresentarem abaixo dos resultados observados no âmbito municipal e evidenciarem melhora gradativa nos últimos 2 anos, a endemia ainda é considerada elevada no DS, quando se analisam as metas preconizadas pela OMS/MS (Quadro 2.2.8).

Quanto aos aspectos facilitadores para a implementação das ações de controle da hanseníase, os profissionais apontaram a acessibilidade ao tratamento, seguida de equipe multidisciplinar com profissionais atualizados e interessados e integração entre a equipe e a comunidade. Como

Quadro 2.2.8 Indicadores epidemiológicos do PCHD – DSVI e Recife, 2009-2010

Indicador	DSVI 2009	DSVI 2010	Município do Recife 2009	Município do Recife 2010	Parâmetros*
a) Taxa de detecção anual de casos novos de hanseníase por 100 mil habitantes	43,7	41,6	50,0	52,3	Hiperendêmico: > 40,00/100 mil hab. Muito alto: 20,00 a 39,99/100 mil hab. Alto: 10,00 a 19,99/100 mil hab. Médio: 2,00 a 9,99 /100 mil hab. Baixo: < 2,00/100 mil hab.
b) Taxa de detecção anual de casos novos de hanseníase em menores de 15 anos de idade por 100 mil habitantes	18,8	14,6	23,0	21,3	Hiperendêmico: > 10,00/100 mil hab. Muito alto: 5,00 a 9,99/100 mil hab. Alto: 2,50 a 4,99 /100 mil hab. Médio: 0,50 a 2,49 /100 mil hab. Baixo: < 0,50/100 mil hab.
c) Proporção de casos de hanseníase com grau II de incapacidade física no momento do diagnóstico entre os casos novos detectados e avaliados no ano	3,1	4,3	5,4	3,7	Alto: > 10% Médio: 5% a 9,9% Baixo: < 5%
d) Proporção de casos de hanseníase com grau II de incapacidade física entre os casos avaliados no momento da alta por cura	0,0	1,4	4,2	5,8	Alto: > 10% Médio: 5% a 9,9% Baixo: < 5%

Portaria GM 3.125, de 2010.
Fonte: SINAN/SVS-MS, 2011.

entraves, foram observadas dificuldades de adesão ao tratamento principalmente com presença de comorbidades, ausência de material educativo, ausência de formação, medo e preconceito, dificuldade de acesso à referência, espaço físico inadequado, sobrecarga de trabalho e dificuldade em realizar o diagnóstico.

DISCUSSÃO

O processo de descentralização é fundamental na consolidação do SUS, sendo um de seus princípios organizativos. Entretanto, esse não é considerado um fim em si mesmo, à medida que por si só não garante a melhoria do desempenho do sistema de saúde (Andrade et al., 2008; Hortale et al., 2007). Da mesma maneira, não se pode afirmar que a descentralização das ações do PNCH do nível federal para estados e municípios, e destes para as unidades básicas de saúde, seja a melhor estratégia para a efetividade do controle da doença. No entanto, estudos apontam que esse processo vem contribuindo para o aumento da capacidade de diagnóstico, expresso pelo incremento no número de casos diagnosticados, em diferentes períodos da política de descentralização do PNCH. Esses resultados são atribuídos a algumas das estratégias de fortalecimento das ações de controle da hanseníase para a rede básica de saúde, com destaque para apoio técnico e operacional e promoção de atividades de educação permanentes (Andrade et al., 2008). Nesse aspecto, também é inegável que a ampliação da cobertura da ESF favoreceu o alcance desse resultado (Arantes et al., 2010), ainda que para os usuários acometidos pela hanseníase a incorporação das ações venha se dando de maneira lenta, aquém do padrão de avanço do SUS (Andrade 2006; Andrade et al., 2008).

Embora este estudo não tenha como objetivo avaliar a descentralização das ações do ponto de vista da autonomia político-organizacional e financeira, os resultados encontrados apontam para a necessidade de investimentos nesse sentido. O GI do PCHD no DSVI foi considerado parcialmente adequado, quando comparado às normas e metas preconizadas no nível nacional, com manutenção de indicadores que expressam a magnitude e a relevância da doença (Brasil, 2010b). Estudos semelhantes, realizados no estado de Mato Grosso (Spinelli & Ignotti, 2007) e no município de Nova Iguaçu-RJ (Brasil, 2008), nos quais se avaliou a descentralização das ações de controle da hanseníase para a atenção básica, incluindo análise de contexto, revelaram, no geral, pouca influência do GI sobre os indicadores operacionais e de resultado definidos pelo PNCH, além de insuficiente autonomia municipal.

Pesquisa realizada no município de Camaragibe, Região Metropolitana do Recife, sobre avaliação da implantação das áreas estratégicas mínimas da atenção básica nas EqSF, observou que as ações de eliminação da hanseníase estavam implantadas no município (Cavalcante et al., 2006). No entanto, concordando com os resultados do estudo de Mato Grosso, foi verificada discrepância entre os indicadores epidemiológicos/operacionais e o resultado obtido quanto ao GI, no qual foi observada situação hiperendêmica, com defasagem nos indicadores de proporção de cura dos casos novos e avaliação das incapacidades físicas no momento do diagnóstico e do abandono do tratamento (Cavalcante et al., 2006; Spinelli & Ignotti, 2007). Reiterando essa discussão, um estudo realizado em Duque de Caxias-RJ apontou a presença de grau II de incapacidade nos casos, configurando diagnóstico tardio, mesmo sendo um município com um grau de descentralização adequado para as ações do programa de controle da hanseníase (Cunha et al., 2007). Para Cavalcante et al. (2006), em caso de desacordo entre os dados primários e secundários, é importante verificar possíveis incoerências e inconsistências na base de dados do SINAN, mas, principalmente para Neima (2004), citado por Spinelli & Ignotti (2007), essas discrepâncias podem ser atribuídas ao fato de a hanseníase ser uma doença crônica, de evolução lenta, fazendo com que mudanças referentes à qualificação do programa somente apresentem influência a médio e longo prazo.

Os resultados do presente estudo sugerem o aperfeiçoamento em quase todos os critérios eleitos. De fato, à exceção dos recursos humanos e do espaço físico, que estão incluídos nas atribuições mais fortemente ligadas ao nível central, o restante dos critérios, classificados como parcialmente implantados, deveriam estar dentro da governabilidade da gestão local, a qual é responsável pelo seu provimento. Isso nos faz inferir que existem dificuldades na autonomia técnico-gerencial e política, já que o bom desempenho administrativo não deve depender de recursos de custeio externo para as ações de assistência e manutenção da rede de saúde.

Este trabalho não teve como objetivo avaliar os dispositivos de gestão e atenção adotados pelo modelo municipal, mas sua proposta foi a de verificar sua interface no cuidado ao portador de hanseníase. Os dispositivos de cogestão analisados – matriciamento, realização de projetos terapêuticos singulares e referência e contrarreferência –, à exceção deste último, receberam baixa pontuação pelos profissionais da rede de saúde sob o argumento de falta de tempo e especialistas disponíveis para o atendimento dos casos de hanseníase mais complexos. Esse resultado nos leva a crer que, apesar de o ND ter apontado que as ações de apoio matricial e elaboração/operacionalização de PTS vêm sendo realizadas de acordo com a necessidade/cronograma e contribuindo com o controle da hanseníase, essas ações não têm sido incorporadas à prática das equipes de saúde como um todo. Apesar da baixa pontuação, os entrevistados que se utilizaram desses dispositivos afirmaram que eles contribuem para maior resolubilidade da atenção aos casos de hanseníase, podendo esclarecer dúvidas e receios na condução dos casos, incluindo os complexos, como abandono do tratamento e patologias associadas.

Referências

Andrade V. Implementação da PQT/OMS no Brasil. Hansen Int. 2006; 31(1):23-31.

Andrade V, Moreira T, Soares RCFR. Impacto da descentralização do Programa de Eliminação da Hanseníase no Brasil. In: Yadon ZE, Gürtler RE, Tobar F, Medici AC (eds.) Descentralización y gestion del control de Las Enfermedades Transmisibles en América Latina. Buenos Aires, Argentina, 2006: p. 165-85.

Arantes C, Garcia M, Filipe M, Nardi S, Paschoal V. Avaliação dos serviços de saúde em relação ao diagnóstico precoce da hanseníase. Rev Epidemiol Serv Saúde 2010; 19(2):155-64.

Bezerra LCA, Freese E, Frias PG, Samico I, Almeida CKA. A vigilância epidemiológica no âmbito municipal: avaliação do grau de implantação das ações. Cad Saúde Pública 2009; 25(4):827-39.

Brasil. Ministério da Saúde. Saúde da Família: uma estratégia para reorientação do modelo assistencial. 2. ed. Brasília (DF): Ministério da Saúde, 1998.

Brasil. Ministério da Saúde. Programa Saúde da Família: ampliando a cobertura para consolidar a mudança do modelo de Atenção Básica. Rev Bras Saúde Matern Infant 2003; 3(1):113-25.

Brasil. Ministério da Saúde. Secretaria de Vigilância em Saúde. Guia de Vigilância Epidemiológica. 6. ed. Brasília: Ministério da Saúde, 2005.

Brasil. Ministério da Saúde. Portaria GM/MS Nº 648, de 28 de março de 2006. Disponível em: http://portal.saude.gov.br/portal/saude/profissional/area.

Brasil. Ministério da Saúde. Vigilância em Saúde: Situação epidemiológica da hanseníase no Brasil. Brasília (DF): Ministério da Saúde, 2008.

Brasil, 2010a. Portal da saúde: www.saúde.gov.br-hanseníase. Disponível em: http://portal.saude.gov.br/portal/saude/profissional/area.cfm?id_area=1466

Brasil, 2010b. Ministério da Saúde. Portarias Ministeriais nº 594/SAS, de 29 de outubro de 2010. (acesso: 30/08/2011). Brasília (DF): Ministério da Saúde, 2010.

Brasil, 2010c. Ministério da Saúde. Portaria Ministerial nº 3.125, de 07 de outubro de 2010. [acesso: 30/08/2011]. Brasília (DF): Ministério da Saúde, 2010.

Cavalcante MGS, Samico I, Frias PG, Vidal AS. Análise de implantação das áreas estratégicas da atenção básica nas equipes de Saúde da Família em município de uma Região Metropolitana do Nordeste brasileiro. Rev Bras Saúde Matern Infant 2006; 6(4):437-45.

Contandriopoulos AP, Champagne F, Denis JL, Pineault R. A avaliação na área da saúde: conceitos e métodos. In: Hartz ZMA (Org.) Avaliação em saúde: dos modelos conceituais à prática na análise da implantação de Programas. Rio de Janeiro: Fiocruz, 1997. p. 29-47.

Cunha MD, Cavaliere FAM, Hércules FM, Duraes SMB, Oliveira MLW, Matos HJ. Os indicadores da hanseníase e as estratégias de eliminação da doença, em município endêmico do Estado do Rio de Janeiro, Brasil. Cad Saúde Pública 2007; 23(5):1187-97.

Felisberto E. Análise da implantação e da sustentabilidade da política nacional de monitoramento e avaliação da atenção básica no Brasil, no período de 2003 a 2008 [tese]. Recife: Centro de Pesquisa Aggeu Magalhães, Fundação Oswaldo Cruz, 2010.

Hortale VA, Pedroza M. Rosa MLG. O acesso e a descentralização na análise de sistemas de saúde. Saúde Debate 2007; 24(56):57-66.

Lobo J, Barreto L, Alves L et al. Perfil epidemiológico dos pacientes diagnosticados com hanseníase através de exame de contato no município de Campos dos Goytacazes, RJ. Rev Bras Clín Méd 2011; 9(4):283-7.

Magalhães M, Rojas L. Diferenciação territorial da hanseníase no Brasil. Rev Epidemiol Serv Saúde 2007; 16(2):75-84.

Marzliak MLC, Silva RCP, Nogueira W et al. Breve histórico sobre os rumos do controle da hanseníase no Brasil e no Estado de São Paulo. Hansen Int 2008; 33(2) - Suppl. 1:39-44.

Moreira TMA. Estudo de caso da avaliação da descentralização das ações programáticas de hanseníase [tese]. Rio de Janeiro: Fundação Oswaldo Cruz, Escola Nacional de Saúde Pública, 2002. 184p.

Morel C. Inovação em saúde e doenças negligenciadas. Cad Saúde Pública 2006; 22(8):1522-3.

Morel C. O círculo infernal das chamadas doenças negligenciadas. Saúde e Ciência para Todos, 2011 Agência Fiocruz de Notícias.

Paixão MP. Modelo de educação a distância em hanseníase voltado para a rede de detecção de casos e diagnóstico [tese]. São Paulo: Faculdade de Medicina do Estado de São Paulo, 2008. 157p.

Secretaria Estadual de Saúde de Pernambuco. Programa Estadual da Eliminação da Hanseníase de Pernambuco. Situação da hanseníase no estado de Pernambuco no período de 2001 a 2006. Pernambuco: Ministério da Saúde, 2007.

Secretaria Estadual de Saúde de Pernambuco. Banco de dados do SINAN. Recife: Ministério da Saúde, 2008.

Secretaria Estadual de Saúde de Pernambuco. Banco de dados da Vigilância à Saúde. Recife: Ministério da Saúde, 2011.

Secretaria de Vigilância em Saúde (Brasil), Departamento de Vigilância Epidemiológica. Relatório de gestão do Programa Nacional de Controle da Hanseníase – PNCH: maio de 2007 a dezembro de 2008. Brasília: Ministério da Saúde; 2009.91 p.: il. color. – (Série F. Comunicação e Educação em Saúde).

Spinelli MA, Ignotti E. Avaliação do programa de eliminação da hanseníase em Mato Grosso (2001 - 2003). Rev Espaço Saúde, Londrina, 2007; 9(1):25-35.

Tanaka OU. Caminhos alternativos para institucionalização da avaliação em saúde. Ciênc Saúde Coletiva 2006; 11(3):571-2.

Teixeira CF. Institucionalizando a prática de avaliação em saúde: significado e limites. Ciênc Saúde Coletiva 2006; 11(3):512-3.

WHO. Weekly epidemiological record. [cited 2008 aug.13]. 2007. Avaliable from: http://www.who.int/lep/resources/wer/em/índex.html.

2.3 Avaliação da Implantação do Programa de Controle do Câncer de Mama no Município de Cuité, Paraíba

Alana Soares Brandão Barreto
Marina Ferreira de Medeiros Mendes
Luiz Claudio Santos Thuler
Fernando Antônio Ribeiro de Gusmão-Filho

INTRODUÇÃO

O câncer de mama é uma doença heterogênea, tendo em vista suas variadas manifestações clínicas e morfológicas e diferentes assinaturas genéticas e respostas terapêuticas (Ferlay et al., 2008). Quando diagnosticado e tratado precocemente, apresenta bom prognóstico. Por esse motivo, a detecção precoce continua a ser a pedra angular da luta contra esse tipo de câncer (WHO, 2012).

Para 2012, a Organização Mundial da Saúde (OMS) estimou a ocorrência de 1,7 milhão de casos novos e 522 mil óbitos pela doença, o que o coloca como o câncer mais incidente e principal causa de morte por câncer no mundo (WHO, 2012). Nas últimas décadas, a taxa de mortalidade ajustada pela população mundial apresenta uma curva ascendente, representando, em 2012, a principal causa de morte por câncer na população feminina, com 12,10 óbitos/100 mil mulheres (INCA, 2012). No Brasil, para 2014, foram estimados 57.120 casos novos, o que corresponde a uma taxa de incidência de 56,1/100 mil mulheres (INCA, 2014).

Desde 1988, a OMS vem orientando que, para o rastreamento do câncer de mama, mulheres com idade igual ou superior a 50 anos devem realizar uma mamografia (MMG) a cada 2 anos (WHO, 2012). Atualmente, inúmeros países têm programas bem estabelecidos de rastreamento mamográfico para câncer de mama. Nesses países, vem se observando aumento da incidência por esse tipo de câncer, uma vez que mais casos vêm sendo detectados precocemente, ao mesmo tempo que se contabiliza a redução da mortalidade (Shapiro et al., 1998).

Nesse sentido, a U.S. Preventive Services Task Force (Nelson et al., 2009) estima que, para mulheres entre 50 e 69 anos, o rastreamento mamográfico a cada 2 anos reduza em 16,5% as mortes por câncer de mama (variação: 15% a 23%). Uma revisão da literatura realizada na Europa com base em dois estudos, um de natureza prospectiva e o outro do tipo caso--controle (Broeders et al., 2012), mostrou queda na mortalidade de 25% a 31% em mulheres que realizaram exame de rastreamento, com intervalos de confiança de 95% e variação de 19% a 31% e 17% a 43%, respectivamente. Portanto, tem se mostrado importante que políticas públicas estabeleçam estratégias, em âmbito nacional, para que o diagnóstico de câncer de mama seja estabelecido o mais breve possível.

No Brasil, as ações de controle do câncer de mama tiveram um marco histórico em meados dos anos 1980, com o lançamento do Programa de Assistência Integral à Saúde da Mulher – PAISM (Osis, 1998), que postulava o cuidado mais amplo a esse grupo populacional, para além da tradicional atenção ao ciclo gravídico-puerperal.

A partir da década de 1990, com a instituição do Sistema Único de Saúde (SUS), houve um redirecionamento das prioridades em saúde, tendo como principais diretrizes a universalidade do acesso, a equidade na prestação dos serviços e a integralidade das ações. Em 1998, o Instituto Nacional de Câncer (INCA) promoveu uma oficina de trabalho sobre perspectivas de controle do câncer de mama, da qual participaram vários segmentos representativos da sociedade civil e da comunidade científica, com o objetivo de traçar as diretrizes que norteariam o enfrentamento da doença no país. Essa oficina marcou o início da discussão sobre as ações contínuas que deveriam ser desenvolvidas para a concretização da implantação do Programa Viva Mulher – Programa Nacional de Controle do Câncer de Colo do Útero e de Mama (Brasil, 2000).

Entretanto, somente em 2003 um documento de consenso, produzido por setores representativos da sociedade, iria apresentar recomendações para prevenção, detecção precoce, diagnóstico, tratamento e cuidados paliativos para o câncer de mama no Brasil. Esse documento já recomendava a realização de MMG a cada 2 anos e do exame clínico das mamas (ECM) anual para as mulheres assintomáticas com idade entre 50 e 69 anos, com a finalidade de rastreamento da doença (Brasil, 2004). Para as mulheres entre 40 e 49 anos recomendou-se o rastreamento por meio do ECM anual e, em caso de resultado alterado, MMG diagnóstica.

Na perspectiva de propor estratégias capazes de reduzir efetivamente a mortalidade por câncer de mama e as repercussões físicas, psíquicas e sociais por ele causadas, foram propostas as seguintes diretrizes e estratégias para o período compreendido entre 2005 e 2007: aumentar a cobertura da população-alvo, garantir a qualidade, fortalecer o sistema de informação, desenvolver capacitações e pesquisas e promover a mobilização social (Brasil, 2005a).

Além disso, em 2005, o Ministério da Saúde publicou a Política Nacional de Atenção Oncológica (Brasil, 2005b), reafirmando que o controle do câncer de mama deve fazer parte integrante dos Planos Municipais e Estaduais de Saúde. Em 2006, o Governo Federal lança o "Pacto pela Saúde" e, no subcomponente "Pacto pela Vida" (Brasil, 2006), destaca entre as prioridades o controle do câncer de mama, visando contribuir para a redução da mortalidade a ele relacionada. A portaria determina ainda que os municípios devem se comprometer a ampliar para 60% a cobertura de MMG e a realizar punção em 100% dos casos necessários, conforme o protocolo.

Mais recentemente, em 2010, dada a seriedade do problema, a presidente da República assume que o câncer de mama é prioridade de governo e lança o "Programa de Fortalecimento da Rede de Prevenção, Diagnóstico e Tratamento do Câncer de Colo do Útero e de Mama".

A perspectiva de avaliar programas e/ou intervenções em saúde traz contribuições significativas para a melhoria da qualidade dos serviços, sendo parte fundamental para gestão do sistema de saúde, ao delinear possíveis soluções e reorganizar suas atividades (Felisberto et al., 2008). No Brasil, entre os fatores envolvidos no interesse crescente em avaliação de políticas, programas e serviços de saúde estão as mudanças nos procedimentos legais e administrativos na gestão do SUS, como processos de descentralização das responsabilidades, ações e recursos (Hartz et al., 2008).

Nesse contexto, portanto, faz-se necessário avaliar as ações desenvolvidas no país para o enfrentamento do câncer de mama. Desse modo, este capítulo apresenta os resultados da avaliação da implantação do Programa de Controle do Câncer de Mama – Viva Mulher em um município do estado da Paraíba, no ano de 2011.

PERCURSO METODOLÓGICO

Foi realizada uma pesquisa avaliativa, utilizando uma abordagem normativa dos componentes "estrutura" e "processo" (Champagne et al., 2011). O objeto de análise foi a rede pública municipal de saúde, constituída pelas unidades da Estratégia Saúde da Família (ESF), a unidade de referência secundária e as instâncias de gestão do Programa de Controle do Câncer de Mama – Viva Mulher, no âmbito do município.

Nas unidades de saúde da família, de um total de 70 profissionais de saúde contatados, 59 responderam à entrevista, sendo 40 agentes comunitários de saúde (ACS), oito auxiliares de enfermagem, oito enfermeiros e três médicos. Esses profissionais estavam lotados em oito das nove unidades de saúde existentes.

Na unidade de referência, especializada na atenção à saúde da mulher, foram entrevistados o coordenador de enfermagem, a médica mastologista, o radiologista e o técnico de radiologia. Na gestão municipal foram entrevistados a secretária da Saúde, o coordenador do Programa de Controle do Câncer de Mama –Viva Mulher e o diretor do Consórcio Intermunicipal de Saúde.

Local do estudo

O estudo foi realizado no município de Cuité (Figura 2.3.1), situado no Curimataú Ocidental, região semiárida do estado da Paraíba, e que se encontra a 117km de distância de Campina Grande e a 235km de João Pessoa, capital do estado. Com uma área geográfica de aproximadamente 758km², é sede de uma microrregião composta por 12 municípios e, de acordo com o Instituto Brasileiro de Geografia e Estatística (IBGE, 2010), contava, em 2010, com uma população de 20.834 habitantes, 10.625 dos quais do sexo feminino, sendo 3.836 na faixa etária de 40 anos ou mais.

O município se destaca na região por sua importância política e econômica, sendo a maior e mais desenvolvida cidade da região. Na ocasião da realização dessa pesquisa (2011), a rede de serviços de saúde apresentava cobertura territorial pela ESF de 100%, contando com nove equipes, sendo seis na zona urbana e três na zona rural, além de um Núcleo de Apoio à Saúde da Família (NASF). Os serviços de referência para o Pro-

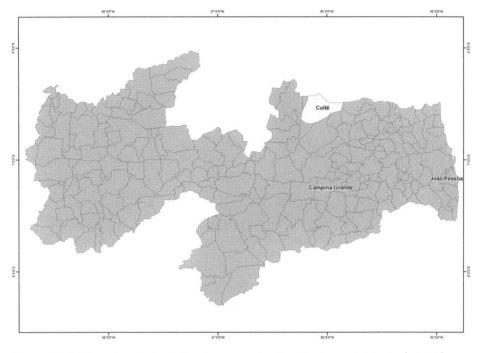

Figura 2.3.1 Mapa do estado da Paraíba com a localização do município de Cuité. (Secretaria de Planejamento do Estado da Paraíba.)

grama de Controle do Câncer de Mama – Programa Viva Mulher eram o Centro de Saúde da Mulher (polo secundário) e o Hospital e Maternidade Municipal de Cuité. Não havia no município serviço de referência terciária, especializada em tratamento oncológico, o qual se localiza nos municípios de Campina Grande e João Pessoa.

Modelo lógico

O desenho do modelo lógico é o primeiro passo no planejamento de um estudo avaliativo. Segundo Medina et al. (2005), construí-lo significa dissecar o programa em termos da constituição de seus componentes e de sua operacionalização, discriminando todas as etapas necessárias à transformação de seus objetivos e metas em resultados.

O modelo lógico do programa foi elaborado a partir da revisão da literatura especializada, baseada nos protocolos estabelecidos, no Documento de Consenso de Mama (2004), nos parâmetros técnicos para o rastreamento do câncer de mama (2010), no Pacto pela Saúde (2006) e nas normas e portarias que regulamentam as ações de controle do câncer de mama.

O modelo lógico do programa, apresentado na Figura 2.3.2, contempla os seguintes componentes: gestão e organização do serviço, assistência à saúde, capacitação de recursos humanos, comunicação e vigilância em saúde. A partir dele, foram elaboradas as matrizes contendo os critérios relacionados com os componentes do programa (Quadros 2.3.1 e 2.3.2).

Coleta de dados

Foram utilizados quatro instrumentos de coleta. No primeiro, buscou-se o conhecimento do gestor municipal de saúde e dos gerentes locais quanto ao Programa de Controle do Câncer de Mama, com ênfase na autonomia administrativa e gerencial. Para tanto, foi utilizado um roteiro de entrevista. Neste, o entrevistador introduzia o assunto e o gestor, o coordenador da atenção básica e os informantes-chave da unidade secundária discorriam sobre o tema.

O segundo instrumento visava conhecer, junto aos profissionais de saúde (médicos, enfermeiros, auxiliares de enfermagem e ACS), seu perfil, a compreensão que tinham do programa e a opinião acerca das condições da estrutura para o desenvolvimento das ações com ênfase na autonomia técnica para seu desenvolvimento. Para isso foi utilizado um roteiro de entrevista semiestruturada. Foram abordados temas relacionados com a estrutura (normas, equipamentos e insumos) e o processo (ações e atividades relativas ao controle do câncer de mama) do Programa de Controle do Câncer de Mama.

Os demais instrumentos constituíram-se de planilhas para transcrição de dados secundários. Um dos modelos foi construído com o objetivo de transportar informações referentes a 1.264 mulheres incluídas no Projeto Um Beijo pela Vida, no período compreendido entre 2006 e 2008. O projeto, desenvolvido pela Secretaria de Estado da Saúde, com o apoio do Instituto Avon, teve como objetivo aumentar a adesão das mulheres às ações de detecção precoce do câncer de mama no município. Essas mulheres foram captadas por meio de visita domiciliar realizada pelos ACS, que preenchiam um formulário próprio de identificação e as encaminhavam para a unidade de referência. Os dados foram coletados no período de fevereiro a agosto de 2011.

Avaliação da Implantação do Programa de Controle do Câncer de Mama no Município de Cuité, Paraíba

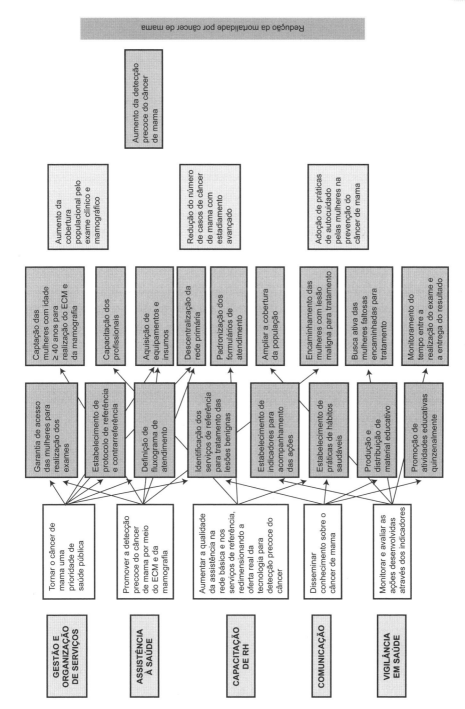

Figura 2.3.2 Modelo lógico do Programa de Controle do Câncer de Mama no município de Cuité, 2011.

Quadro 2.3.1 Matriz de medida da estrutura – Programa de Controle do Câncer de Mama no município de Cuité, 2011

Dimensão/componente	Subcomponente	Critérios	Peso de cada indicador	Número máximo de respostas alcançado por indicador	Pontuação máxima esperada
	Recursos humanos (10,0)	Equipe de saúde da família completa com no mínimo 1 ACS por microárea	2	1	2
		Percentual de profissionais de saúde, médico e enfermeiro, vinculados ao atendimento das mulheres no programa	2	1	2
		Profissional especializado para realização de ECM	2	2	2
		Profissional especializado para realização de MMG	2	2	2
		Profissional especializado para diagnóstico de MMG	2	2	2
	Espaço físico (10,0)	Mínimo de 1 consultório adequado e com privacidade para o atendimento da mulher	2	2	2
		Sala de MMG estruturada com sinalização	2	2	2
		Consultório médico especializado adequado para realização dos procedimentos necessários	2	2	2
		Sala de espera adequada	2	2	2
		Sala de digitação de laudos de MMG	2	2	2
	Impressos, materiais e equipamentos para ações educativas (10,0)	Material educativo – *folders*, álbum seriado	2	1	2
		Equipamento audiovisual – aparelho de DVD e televisão	2	1	2
		Livro de registro de pacientes	2	2	2
		Formulário de solicitação de exames	2	2	2
		Formulário de referência e contrarreferência	2	1	2
	Normatização (10,0)	Existência de fluxograma de acordo com as normas técnicas estabelecidas quanto a diagnóstico e vigilância de câncer	2,5	1,25	2,5
		Utilização de normas existentes para realização das ações de controle do câncer de mama	2,5	1,25	2,5
		Existência de normatização interna sobre as atribuições de cada nível de atenção	2,5	1,25	2,5
		Existência de leis/portarias; manuais técnicos	2,5	1,25	2,5
	Insumos (10,0)	Material para coleta de citologia da mama	10	5	10
		"Mama amiga", receituários, livro de registro de mulheres, agulhas para *core biopsy*, prontuários			
Total			**50**	**35**	**50**

Quadro 2.3.2 Matriz de medida de processo – Programa de Controle do Câncer de Mama (PCCM) no município de Cuité, 2011

Dimensão/componente	Subcomponente	Critérios	Peso de cada indicador	Número máximo de respostas alcançado por indicador	Pontuação máxima esperada
Gestão e organização dos serviços (10,0)		Formulário de referência e contrarreferência na unidade	1	0,5	1
		Captação de mulheres	1	1	1
		Distribuição de materiais e insumos em tempo hábil	2	1	2
		Realização de manutenção periódica dos equipamentos	2	1	2
		Elaboração de 1 boletim de atendimento ambulatorial (BPA) dos procedimentos	1	1	1
		Planejamento anual das ações do PCCM	1	0,5	1
		Monitoramento e acompanhamento do plano trimestralmente	1	0,5	1
		Pactuação e discussão dos indicadores com as unidades da ESF	1	1	1
Assistência à saúde (10,0)	Diagnóstico	Agendamento das mulheres	2	1	2
		Número de atendimentos realizados por profissional – mínimo 4 atend/médico	1	0,5	1
		Número de atendimentos realizados por profissional – mínimo 3 atend/enfermeiro	1	1	1
		Percentual de MMG realizadas	1	1	1
		Número de PAG e biópsia cirúrgica	1	0,5	1
	Tratamento	Número de encaminhamentos realizados para unidades de referência	2	1	2
	Seguimento	Registro de mulheres submetidas a ECM e MMG	1	0,5	1
		Intervalo de tempo para realização e liberação do exame	1	0,5	1
Capacitação de RH (10,0)	Educação permanente	Profissional capacitado para realização do exame clínico/realização de 1 capacitação anual	2	1	2
		Todos os profissionais de nível superior capacitados para realização de ECM e MMG	2	1	2
		Todos os ACS capacitados para captação das mulheres	2	2	2
		Número de profissionais capacitados na atenção secundária	2	1	2
		Profissional capacitado para realizar MMG	2	2	2
Comunicação (10,0)	Educação em saúde	Realização de ações educativas com usuárias e a comunidade pelo menos quinzenalmente	10	10	10
Vigilância em saúde (10,0)	Investigação	Realização de busca ativa das mulheres faltosas	5	2,5	5
		Existência de instrumento de avaliação – SISMAMA	2	2	2
	Seguimento	Identificação das mulheres com seguimento concluído	5	2,5	5
		Emissão mensal de relatórios para busca ativa das mulheres com lesão de câncer de mama	2	1	2

Um outro modelo de planilha destinou-se à transcrição de dados referentes ao número de MMG realizadas no Centro de Saúde da Mulher de Cuité e informadas ao DATASUS por meio do Sistema de Informações Ambulatoriais – SIA/SUS (Brasil, 2012a) e do Sistema de Informação do Câncer de Mama – SISMAMA (Brasil, 2012b), fontes de dados oficiais para o acompanhamento das ações do Programa de Controle do Câncer de Mama no país.

Análise dos dados

Os dados quantitativos foram analisados utilizando-se o programa SPSS versão 17.0. Os dados qualitativos foram processados a partir da compreensão do significado e das relações expressadas, sendo analisados a partir da categorização das respostas. Considerando a necessidade de atribuir juízo de valor aos dados coletados, estes, após serem inseridos em uma matriz de julgamento do programa em suas dimensões de estrutura e processo, foram analisados, realizando-se a comparação do observado (coletado na pesquisa) com o esperado (padrões estabelecidos). Na sequência, foram atribuídos pesos específicos a cada um dos critérios analisados, seguindo o modelo proposto por Frias et al. (2005). Foi elaborada uma planilha validada por especialistas que, em sua versão final, expressa a matriz de julgamento dos componentes do programa.

O grau de implantação (GI) dos componentes da estrutura e do processo foi obtido pela soma das pontuações dos critérios ou indicadores específicos selecionados. Para cada critério ou indicador foi definida uma pontuação máxima para que se pudesse delimitar o intervalo aceitável de valores. Calculou-se, então, a porcentagem atingida pelo valor observado em relação ao valor esperado. O GI do programa foi classificado em três categorias, conforme a porcentagem atingida: 90% a 100% – implantado; 60% a 89% – parcialmente implantado; < 60% – não implantado.

A pesquisa foi aprovada pelo Comitê de Ética em Pesquisa em Seres Humanos do Instituto de Medicina Integral Professor Fernando Figueira (IMIP).

RESULTADOS

Conhecimento dos profissionais de saúde

De acordo com a Tabela 2.3.1, verificou-se que em nenhum dos itens foi revelado conhecimento pleno por parte do total de entrevistados.

Avaliação da Implantação do Programa de Controle do Câncer de Mama no Município de Cuité, Paraíba

Tabela 2.3.1 Conhecimento dos profissionais de saúde sobre as rotinas de atendimento, ações educativas, agendamento e registro do exame clínico de mama, sistema de referência e contrarreferência e uso de formulários nos atendimentos nas unidades da ESF do município de Cuité-PB, 2011

Dimensão avaliada	N	%
Atendimento de rotina		
Sim	36	61%
Não	17	29%
Não sabe	6	10%
Desenvolvimento de ações educativas		
Sim	36	61%
Não	20	34%
Não sabe	3	5%
Agendamento para ECM		
Sim	35	59%
Não	22	37%
Não sabe	2	3%
Registro do ECM		
Sim	50	85%
Não	1	2%
Não sabe	5	8%
Não responderam	3	5%
Referência/contrarreferência		
Sim	13	22%
Não	22	37%
Não sabe	20	34%
Não responderam	4	7%
Total	**59**	**100%**

Desse modo, o item com maior percentual de respostas positivas foi o que se refere ao registro dos exames realizados na unidade (85%). Por outro lado, apenas 22% dos entrevistados relataram a existência do sistema de referência e contrarreferência e 10% sequer conheciam as ações do programa. Quanto aos demais itens, esse percentual oscilou em torno de 60%.

Na Tabela 2.3.2 observa-se que, do total de 59 entrevistados, apenas 20% informaram a presença de dois profissionais realizando o ECM na unidade onde atuam, sendo esse o número preconizado pela normatização. Em 56% das respostas, foi identificada a presença de um profissional realizando esse tipo de exame. É importante destacar a proporção de entrevistados que revelam não haver nenhum profissional efetuando o procedimento (7%) e aqueles que não sabem informar a respeito (8%). Verifica-se que 58% informaram que os profissionais que realizam o ECM estão totalmente capacitados, porém apenas 10% informaram que o último evento de capacitação foi realizado há menos de 2 anos.

Tabela 2.3.2 Conhecimento dos entrevistados acerca do número de profissionais da saúde que realizam o exame clínico das mamas e da capacitação para atendimento às mulheres nas USF do município de Cuité-PB, 2011

Dimensão avaliada	N	%
Número de profissionais que realizam o ECM na unidade		
Nenhum	4	7%
Apenas um	33	56%
Dois	12	20%
Não sabe	5	8%
Não respondeu	5	8%
Avaliação da capacitação para o ECM		
Totalmente capacitado	34	58%
Parcialmente capacitado	17	29%
Não capacitado	1	2%
Não sabe	5	8%
Não respondeu	2	3%
Tempo desde a última capacitação		
Menos de 2 anos	6	10%
De 3 a 4 anos	18	31%
Mais de 5 anos	6	10%
Não sabe	21	36%
Não respondeu	8	14%
Total	59	100%

Avaliação da estrutura

Na avaliação da estrutura (Quadro 2.3.3), observou-se que 100% das unidades de saúde da família contam com consultório destinado à realização do ECM, apresentando mesa clínica, boa iluminação e privacidade para a paciente. Considerando, porém, os critérios estabelecidos no manual do Ministério da Saúde (Brasil, 2008), pouco mais de 50% das unidades apresentavam infraestrutura física parcialmente adequada para realização das atividades de controle do câncer de mama.

Já a avaliação da unidade de atenção especializada mostrou que a infraestrutura para exames de confirmação diagnóstica encontrava-se de acordo com os padrões estabelecidos pelo programa, quais sejam: local e materiais adequados para realização de punção por agulha grossa, sala de MMG com mamógrafo e processadora e sala para emissão e arquivamento de laudos com computador e impressora.

O componente "gestão e organização dos serviços" apresentou, em seu conjunto, GI satisfatório. No componente "assistência à saúde", os critérios relacionados com o percentual de profissionais que executam a conduta e o protocolo estabelecidos pelo Ministério da Saúde foram considerados parcialmente implantados, contribuindo para isso um incipiente processo de marcação de consultas e de busca ativa das mulheres falto-

Quadro 2.3.3 Matriz de julgamento dos componentes da estrutura do Programa de Controle do Câncer de Mama

Componentes	Critérios/indicadores	Padrão	Valor máximo esperado	Descrição do valor ou ponto de corte	Observado	Valor atribuído a partir do observado	Julgamento de acordo com o valor atribuído
Gestão e organização dos serviços	Unidades básicas com consultório destinado à realização do exame clínico das mamas	100%	10	1% a 24% = 0 ponto 25% a 44% = 2 pontos 45% a 64% = 5 pontos 65% a 100% = 10 pontos	100%	10	Implantado
	Unidade secundária com equipamentos adequados para a realização dos procedimentos (mamógrafo, processadora, pistola para punção, computador e impressora)	1	5	Sim = 5 pontos Não = 0 ponto	Sim	5	Implantado
	Médicos e enfermeiros da unidade vinculados ao atendimento das mulheres no programa	100%	10	1% a 24% = 0 ponto 25% a 44% = 2 pontos 45% a 64% = 5 pontos 65% a 100% = 10 pontos	97%	10	Implantado
	Elaboração de Boletim de Atendimento Ambulatorial (BPA) dos procedimentos	BPA elaborado	5	Sim = 5 pontos Não = 0 pontos	Sim	5	Implantado
Assistência à saúde	Atendimento de médicos e enfermeiros da ESF de acordo com as normas estabelecidas pelo Ministério da Saúde	100%	10	1% a 24% = 0 ponto 25% a 44% = 2 pontos 45% a 64% = 5 pontos 65% a 100% = 10 pontos	50%	5	Parcialmente implantado
	Atendimento de médicos especialistas de acordo com as normas estabelecidas no protocolo de atendimento de média complexidade	100%	10	1% a 24% = 0 ponto 25% a 44% = 2 pontos 45% a 64% = 5 pontos 65% a 100% = 10 pontos	50%	5	Parcialmente implantado
	Capacidade operacional da unidade para atendimento médico às mulheres	Realização de 12 biópsias por agulha grossa ou 4 biópsias cirúrgicas por turno de 4 horas	10	Sim = 10 pontos Não = 0 ponto	Não	0	Não implantado

(Continua)

Quadro 2.3.3 Matriz de julgamento dos componentes da estrutura do Programa de Controle do Câncer de Mama (*continuação*)

Componentes	Critérios/indicadores	Padrão	Valor máximo esperado	Descrição do valor ou ponto de corte	Observado	Valor atribuído a partir do observado	Julgamento de acordo com o valor atribuído
Capacitação de RH	Agentes comunitários de saúde capacitados para busca ativa das mulheres	100%	10	1% a 24% = 0 ponto 25% a 44% = 2 pontos 45% a 64% = 5 pontos 65% a 100% = 10 pontos	100%	10	Implantado
	Médicos e enfermeiros da atenção primária capacitados para realização do exame clínico das mamas	100%	10	1% a 24% = 0 ponto 25% a 44% = 2 pontos 45% a 64% = 5 pontos 65% a 100% = 10 pontos	58%	5	Parcialmente implantado
	Profissionais da atenção primária capacitados para rastreamento do câncer de mama	100%	10	1% a 24% = 0 ponto 25% a 44% = 2 pontos 45% a 64% = 5 pontos 65% a 100% =10 pontos	58%	5	Parcialmente implantado
	Profissionais da atenção secundária ou terciária capacitados para rastreamento do câncer de mama	100%	10	1% a 24% = 0 ponto 25% a 44% = 2 pontos 45% a 64% = 5 pontos 65% a 100% = 10 pontos	50%	5	Parcialmente implantado
Total		–	**100**	–	–	**65**	**Parcialmente implantado**

sas ao seguimento. Além disso, na unidade especializada observaram-se a inexistência do livro de registro das mulheres e a não realização dos procedimentos de complementação diagnóstica.

O componente "capacitação dos profissionais de saúde" para realização do ECM também foi considerado parcialmente implantado. Embora tenha sido mencionado por 58% dos entrevistados que os profissionais estavam totalmente capacitados, percebeu-se a incipiência na prática dessa ação por parte de alguns profissionais, claramente mencionada na fala de alguns entrevistados. Sabe-se que a atenção primária à saúde tem papel fundamental no rastreamento do câncer de mama, entretanto, em meio aos múltiplos desafios, é importante destacar a permanente necessidade de qualificação dos profissionais de modo que as falhas e os limites sejam corrigidos.

Avaliação do processo

No Quadro 2.3.4, no componente "gestão e organização de serviços", o critério avaliado foi a aquisição de equipamentos específicos para o programa, tendo sido considerado implantado. Apesar disso, foi observada e relatada por diversos atores a constante falta de funcionamento do mamógrafo existente no município.

No componente "assistência à saúde", os valores atribuídos refletem a deficiência do programa no que concerne à garantia de ações adequadas de diagnóstico e tratamento, tendo sido um nó crítico para a organização da linha de cuidado. Atribui-se à unidade especializada a responsabilização pelo GI insatisfatório desse componente, uma vez que a maioria de seus indicadores considerados críticos foi classificada como não implantada.

Por sua vez, a análise do banco de dados secundários do Projeto Um Beijo pela Vida (Tabela 2.3.3) mostrou que, das 1.264 mulheres visitadas pelas equipes de saúde da família, a maioria encontra-se na faixa etária entre 50 e 69 anos, seguida do contingente de 40 a 49 anos, registrando-se um residual de 5% acima de 70 anos.

Do total de exames realizados, para o grupo considerado prioritário para o rastreamento (50 a 69 anos) foi observado que 59% tinham realizado ECM e MMG. Esse percentual alcançou 36% das mulheres com idade entre 40 e 49 anos. No que se refere à realização das MMG, observou-se que a cobertura de exames realizados em mulheres na faixa etária de 50 a 69 anos foi de 63%.

Quadro 2.3.4 Matriz de julgamento dos componentes do processo do Programa de Controle do Câncer de Mama

Componentes	Critérios/indicadores	Padrão	Valor máximo esperado	Descrição do valor ou ponto de corte	Observado	Valor alcançado (atribuído a partir do observado)	Julgamento de acordo com o valor atribuído
Gestão e organização dos serviços	Aquisição de equipamentos (mamógrafo, processadora, computador, impressora, pistola para punção)	Equipamentos adquiridos	10	Sim = 10 pontos Não = 0 ponto	Sim	10	Implantado
Assistência à saúde	Mulheres com idade ≥ 40 anos que realizaram ECM anualmente	100%	10	1% a 24% = 0 ponto 25% a 44% = 2 pontos 45% a 64% = 5 pontos 65% a 100% = 10 pontos	67%	10	Parcialmente implantado
	Mulheres com idade entre 40 e 49 anos que realizaram MMG (com indicação) anualmente	100%	10	1% a 24% = 0 ponto 25% a 44% = 2 pontos 45% a 64% = 5 pontos 65% a 100% = 10 pontos	37%	2	Não implantado
	Mulheres com idade entre 50 e 69 anos que realizaram MMG anualmente	100%	10	1% a 24% = 0 ponto 25% a 44% = 2 pontos 45% a 64% = 5 pontos 65% a 100% = 10 pontos	55%	5	Parcialmente implantado
	Mulheres com câncer de mama encaminhadas para tratamento	100%	10	0% = 0 ponto 1% a 50% = 2 pontos 51% a 75% = 5 pontos 76% a 100% = 10 pontos	–	0	Não disponível
	Mulheres com câncer de mama tratadas	100%	10	0% = 0 ponto 1% a 50% = 2 pontos 51% a 75% = 5 pontos 76% a 100% = 10 pontos	–	0	Não disponível
	Cobertura do exame mamográfico	60%	10	0% a 34% = 2 pontos 35% a 64% = 5 pontos 65% a 100% = 10 pontos	8%	2	Não implantado

Comunicação	Atividades educativas com as usuárias sobre câncer de mama	3 reuniões quinzenais	10	Sim = 10 pontos Não = 0 ponto	Sim	10	Implantado
Vigilância em saúde	Monitoramento mensal do tempo entre a realização do exame e a entrega do resultado às pacientes	Monitoramento mensal	10	Sim = 10 pontos Não = 0 ponto	Não	0	Não implantado
	Identificação das mulheres com seguimento concluído	100% das mulheres com seguimento concluído	10	Sim = 10 pontos Não = 0 ponto	Sim	10	Implantado
	Emissão de relatórios para busca ativa das mulheres com alterações nos exames	Relatórios emitidos mensalmente					
Total		–	**100**	–	–	**49**	**Não implantado**

Tabela 2.3.3 Número de mulheres por faixa etária e por procedimento

Faixa etária	Total de mulheres		ECM		MMG		ECM e MMG	
	N	%	N	%	N	%	N	%
40 a 49 anos	499	39	378	45	186	31	162	36
50 a 69 anos	701	55	431	51	375	63	265	59
≥ 70 anos	64	5	36	4	35	6	22	5
Total	1.264	100	845	100	596	100	449	100

Fonte: Projeto Um Beijo pela Vida/Centro de Saúde da Mulher – Cuité-PB.

Já a análise das informações ambulatoriais fornecidas pelo município ao DATASUS identificou um hiato em 2011, quando não foram informados exames por meio do SIA/SUS. Para os anos 2011 e 2012, também não foram registradas MMG no SISMAMA. No que diz respeito às informações demográficas e epidemiológicas das mulheres que foram submetidas a MMG de rastreamento, observou-se que 64% foram realizadas fora da faixa etária prioritária do programa, que vai dos 50 aos 69 anos. Um quarto das mulheres (25%) não tinha se submetido ao ECM, desrespeitando as recomendações formais do Ministério da Saúde. Mais da metade (53%) já tinha realizado MMG anteriormente, sendo 39% há menos de 2 anos. Apenas uma paciente (1%) apresentou lesão com suspeita de câncer de mama ao exame mamográfico. O tempo entre a realização da MMG e seu resultado foi maior do que 1 mês em 58% dos casos.

DISCUSSÃO E RECOMENDAÇÕES

O presente estudo se propôs a conhecer o GI do Programa de Controle do Câncer de Mama – Viva Mulher no município de Cuité-PB, utilizando o método de avaliação normativa nas suas dimensões "estrutura e processo".

Na construção do modelo lógico para o programa objeto deste estudo, ao contrário do que referiram Mercer & Goel (1994) em estudo realizado no Canadá, não foram identificados limites maiores, tendo em vista os avanços obtidos nos últimos anos no Brasil no que se refere às políticas de controle do câncer de mama.

Neste estudo considerou-se que para avaliar adequadamente as ações desenvolvidas no município seria importante conhecer até onde os profissionais de saúde tinham conhecimento das ações do programa desenvolvidas em suas unidades. Chama a atenção o fato de que somente 61% sabiam da existência, em sua unidade, de atendimentos de rotina relacionados com o Programa de Controle do Câncer de Mama. Ainda mais grave foi observar que quase 30% desconhecem a existência de qualquer atividade do programa, indicando uma lacuna na captação e no acompanhamento do atendimento às mulheres na adesão ao programa.

De acordo com as normas técnicas estabelecidas pelo Ministério da Saúde, cabem à unidade básica a realização do ECM e a solicitação da MMG. Uma das principais estratégias adotadas pelo programa é investir em informação e capacitação dos profissionais de saúde envolvidos na atenção ao câncer de mama, objetivando uniformizar condutas e tornar conhecidas as normas e os procedimentos necessários à prevenção e ao diagnóstico precoce dentro da lógica de atenção integrada à saúde da mulher (Brasil, 2000).

Também se observou falta de conhecimento técnico, por parte de alguns profissionais, dos protocolos para o controle da doença estabelecidos pelo SUS, provocada principalmente pela falta de capacitação. Esses resultados indicam que a organização da rede assistencial necessita ampliar sua efetividade mediante a capacitação dos profissionais de saúde. A constatação de que apenas 10% dos profissionais que atuam no município de Cuité tenham participado de capacitação há menos de 2 anos é um dado preocupante, pois para que o diagnóstico seja precoce se faz necessário que os profissionais (médicos e enfermeiros) sejam capazes de realizar adequadamente o ECM, solicitar exames mamográficos para aquelas mulheres em situação de risco, receber e interpretar seus resultados e encaminhar para investigação complementar aquelas cujo resultado mamográfico ou cujo exame clínico indique necessidade. É fundamental que os agentes comunitários de saúde sejam capazes de desenvolver atividades educativas e efetuar a captação das mulheres para realização desses procedimentos. Pode-se perceber, com esse resultado, que a prática da educação permanente não foi desenvolvida ao longo dos anos, o que consequentemente levou a um déficit nas ações desenvolvidas no município.

Outro importante aspecto a ser destacado refere-se ao acesso aos serviços. Segundo Parada et al. (2008), a realização do ECM em mulheres na faixa etária preconizada pelo programa ainda não foi plenamente incorporada à atenção básica no país. O ECM integrado às estratégias de rastreio deve ser realizado de acordo com as recomendações do Ministério da Saúde. Entretanto, há profissionais que negligenciam essa ação e limitam-se à recomendação da MMG, frequentemente fora da faixa etária preconizada pelas recomendações nacionais. Esse dado ficou patente ao observar-se que em 25% dos casos de mulheres submetidas a MMG as mamas nunca haviam sido examinadas por profissional de saúde. Também merece destaque o fato de que 64% das MMG foram realizadas fora da faixa etária prioritária do programa, que vai dos 50 aos 69 anos.

Ao mesmo tempo, observou-se solução de continuidade na realização das MMG, visto que o mamógrafo não tem manutenção contínua, o que provoca descrença nas mulheres quanto à garantia de acesso ao exame. Se forem consideradas as informações encaminhadas pelo município ao SIA/SUS, nos 3 anos (de 2010 a 2012) foram realizadas 717 MMG, o que corresponde a cerca de um exame por dia útil, configurando-se em uma importante subutilização do equipamento. A descontinuidade na realização de MMG, de acordo com relatos feitos pelos atores participantes do estudo, foi atribuída ao fato de que o mamógrafo, na maior parte do tempo, permaneceu quebrado por falta de manutenção preventiva.

Além da deficiência do mamógrafo, também se pôde perceber a descontinuidade das ações no que se refere à captação das mulheres para inserção no programa de maneira organizada, priorizando a abordagem oportunista e levando à baixa cobertura de exames que deveriam ser realizados. Também não foi possível identificar registro da realização da punção em 100% dos casos para os quais há indicação, conforme recomendação do Ministério da Saúde. Segundo os especialistas internacionais, deve-se evitar realizar rastreamentos oportunistas, pois podem ocasionar o uso ineficiente de recursos (Broeders et al., 2012).

Outra deficiência observada foi a não realização do registro em livro das informações necessárias para o seguimento das mulheres atendidas na atenção especializada, entre as quais se destacam: nome da mulher, idade, data da realização do ECM e da MMG, resultado do exame, procedimento realizado e seguimento. Essas variáveis são importantes, pois visam organizar a marcação de consultas e possibilitam a busca ativa das mulheres faltosas ao seguimento.

Além disso, espera-se que em uma unidade de atenção especializada os profissionais estejam aptos a fornecer orientações às mulheres no processo de acolhimento e humanização. No entanto, o que se observou foi a precariedade de recursos humanos qualificados para desenvolver esses atividades. No serviço de mamografia pertencente ao Consórcio Intermunicipal, os profissionais só atendem em dias predeterminados, deixando muitas vezes o equipamento ocioso. Nessa unidade acontece o funcionamento da referência para o encaminhamento das mulheres com resultados alterados. Portanto, é exigida a presença de profissionais treinados para realizarem a investigação diagnóstica dos casos suspeitos de câncer de mama, além da mamografia, biópsia por agulha grossa, punção por agulha fina e também tratamento das lesões benignas mamárias (Brasil, 2006b, 2013).

O município de Cuité, apesar de há alguns anos contar com serviço de radiologia com um mamógrafo (desde 2006 há registro de cobrança de MMG no SIA/SUS), só implantou o SISMAMA em fevereiro de 2010. O SISMAMA foi implantado no país em junho de 2009, mas os procedimentos de MMG, citopatologia e histopatologia de mama só passaram a ser faturados exclusivamente pelo sistema em setembro de 2009, para que houvesse um período de adaptação e garantia da qualidade das informações. Esse instrumento, quando bem utilizado, pode ser útil na avaliação, pois torna possível identificar o desempenho dos profissionais no que se refere à produção e à adequação técnica, além de possibilitar a identificação do perfil da população atendida e ainda outros indicadores emitidos por meio de relatórios gerenciais.

Ao avaliar esse programa, buscou-se entender também as principais facilidades e dificuldades para sua implantação. No município em estudo ficou notório que a integração dos diversos níveis de atenção deixa a desejar e o fluxo estabelecido na implementação do programa foi paralisado, ocasionando um desestímulo dos ACS quanto à captação das mulheres. Também não foi possível identificar o registro da realização de exames complementares dos casos suspeitos, bem como do número de mulheres diagnosticadas encaminhadas para tratamento e das efetivamente tratadas.

O Programa de Controle do Câncer de Mama no município de Cuité foi considerado parcialmente implantado na dimensão "estrutura", atingindo 65% do valor esperado; o peso maior se deu no componente "assistência", com importante deficiência na capacitação técnica dos profissionais de saúde. Já o componente "gestão e organização do serviço" foi considerado implantado. O indicador referente à estrutura física foi classificado como parcialmente adequado pelos entrevistados e traduziu a necessidade de investimento na melhoria da infraestrutura no que diz respeito a ampliação e reformas das unidades, à adequação da estrutura das unidades básicas e de referência e à manutenção de equipamentos, entre outros.

A dimensão "processo" foi considerada não implantada, atingindo 49% do valor esperado; o peso maior foi no componente "assistência à saúde", em que há deficiência nos registros de informações e seguimento das mulheres com lesão maligna.

Conclui-se que uma parcela importante dos profissionais de saúde desconhecia o programa e que as capacitações são insuficientes, existindo fragilidade em relação ao cumprimento das recomendações mínimas preconizadas pelo Ministério da Saúde para controle do câncer de mama. De acordo com os valores atribuídos, o programa pode ser considerado parcialmente implantado na dimensão "estrutura", com 65% dos pontos alcançados, e não implantado na dimensão "processo", com 49% de cumprimento dos aspectos avaliados.

O êxito das ações de rastreamento depende de pilares (Brasil, 2010) que representam a capacidade para informar e mobilizar a população e a sociedade civil organizada, alcançar a meta de cobertura da população--alvo, garantir acesso a diagnóstico e tratamento e monitorar e gerenciar continuamente as ações.

Diante da discussão apresentada com a avaliação, algumas recomendações podem contribuir no sentido de otimizar os investimentos necessários para implementação do Programa de Controle do Câncer de Mama no município. Nesse sentido, torna-se fundamental garantir a capacitação dos profissionais para o programa, em um processo de educação permanente e mobilizador. É importante construir estratégias para estabelecer um protocolo de referência e contrarreferência que seja participativo, garantindo o envolvimento de todos os atores responsáveis pelas ações nas discussões e integrando todos os níveis de atenção. Por fim, é fundamental criar parcerias para mobilização da comunidade e somar esforços para que a avaliação seja uma prática incorporada ao cotidiano dos serviços de saúde, sinalizando caminhos possíveis e transformando esforços isolados em movimentos articulados.

Referências

Brasil. Ministério da Saúde. Instituto Nacional do Câncer. Implantando o Viva Mulher – Programa Nacional de Controle do Câncer de Colo do Útero e de Mama. Rio de Janeiro, 2000:75.

Brasil. Ministério da Saúde. Controle do câncer de mama: documento de consenso. Rio de Janeiro, 2004. Disponível em: www.inca.gov.br.

Brasil. Ministério da Saúde. Plano de ação para o controle dos cânceres do colo do útero e da mama 2005-2007. Brasília, 2005a.

Brasil. Ministério da Saúde. Gabinete do Ministro. Portaria GM/MS Nº 2.439, de 8 de dezembro de 2005: Institui a Política Nacional de Atenção Oncológica: Promoção, Prevenção, Diagnóstico, Reabilitação e Cuidados Paliativos, a ser implantada em todas as unidades federadas, respeitadas as competências das três esferas de gestão. Diário Oficial da União, Brasília, DF, 2005b.

Brasil. Ministério da Saúde. Portaria 399/GM, de 22 de fevereiro de 2006. Divulga o Pacto pela Saúde 2006 – consolidação do SUS e aprova as Diretrizes Operacionais do Referido Pacto. Brasília: Ministério da Saúde, 2006a.

Brasil. Ministério da Saúde. Secretaria de Atenção à Saúde. Departamento de Atenção Básica. Manual de estrutura física das unidades básicas de saúde: saúde da família/Ministério da Saúde, Secretaria de Atenção à Saúde, Departamento de Atenção Básica. 2. ed. Brasília: Ministério da Saúde, 2008. Disponível em: http://bvsms.saude.gov.br/bvs/publicacoes/manual_estrutura_fisica_ubs.pdf.Brasil. Ministério da Saúde. Departamento de Informática do SUS (DATASUS). Informações de Saúde (TABNET). Assistência à Saúde. Produção ambulatorial. 2012. Disponível em: http://www.datasus.gov.br/.

Brasil. Ministério da Saúde. Departamento de Informática do SUS (DATASUS). SISMAMA: Sistema de informação do câncer de mama. 2012. Disponível em: http://www.datasus.gov.br/.

Brasil. Ministério da Saúde. Secretaria de Atenção à Saúde. Departamento da Atenção Básica. Cadernos de Atenção Básica – Controle dos Cânceres do Colo do Útero e da Mama, nº 13, Brasília, 2006.

Brasil. Ministério da Saúde. Secretaria de Atenção à Saúde. Departamento da Atenção Básica. Cadernos de Atenção Básica – Controle dos Cânceres do Colo do Útero e da Mama, nº 13, 2. Ed. Brasília, 2013.

Brasil. Ministério da Saúde. Secretaria de Atenção à Saúde. Instituto Nacional do Câncer. Parâmetros Técnicos para o Rastreamento do Câncer de Mama – Recomendações para Gestores Estaduais e Municipais. 1. ed. Rio de Janeiro, 2010.

Broeders M, Moss S, Nyström L et al. Working Group. The impact of mammographic screening on breast cancer mortality in Europe: a review of observational studies. J Med Screen 2012; 19(Suppl. 1):14-25.

Champagne F, Contrandiopoulos AP, Brousselle A, Hartz ZMA, Denis JL. A avaliação no campo da saúde: conceitos e métodos. In: Brousselle A, Champagne F, Contandriopoulos AP, Hartz ZMA (eds.) Avaliação conceitos e métodos. Rio de Janeiro: Ed. Fiocruz, 2011:41-60.

Felisberto E, Freese E, Natal S, Alves CKA. Contribuindo com a institucionalização da avaliação em saúde: uma proposta de auto-avaliação. Cad Saúde Pública 2008; 24(9):2091-102.

Ferlay J, Shin HR, Bray F, Forman D, Mathers C, Parkin DM. Estimates of worldwide burden of cancer in 2008: GLOBOCAN 2008. Int J Cancer 2010; 127(12):2893-917.

Frias PG, Lira PSC, Hartz ZMA. Avaliação da implantação de um projeto para a redução da mortalidade infantil. In: Hartz ZMA, organizador. Avaliação em saúde dos modelos teóricos à prática na avaliação de programas e sistemas de saúde. Salvador: Edufba/Rio de Janeiro: Editora Fiocruz, 2005:41-74.

Hartz MZA, Santos EM, Matida AH. Promovendo e analisando o uso e a influência das pesquisas avaliativas. In: Hartz MZA, Felisberto E, Silva LMV (Orgs.) Meta-avaliação da atenção básica. Teoria e prática. Rio de Janeiro: Fiocruz, 2008.

Instituto Brasileiro de Geografia e Estatística (Brasil) – IBGE. Cuité – Paraíba – dados gerais do município. Disponível em: http://cod.ibge.gov.br/12QT.

Instituto Nacional de Câncer (Brasil). Estimativa 2014. Incidência do Câncer no Brasil. Rio de Janeiro: INCA, 2014.

Instituto Nacional de Câncer (Brasil). Atlas da Mortalidade. 2012. Disponível em: http://mortalidade.inca.gov.br/Mortalidade/. [Acesso em: 11 de dez. de 2014].

Medina MG, Silva GAP, Aquino R, Hartz ZMA. Uso de modelos teóricos na Avaliação em Saúde: aspectos conceituais e operacionais. In: Hartz & Vieira-da-Silva. Avaliação em saúde: dos modelos teóricos à prática na avaliação de programas e sistemas de saúde. Salvador/Rio de Janeiro, Edufba/Fiocruz, 2005:15-39.

Mercer SL, Goel V. Program evaluation in the absence of goals: a comprehensive approach to the evaluation of a population-based breast cancer screening program. The Canadian Journal of Program Evaluation 1994; 9:97-112.

Nelson HD, Tyne K, Naik A, Bougatsos C, Chan BK, Humphrey L. Screening for breast cancer: an update for the U.S. Preventive Services Task Force. Ann Intern Med 2009; 151(10):738-47.

Osis MJMD. PAISM: um marco na abordagem da saúde reprodutiva no Brasil. Cad Saúde Pública 1998; 14(1):S25-S32.

Parada R, Assis M, Silva RCF et al. A Política Nacional de Atenção Oncológica e o Papel da Atenção Básica na Prevenção e Controle do Câncer. Revista de Atenção Primária à Saúde 2008; 11(2):199-206.

Shapiro S, Coleman EA, Broeders M et al. Breast cancer screening programmes in 22 countries: current policies, administration and guidelines. International Breast Cancer Screening Network (IBSN) and the European Network of Pilot Projects for Breast Cancer Screening. Int J Epidemiol 1998; 27(5):735-42.

World Health Organization. International Agency for Research on Cancer. Globocan 2012.

2.4 Avaliação da Implantação do Dispositivo Acolhimento em Unidades de Saúde da Família

Rita Maria S. A. Tenorio
Cinthia Kalyne de A. Alves
Eronildo Felisberto
Luciana Caroline Albuquerque Bezerra

INTRODUÇÃO

A produção do cuidado em saúde a partir de uma prática centrada nas pessoas vem sendo objeto de debate e de experiências de aplicação mais intensas ao longo das últimas três décadas. A busca pelo fortalecimento dos princípios da integralidade e da equidade no Sistema Único de Saúde (SUS) traz, em meados da década de 1990, a diretriz do acolhimento como forma de ampliação do acesso com mudanças nos processos de trabalho, estas últimas com vistas a promover modificações nas relações entre trabalhadores e usuários do sistema (Franco et al., 1999; Mitre et al., 2011, 2013). Nesse contexto, o Ministério da Saúde (MS) criou, em 2003, a Política Nacional de Humanização (PNH), iniciativa que teve por objetivo qualificar práticas de gestão e de atenção em saúde, mediante a produção de novas atitudes por parte de trabalhadores, gestores e usuários (Brasil, 2006).

A PNH define cinco diretrizes centrais para orientar as ações das equipes que têm por tarefa produzir saúde: acolhimento, gestão democrática, clínica ampliada, valorização do trabalho e garantia dos direitos dos usuários. Essas diretrizes estabelecem os rumos para a construção e experimentação de dispositivos, reorganizando processos de trabalho e favorecendo a construção de novas realidades institucionais, que permitam a emergência de novos modos de gerir e de cuidar (Brasil, 2006). A diretriz do acolhimento é entendida aqui como um modo de operar os processos de trabalho em saúde de modo a atender a todos que procuram os serviços de saúde, ouvindo seus pedidos e assumindo uma postura capaz de acolher, escutar e dar respostas adequadas aos usuários. Ou seja, exige a prestação de um atendimento com responsabilização e resolubilidade e, quando for o caso, orientar o usuário e a família para a continuidade da assistência em outros serviços. Prevê, também, o estabelecimento de articulações com esses serviços para garantir a eficácia desses encaminhamentos. Assim, o acolhimento, segundo a PNH, deixa de ser um ato isolado para ser um dispositivo de acionamento de redes internas, externas, multidisciplinares, comprometidas com as respostas às necessidades dos cidadãos (Brasil, 2006). Por outro lado, um dispositivo pode ser entendido como a representação operacional de uma diretriz, seus arranjos e articulações, ou enquanto uma intervenção composta de meios físicos, financeiros, humanos e simbólicos, organizados em um contexto específico, com vistas a modificar uma situação problemática (Contandriopoulos et al., 1997).

Este capítulo apresenta os resultados da avaliação da implantação do dispositivo "acolhimento" em Unidades de Saúde da Família (USF) da cidade do Recife, analisando em que medida houve transformações da *práxis* na relação com os usuários na perspectiva dos profissionais de saúde.

CARACTERIZANDO A INTERVENÇÃO E SUA AVALIABILIDADE

Acolhimento e vínculo podem ser identificados no encontro do trabalhador com o usuário durante o processo de trabalho que envolve essa relação. O trabalhador pode ser criativo e autônomo quanto aos instrumentos a sua disposição, dentro de um objetivo que se pretende atingir (Merhy, 1997). Emerge com uma expressão significativa, que está em constante construção, buscando a produção de relações de escutas e responsabilizações, com constituição de vínculos e intervenções para a produção de saúde. Além disso, pode mostrar o funcionamento da dinâmica e critérios de acessibilidade disponibilizados aos usuários (Franco et al., 1999).

Constitui-se em uma intervenção que se propõe a inverter a lógica de organização e o funcionamento do serviço de saúde, partindo de três princípios: (a) atender a todas as pessoas que buscam os serviços de saúde, garantindo a acessibilidade universal; (b) reorganizar o processo de trabalho, deslocando seu eixo central do médico para uma equipe multiprofissional; (c) qualificar a relação trabalhador/usuário a partir de parâmetros humanitários de solidariedade e de cidadania (Franco et al., 1999). Como diretriz operacional, apresenta-se como possibilidade de arguir o processo de produção da relação usuário/serviço sob o olhar específico da acessibilidade sobre os momentos nos quais os serviços constituem seus meios de recepção dos usuários, em que local, em que circunstâncias, qual finalidade e resultados (Franco et al., 1999; Matsumoto, 1998). Deve ser visto, portanto, como um dispositivo potente para atender à exigência de acesso, propiciar vínculo entre equipe e população, trabalhador e usuário, questionar o processo de trabalho, desencadear cuidado integral e modificar a clínica. Dessa maneira, é preciso qualificar os trabalhadores para recepcionar, atender, escutar, dialogar, tomar decisão, amparar, orientar, negociar. Esse processo exige metodologias participativas, que considerem a negociação permanente de conflitos na convivência diária dos serviços de saúde (Fagundes, 2004).

Na cidade do Recife havia, em 2010, 243 Equipes de Saúde da Família (EqSF) distribuídas em seis distritos sanitários. Dessas, 55 (22,5%) funcionavam em 26 USF que se encontravam com o acolhimento implantado, de acordo com os critérios institucionais da Secretaria Municipal de Saúde (SMS) (Recife, 2010). Esses critérios, entretanto, não se encontravam uniformizados e/ou consensuados quanto à orientação dos gestores e dos profissionais, havendo apenas a diretriz de sua implantação na rede de serviços municipal. Esta reconhecia como componentes do acolhimento: (i) avaliar o risco e as necessidades de saúde caso a caso; (ii) resolver os casos conforme a gravidade e a capacidade do técnico em serviço; (iii) encaminhar os examinados conforme a gravidade e a disponibilidade para atendimento na própria USF, pronto-socorro ou outro serviço de referência, responsabilizando-se pelo sucesso do acolhimento; (iv) cadastramento de pacientes ainda não matriculados pertencentes à região de referência de cobertura da equipe local; e (v) desenvolver ações preventivas e de educação em saúde (Recife, 2009).

A definição, portanto, de critérios que permitissem a emissão de um julgamento de valor sobre a implantação do dispositivo ou intervenção evidenciava-se necessária para a obtenção de uma legitimidade sobre a efetiva possibilidade das transformações desejadas (Contandriopoulos, 2006). Nesse sentido, desenvolveu-se um projeto de avaliação formativa que considerou a participação dos gestores e profissionais na produção de conhecimento sobre o processo de implantação do acolhimento e dos resultados alcançados, a partir da construção integrada de um modelo lógico da intervenção e de uma matriz de medidas de seu grau de implantação (GI), isso na perspectiva de favorecimento da racionalidade aos investimentos, melhoria no desempenho e decisões mais seguras por parte da equipe gestora, gerando, assim, maior possibilidade de governança (Felisberto, 2010). Assim, além da estimativa do GI do dispositivo "acolhimento", este capítulo apresenta as facilidades e dificuldades identificadas na implantação da intervenção, além de pontuar os possíveis benefícios e eventuais prejuízos que ela possa ter gerado para as EqSF envolvidas.

DESCREVENDO A ESTRATÉGIA AVALIATIVA

A estratégia avaliativa foi elaborada a partir de uma avaliação normativa que se utilizou da abordagem quantitativa, para estimar o GI da intervenção, e qualitativa, para analisar as facilidades e dificuldades da implantação do dispositivo como, também, os benefícios e eventuais prejuízos que isso pode ter ocasionado às EqSF e às USF (Contandriopoulos et al., 1997). O modelo lógico, esquema visual que representa o modo como a intervenção deve ser implantada e quais resultados são esperados, foi previamente elaborado a partir da análise documental e do levantamento bibliográfico (Figura 2.4.1). Em seguida, foi submetido à análise de profissionais e gestores da gestão central e descentralizada da SMS para validação, o que permitiu ampliar a validade interna da avaliação (Gomes et al., 2005; Medina et al., 2005; Yin, 2005).

O estudo foi realizado no período compreendido entre dezembro de 2010 e julho de 2011 e abrangeu 55 EqSF em 26 USF do município do Recife, capital de Pernambuco, situado na Região Nordeste do Brasil. Foram realizadas entrevistas semiestruturadas com 78 profissionais de três categorias de trabalhadores (profissionais de nível superior e nível médio e agentes comunitários de saúde [ACS]) por USF com acolhimento implantado segundo as diretrizes da gestão municipal. As entrevistas foram transcritas e foi construída uma Matriz de Análise com 24 critérios/indicadores (Quadro 2.4.1). Para definição do julgamento do GI, foi construída uma planilha que possibilitou a soma das pontuações estabelecidas, sendo o total equivalente à pontuação observada, limitada a 100 pontos. Os dados foram processados e sistematizados no programa Excel.

Os parâmetros foram definidos por meio de quartis, utilizando o modelo testado e validado por Cosendey et al. (2003), possibilitando, assim,

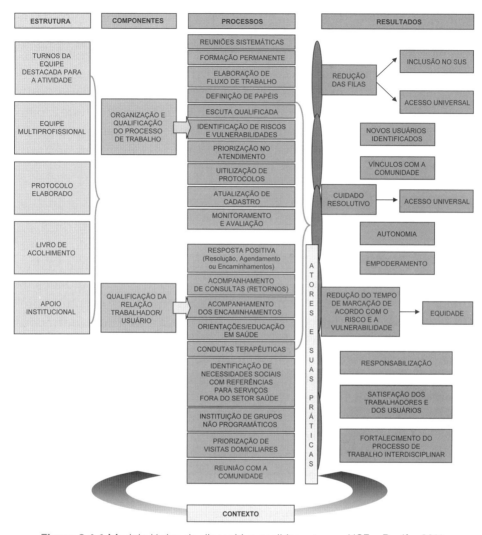

Figura 2.4.1 Modelo lógico do dispositivo acolhimento nas USF – Recife, 2011.

atribuir aos serviços uma pontuação que os classifica em graus de implantação (Brasil, 2008). Foram definidos, portanto, quatro estratos: implantado (A) – para os valores acima de 78%; parcialmente implantado (B) – para os valores entre 67% e 77%; incipiente (C) – de 26% a 66%; não implantado (D) – para os valores iguais ou inferiores a 25%. Os dados qualitativos foram analisados após a transcrição das entrevistas por meio da interpretação dos significados, acompanhando os seguintes fatores que caracterizam a intervenção: facilidades e dificuldades, benefícios e prejuízos na implantação (Franco & Merhy, 2003). Além disso, a visualização

Quadro 2.4.1 Matriz de avaliação da implantação do dispositivo acolhimento em USF – Recife, 2011

Componentes do modelo	Critérios (a partir dos produtos)	Padrão	Parâmetros para o julgamento
ORGANIZAÇÃO E QUALIFICAÇÃO DO PROCESSO DE TRABALHO	Percentual de hipertensos/diabéticos que procuraram o acolhimento e foram incluídos em outras atividades além do acolhimento	100%	7 pontos se 100% das pessoas incluídas 5 pontos se > 50% ou < 100% 0 ponto se < 50%
	Utilização de critérios de priorização no acolhimento (clínicos, sociais e subjetivos)	Protocolo	5 pontos SIM 0 ponto NÃO
	Protocolo utilizado por todos os profissionais de nível superior que fazem parte da equipe de acolhimento	Protocolo utilizado	5 pontos SIM 0 ponto NÃO
	Capacitação da equipe sobre o acolhimento	100%	5 pontos se 100% das pessoas foram capacitadas 3 pontos se > 50% ou < 100% 0 ponto se < 50%
	Desenho de fluxo de atendimentos	Estar desenhado	5 pontos SIM 0 ponto NÃO
	Escuta com atenção das necessidades dos usuários	Estar presente	5 pontos SIM 0 ponto NÃO
	Atualização de cadastro de pacientes, ainda não identificados, que pertençam à região de cobertura	100% cadastrado (dos identificados como sem cadastro no acolhimento)	5 pontos SIM 0 ponto NÃO
	Realização de reuniões técnicas para integração e discussão de papéis entre os profissionais da equipe	1 reunião mensal realizada envolvendo esses objetivos	5 pontos SIM 0 ponto NÃO
	Periodicidade na avaliação (avaliação do processo de trabalho + avaliação dos indicadores) do acolhimento pelos profissionais da unidade	1 reunião mensal realizada envolvendo esses objetivos	5 pontos SIM 0 ponto NÃO
	Atendimento aos usuários priorizados de acordo com a identificação de risco e vulnerabilidade	100% dos usuários atendidos de acordo com o risco e a vulnerabilidade	5 pontos SIM 0 ponto NÃO

QUALIFICAÇÃO DA RELAÇÃO TRABALHADOR/USUÁRIO	Resolução de pelo menos 50% dos atendimentos	50%	2,5 pontos se 100% resolvidos 1 ponto se > 50% ou < 100% 0 ponto se < 50%
	Encaminhamentos de, no máximo, 20% para atendimento na unidade de referência	20%	2,5 pontos se 100% encaminhados 1 ponto se > 50% ou < 100% 0 ponto < 50%
	Marcação de consulta não programática no acolhimento conforme gravidade e vulnerabilidade	100%	2,5 pontos se 100% marcados 1 ponto se > 50% ou < 100% 0 ponto se < 50%
	Projeto de implantação do acolhimento pactuado com a comunidade atrelado a uma agenda de avaliação periódica	1 reunião mensal realizada	5 pontos SIM 0 ponto NÃO
	Priorização de visitas domiciliares a partir de critérios de risco e vulnerabilidade (idosos acamados, gestantes, puerpério etc.) a partir do acolhimento	100%	3 pontos se 100% das priorizações 1 ponto se > 50% ou < 100% 0 ponto se < 50%
	Acompanhamento de resolução de consultas	Estar presente	2,5 pontos SIM 0 ponto NÃO
	Orientações aos usuários sobre os serviços de referência disponíveis no território	80% a 100% dos que necessitam da referência	2,5 pontos se = 80% a 100% 1 ponto se < 80% a > 40% 0 ponto se < 40%
	Instituição de grupos não programáticos	Estar presente	2,5 pontos SIM 0 ponto NÃO
	Desenvolvimento de atividades preventivas e de educação em saúde junto aos usuários na sala de espera	Estar presente	5 pontos SIM 0 ponto NÃO
ESTRUTURA	Protocolo elaborado (existência de protocolo construído)	Protocolo contendo condutas diante dos problemas de saúde apresentados no acolhimento	5 pontos SIM 0 ponto NÃO
	Presença do apoio institucional no acompanhamento e implantação do dispositivo junto à equipe	Estar presente	5 pontos SIM 0 ponto NÃO
	Existência de livro de acolhimento usado para registro diário com formato mínimo padrão a ser pactuado	Estar presente	5 pontos SIM 0 ponto NÃO
	Número de turnos com equipe multiprofissional destacada para realizar acolhimento	5 turnos por semana	5 pontos se 5 turnos 3 pontos se 3 a 5 turnos 0 ponto se < 3 turnos
	Existência de equipe multidisciplinar destacada para realizar acolhimento	Estar presente	5 pontos SIM 0 ponto NÃO

dos resultados pôde ser observada por classificação em componentes de estrutura e processos de trabalho, para uma melhor compreensão das características supracitadas.

APRESENTANDO OS ACHADOS DO ESTUDO

A aplicação dos critérios para avaliação do GI revelou que, das 26 USF, o dispositivo "acolhimento" está implantado em 18 (69%), parcialmente implantado em 6 (23%) e de maneira incipiente em 2 (8%) unidades de saúde, como é possível observar no Quadro 2.4.2.

Quadro 2.4.2 Grau de implantação (GI) do dispositivo acolhimento em USF – Recife, 2011

USF	DS	PONTUAÇÃO OBSERVADA	GI
1	I	78,0	A
2	II	92,5	A
3	II	86,0	A
4	II	80,0	A
5	II	90,0	A
6	III	93,0	A
7	III	93,0	A
8	III	92,5	A
9	III	88,0	A
10	III	88,0	A
11	III	87,5	A
12	III	78,0	A
13	IV	98,0	A
14	IV	97,5	A
15	IV	92,5	A
16	IV	87,5	A
17	V	93,0	A
18	V	83,5	A
19	II	77,5	B
20	II	70,5	B
21	II	68,0	B
22	IV	73,5	B
23	V	75,5	B
24	V	77,5	B
25	I	65,5	C
26	IV	62,5	C

Partindo do princípio de que a gestão da SMS/Recife definiu o acolhimento como um dispositivo potente na reorganização do modelo de atenção à saúde, na perspectiva de reformular a atenção clínica, ampliando acesso e propiciando vínculo entre equipe e população e reorganização do processo de trabalho, procurou-se identificar os critérios que apresentavam maior dificuldade de atendimento, elencando-os por itens que não obtiveram pontuação naquelas USF com julgamentos parcialmente implantado e incipiente (Quadro 2.4.3).

A observação do Quadro 2.4.3 permite identificar com clareza os problemas mais frequentes na maioria das USF: (i) insuficiente pactuação com a comunidade para implantação do acolhimento; (ii) não são desenvolvidas atividades de educação em saúde na sala de espera; (iii) número de turnos destinados ao acolhimento menor que 3; e (iv) usuários hipertensos/diabéticos não são incluídos em outras atividades além do acolhimento. Por outro lado, outros resultados merecem ser destacados como avanços: (i) a participação de equipe multidisciplinar e a marcação de consulta não programática em todas as unidades avaliadas; (ii) o uso

Quadro 2.4.3 Fragilidades na implantação do acolhimento em USF – Recife, 2011

USF	DS	GI	CRITÉRIOS NÃO ATENDIDOS
19	II	B	Não têm avaliação periódica pela equipe, falta de pactuação com a comunidade e falta de atividade de educação em saúde na sala de espera
20	II	B	Turnos de atendimento < 3, hipertensos/diabéticos não são incluídos em outras atividades além do acolhimento, falta de pactuação com a comunidade e falta de atividade de educação em saúde na sala de espera
21	II	B	Turnos de atendimento < 3, falta do livro de acolhimento, hipertensos/diabéticos não são incluídos em outras atividades além do acolhimento, falta de pactuação com a comunidade e falta de atividade de educação em saúde na sala de espera
22	IV	B	Hipertensos/diabéticos não são incluídos em outras atividades além do acolhimento e não têm avaliação periódica pela equipe
23	V	B	Hipertensos/diabéticos não são incluídos em outras atividades além do acolhimento, não têm avaliação periódica pela equipe e falta de atividade de educação em saúde na sala de espera
24	V	B	Turnos de atendimento < 3, falta de pactuação com a comunidade e falta de atividade de educação em saúde na sala de espera
25	I	C	Protocolo não utilizado, turnos de atendimento < 3, falta do livro de acolhimento, hipertensos/diabéticos não são incluídos em outras atividades além do acolhimento, falta de pactuação com a comunidade, não institui grupos não programáticos e falta de atividade de educação em saúde na sala de espera
26	IV	C	Protocolo não elaborado, protocolo não utilizado, falta de equipe multiprofissional no acolhimento, turnos de atendimento < 3, não têm avaliação periódica pela equipe e falta de pactuação com a comunidade

de critérios de priorização no atendimento em 22 delas; (iii) a presença do apoio institucional em 20; e (v), em 18 USF, a presença das seguintes características: realização de avaliações, ações de educação em saúde na sala de espera, fortalecimento dos grupos programáticos de hipertensão/diabetes e disponibilização de mais de três turnos para a intervenção.

As dificuldades encontradas para implantação do acolhimento se referem às questões estruturais, às referentes ao contexto político e às práticas dos atores envolvidos e afetados com a intervenção (Quadro 2.4.4). Em relação à estrutura, os principais problemas foram a falta de espaço físico na unidade para implantação da intervenção, equipes incompletas, o que torna a quantidade de profissionais insuficiente para operacionalizar o acolhimento, a capacidade da própria rede de referência em fornecer cotas suficientes para especialistas e exames e a falta do protocolo para ser utilizado no momento da ação pelos profissionais. No contexto político-institucional surgem as dificuldades de relacionamento na equipe e o insuficiente apoio por parte da gestão, seja do apoiador, da gerência do território ou do próprio distrito sanitário. No que se refere à qualificação dos atores, aparecem como problemas a dificuldade do entendimento da proposta e a incipiente cultura de avaliar e pôr em prática processos de análise estruturados. Por parte dos usuários, ainda se percebe a cultura da busca pelo especialista no momento do acolhimento, assim como o entendimento incipiente sobre a intervenção.

Os elementos facilitadores que apoiaram a implantação foram: a presença do apoio institucional, da gerência de território e do distrito; a presença dos alunos dos cursos de residência como um elemento facilitador, uma vez que supre a necessidade de recursos humanos nas equipes incompletas, além de todo o investimento dos apoiadores na preparação e no convencimento da equipe, seja em momentos de reunião e cursos, seja em visitas a outras unidades que já contavam com a intervenção implantada. Isso leva ao envolvimento e à decisão da equipe para realizar a implantação. O apoio da comunidade, quando de seu envolvimento, facilita bastante o processo (Quadro 2.4.5).

De outro modo, os profissionais percebem benefícios tanto no que se refere à organização do processo de trabalho – melhoria do processo, fortalecimento do trabalho em equipe e do ambiente – como às repercussões sobre o sistema municipal de saúde – redução das filas, ampliação do acesso e maiores resolutividade, efetividade, eficiência, equidade – o que também leva à melhoria da relação do serviço de saúde com a comu-

Avaliação da Implantação do Dispositivo Acolhimento em Unidades de Saúde da Família

Quadro 2.4.4 Síntese das dificuldades

Literatura/modelo	Ideias	Trechos das entrevistas
Estrutura	Espaço físico inexistente ou insuficiente	"O espaço físico não é adequado para atender de forma satisfatória a comunidade" E20 "Falta de um espaço físico adequado, acolhedor" E33 "Dificuldade de local para realizar o acolhimento" E44 "O local (espaço físico) é desconfortável na unidade, o profissional faz acolhimento em pé na recepção da USF" E76 "A estrutura física da unidade não dá o direito de privacidade para o paciente em acolhimento" (...) E70
	Insuficiência de profissionais nas equipes (equipes incompletas)	"Não ter a equipe completa" E46 "As equipes desfalcadas de profissionais" E48 "A infraestrutura da unidade" E52
	Capacidade de resposta insuficiente do sistema de saúde municipal para atender às demandas por especialidades e também para exames especiais	"Quantidade limitada de cotas para especialistas, como neurologista, cardiologista etc." E1 "Falta de referência para especialidades, muita dificuldade" E32 "Dificuldade em relação à referência de especialidades, de exames" E32
	Falta do protocolo	"O protocolo do acolhimento" E35
Contexto	Insuficiente apoio do Apoio Institucional e da Gerência de Território na implantação do acolhimento	"Falta do Apoio Institucional e da Gerência de Território durante a implantação do acolhimento" E21
	Não participação de todas as categorias profissionais no acolhimento	"A não participação de todos os profissionais da unidade no acolhimento" E28 "Acolhimento realizado só pelo nível superior" E43 "Dificuldade do profissional de odontologia para participar do acolhimento" E62 "A dentista não participa do acolhimento" E74
	Dificuldade de entendimento da proposta do acolhimento pelos profissionais	"Nem toda a equipe tinha o entendimento da proposta, o entendimento veio com a implantação do acolhimento" E64 "Houve discussão, houve resistência, depois os profissionais verificaram que era bom (...)" E37 "Dificuldade no entendimento do projeto do acolhimento e falta da qualificação da equipe, pois nem todos estão aptos para fazer acolhimento" E40 "A dificuldade foi a incapacidade de alguns profissionais que não se achavam capazes de fazer acolhimento" E56 "A falta de entendimento dos profissionais sobre o acolhimento" E69
	Dificuldade na relação entre os profissionais e na organização do trabalho entre equipes nas unidades	"Cada equipe tem uma dinâmica diferente. Há dificuldade no trabalho conjunto das equipes, o que dificulta a organização do acolhimento" E23
	Dificuldade para estruturar processo de avaliação continuada	"Muitas dificuldade em estruturar o processo de avaliação continuada" E70
	Cultura da comunidade pela busca de especialistas	"Grande demanda dos encaminhamentos para especialistas" E2
	Insuficiente entendimento por parte da comunidade sobre o propósito do acolhimento	"Inicialmente a comunidade não compreendeu o que era acolhimento. Quando recebiam as fichas, achavam que iam ser atendidos logo. Agora eles estão mais esclarecidos" E15 "As pessoas não acreditam no acolhimento. A comunidade só quer ser atendida pelo médico. Não há uma compreensão dos objetivos do acolhimento" E22 "O entendimento da comunidade que só quer consulta, talvez porque a equipe não faz reuniões" E47 "O usuário vem mais para o acolhimento no dia do médico, e com isso fica muito cheio nesses dias. Mas talvez melhore após a explicação que vamos ter com a comunidade sobre o que é acolhimento" E42

Quadro 2.4.5 Síntese das facilidades

Ideias	Trechos das entrevistas
Presença do Apoio Institucional, dos residentes multidisciplinares, da Gerência de Território e do Distrito	"O apoio da gerência de território, a realização de reuniões e a apresentação de outras experiências do acolhimento em outras USF do município" E22 "O apoio do distrito, a motivação de parte da equipe, puxando a equipe como um todo" E66 "A discussão com os profissionais, a orientação do distrito e a discussão com a comunidade sobre a implantação do acolhimento" E74
Preparação e convencimento da equipe	"Ter tido um curso. Ter materiais didáticos para discussão (...)" E4 "A gestão tem promovido cursos, como o introdutório do PSF, para a política do acolhimento nas unidades de saúde" E19 "As capacitações que foram realizadas com a equipe" E76 "Reuniões semanais para discussão do que é acolhimento. Visitas em outras unidades que já tinham acolhimento" E16 "O fato de visitar outras USF com acolhimento implantado e a discussão com todos da equipe sobre o acolhimento" E69 "As reuniões para discussão sobre o acolhimento, a disponibilidade da equipe e o envolvimento da equipe" E18
Envolvimento e decisão da equipe	"A vontade dos profissionais de querer fazer e querer que tudo dê certo" E54 "O engajamento, a aceitação da equipe para implantar o projeto e que ele desse certo" E78 "O envolvimento de todos os profissionais de nível superior, os residentes da residência multidisciplinar e o apoio institucional" E43
Apoio da comunidade	"As informações levadas para a comunidade" E40 "Divulgação com a comunidade sobre o que é acolhimento" E60 "A discussão com os profissionais, a orientação do distrito e a discussão com a comunidade sobre a implantação do acolhimento" E74 "O planejamento realizado pela médica que informou para os usuários a agenda de atividades" E15 "A discussão com os profissionais, a orientação do distrito e a discussão com a comunidade sobre a implantação do acolhimento" E74
Existência prévia de grupos	"Grupos de usuários já existentes" E1 "A necessidade dos usuários" E1

nidade – vínculo e satisfação (Quadro 2.4.6). Embora a grande maioria não perceba efeitos negativos na implantação da proposta, alguns relatos indicam que a implantação do acolhimento atraiu para atendimento uma grande parcela da população de áreas não cobertas pela ESF que, ao chegar à unidade em busca de consultas, acaba não atendendo à proposta do dispositivo acolhimento. Além disso, devido à utilização das cotas para encaminhamento ao especialista no momento do acolhimento, houve redução do poder de resolutividade nas demandas oriundas das consultas agendadas. Ademais, a necessidade de espaço para realização da ação compete com outras realizadas pela unidade, que também precisam de espaço físico, especialmente as atividades em grupo (Quadro 2.4.7).

Avaliação da Implantação do Dispositivo Acolhimento em Unidades de Saúde da Família

Quadro 2.4.6 Benefícios encontrados

	Ideias	Trechos das entrevistas
Reorganização do processo de trabalho	**Melhoria do processo de trabalho**	"O atendimento de forma organizada" E20 "A organização do fluxograma do acolhimento" E40 "A melhoria do processo de trabalho" E38 "Aproximação com os pacientes. Escuta mais qualificada. Resolução dos problemas" E13
	Melhoria do ambiente de atendimento	"Desafogou o posto" E2 "Diminuiu o bate-bate na porta" E16 "Não tem mais pessoas na porta, pois elas sabem que tem um momento para a escuta delas" E26 "(...) Melhorou o fluxo de informação dentro da unidade; antes o usuário ficava batendo de porta em porta" E42 "A demanda reprimida diminuiu, como também o incômodo durante as consultas" E29
	Fortalecimento do trabalho em equipe	"A integração da equipe com o mesmo objetivo" E7 "Trabalhar em equipe" E33
Qualificação da relação trabalhador/usuário	**Melhoria da relação do serviço de saúde com a comunidade (vínculo) e consequente satisfação**	"A satisfação da comunidade; acabou a ficha; acabou a consulta desnecessária" E7 "Aproximação com os pacientes. Escuta mais qualificada. Resolução dos problemas" E13 "Diminuiu a ansiedade da comunidade. Quando ele chega na USF, ele sabe que o problema vai ser resolvido" E27 "A integração da equipe com os usuários" E31 "A comunidade mais informada e vem no dia certo do acolhimento" E40 "A humanização dos funcionários (...)" E40
	Maior acolhimento aos usuários	"Diminuição do turno da consulta e aumento do turno do acolhimento" E69 "A humanização dos funcionários (...)" E40
	Adesão aos grupos programáticos (logitudinalidade do cuidado, responsabilização)	"Adesão aos grupos programáticos" E16 "A organização dos grupos" E53
	Ampliação do acesso	"Os usuários têm mais acesso. Maior número de usuários passou a ser atendido" E10 "Aumento do acesso a consultas. Atendimento de casos agudos. Pudemos atender as pessoas que não frequentavam a USF" E14 "Maior facilidade para atender intercorrências" E14 "Inclusão da consulta não programática" E33 "Aumentou a disponibilidade das consultas" E29 "Folgou a agenda dos médicos" E6 "Antes as pessoas não conseguiam chegar no serviço de saúde. Conseguiram ter acesso e o diagnóstico do hipertenso é mais rápido" E43 "A demanda reprimida diminuiu, como também o incômodo durante as consultas" E29 "Acabou a venda de ficha, aumentou o acesso e deu mais resolutividade" E5 "Atendimento dos casos agudos" E5

(Continua)

Quadro 2.4.6 Benefícios encontrados (*continuação*)

	Ideias	Trechos das entrevistas
Qualificação da relação trabalhador/usuário (*continuação*)	**Resolutividade (efetividade)**	"... e a (melhoria da) resolutividade de todo o atendimento prestado à comunidade" E38 "Melhor resolutividade da demanda" E19 "Eliminar pessoas que procuram as emergências para ser resolvidas aqui" E64 "Facilitou a resolução de receitas, a transcrição de exames. Orientação quanto às dúvidas sobre encaminhamento para referência. Maior facilidade para atender intercorrências" E14 "Tratar o usuário como cidadão, resolvendo o problema aqui ou com encaminhamento para especialidade" E64 "A resolução de muitos casos de demanda da população com rapidez e eficiência" E69 "(...) Resolução de mais de 50% dos casos no acolhimento" E74 "Resolutividade dos casos. A prioridade nos atendimentos, por classificação de risco. A organização dos grupos" E53 "As demandas de hipertensos e diabéticos que estavam com consulta irregular passaram a ser mais corretas. Facilitou o encaminhamento para os especialistas. A redução do número de hipertensos e diabéticos graves" E78
	Maior eficiência (maior agilidade)	"Maior facilidade para atender intercorrências" E14 "A agilidade do acolhimento na resolução dos problemas" E73 "Rapidez para realização dos exames" E25 "Troca de receitas. (...) Encaminhamentos realizados no acolhimento" E30 "Mais rapidez no diagnóstico e acompanhamento do hipertenso e diabético (eficiência)" E45 "A pessoa que precisa revalidar uma receita é atendida no acolhimento, assim como a marcação de exames" E45 "Acabou a venda de ficha, aumentou o acesso e deu mais resolutividade" E5
	Redução das filas	"Resolução dos problemas: de venda de fichas, porque quem precisa tem que estar presente; a diminuição dos encaminhamentos e qualificação do atendimento" E4 "Acabou a venda de ficha, aumentou o acesso e deu mais resolutividade" E5 "A satisfação da comunidade, acabou a ficha, acabou a consulta desnecessária" E7 "Acabou a venda de ficha, os usuários não precisam chegar tão cedo. Não tinha público para grupos e agora são realizados" E5
	Equidade (marcação de consulta mediante critérios de vulnerabilidade e risco; encaminhamento ao especialista quando necessário)	"Reorganização do fluxo... passou a atender segundo os critérios de vulnerabilidade e risco. (...) Orientação quanto às dúvidas sobre encaminhamento para referência. Maior facilidade para atender intercorrências" E14 "(...) Escuta qualificada e priorização dos casos" E19 "Facilitou o encaminhamento para os especialistas" E78 "A humanização dos funcionários e o tratamento com equidade aos usuários, como determina o SUS (...)" E40 "A prioridade nos atendimentos, por classificação de risco" E53 "Resolutividade dos casos. A prioridade nos atendimentos, por classificação de risco" E56

Quadro 2.4.7 Efeitos não esperados (prejuízos)

Literatura/modelo	Ideias	Trechos das entrevistas
Estrutura	Diminuição do espaço físico Pouco espaço físico para o aumento da demanda de usuários	"(...) Diminuiu o espaço físico, com a implantação da sala de acolhimento" E2, E14
Reorganização do processo de trabalho	Sobrecarga de trabalho Aumento da demanda de consultas Número grande de desistências	"Demanda aumentada de usuários" E19 "A USF com maior volume de pessoas, superlotada. Vêm muitas pessoas para serem ouvidas, tumultua. Nossa sala de espera é pequena (...)" E14 "O excesso de gente das áreas descobertas que estão vindo" E32 "No processo de implantação houve sobrecarga, até achar o modelo próprio. Tensão com a comunidade" E12 "Excesso de trabalho para a equipe" E18 "Número grande de desistências" E8 "Aumentou o número de procura por consultas" E45
Qualificação da relação trabalhador/ usuário	Redução do número de vagas para especialistas Dificuldade na relação com pessoas das áreas descobertas Dificuldade e tensão com a comunidade	"Redução do número de vagas para especialistas, pois os pacientes são distribuídos no acolhimento" E1 "Alguns pacientes que costumam faltar às consultas regulares tentam estar no acolhimento e acabam tirando a oportunidade de outras pessoas serem atendidas" E70 "Dificuldade no relacionamento com alguns comunitários, que não entenderam a proposta do acolhimento" E13 "Não atendimento aos usuários que agridem os profissionais por não entenderem o processo de atendimento na unidade e chegam a agredir fisicamente os profissionais" E78
Prejuízos	Não houve prejuízo	"Não trouxe prejuízo" E3, E5, E6, E7, E9, E10, E11, E12, E15, E16, E20, E21, E22, E23, E24, E25, E26, E27, E28, E29, E30, E33, E34, E36, E37, E38, E39, E40, E41, E42, E43, E44, E46, E47, E48, E49, E50, E51, E52, E53, E54, E55, E56, E57, E58, E59, E60, E61, E64, E65, E66, E67, E68, E69, E71, E72, E73, E74, E75, E76, E77

CONSIDERAÇÕES FINAIS

De maneira geral, observa-se que a maioria das USF encontra-se com o dispositivo "acolhimento" implantado ou parcialmente implantado, demonstrando um caminho favorável na mudança do modelo de atenção e gestão. A intervenção, apesar de primar por práticas orientadas por fluxos e protocolos, como normas orientadoras das linhas de cuidado, defende a singularização da ação a partir do encontro entre trabalhador e usuário. O acolhimento insere o aspecto relacional do cuidado enquanto tecnologia (das relações) na agenda. O GI encontrado é um passo importante para revelar melhorias na abordagem aos usuários das USF em termos de escuta, avaliação das demandas e, também, na proposição dos melhores itinerários terapêuticos. O envolvimento do profissional com o trabalho, sua disponibilidade para escutar, para estabelecer contato e se vincular ao usuário, seu compromisso em ofertar uma atenção integral, em utilizar todo o conhecimento que possui para a produção de cuidado, e seu compromisso em se responsabilizar pelo usuário são importantes pontos de partida (Brasil, 2008).

No modo predominante de produção das práticas em saúde, há um empobrecimento das tecnologias leves. As abordagens e intervenções dos profissionais de saúde, de modo geral, tendem a girar em torno dos aspectos biomédicos e dos procedimentos, e suas orientações tendem a ser normativas e prescritivas, com pouco diálogo com a singularidade do usuário. Para um modelo de atenção centrado nos interesses dos usuários, capaz de satisfazer suas necessidades, é preciso haver mudanças no cotidiano do fazer em saúde, na prestação das ações de saúde e na clínica realizada pelos diversos profissionais (Brasil, 2008). O acolhimento, enquanto dispositivo operacional, pode ser considerado uma estratégia potente para implementação de mudanças de práticas gerenciais e assistenciais, pois pressupõe um espaço de escuta, de encontro entre trabalhador e usuário, promovendo abertura para discussão dos problemas e necessidades destes últimos (Merhy, 1997). Entretanto, para que essa escuta seja viabilizada, é importante a garantia de um espaço físico com privacidade para que o usuário possa se sentir à vontade e que tenha assegurada sua liberdade de expressão. Talvez seja por isso que as queixas em relação à estrutura das unidades surgem como dificuldades enfrentadas na implantação, todavia sua falta não se torna elemento impeditivo. Vários profissionais relatam a falta ou a incipiência de espaço físico para realização do acolhimento, o que muitas vezes pode diminuir o número de turnos disponibilizados na unidade.

Um fator importante a se considerar é o envolvimento de toda a equipe na ação. Pereira & Ayres (2003) ressaltam que o acolhimento não deve ser realizado por um único profissional ou por um trabalhador de uma categoria específica mas, sim, por toda a equipe de saúde, onde cada membro tenha uma postura acolhedora na relação com a população e se responsabilize por ela. Intervenções mais amplas dependem de um trabalho em equipe que articule ações individuais e coletivas. Para ampliar a "escuta", o "olhar" e a percepção dos profissionais é importante a aquisição de outros saberes e recursos tecnológicos e, assim, são valiosas as contribuições de campos do conhecimento, como sociologia, antropologia, psicologia, psicanálise, educação, saúde pública, saber popular, entre outros. Desse modo, o acolhimento estabelece um novo significado nas relações da própria equipe, potencializando sua capacidade resolutiva e estimulando a troca de saberes e práticas, a partir da construção desse novo espaço de diálogo entre trabalhadores e usuários, fortalecendo o trabalho em equipe (Panizzi & Franco, 2004; Santos & Assis, 2006). Para que a equipe da USF possa aderir a esse novo processo de trabalho, é importante que toda a equipe seja capacitada a partir da própria experiência no acolhimento e que essa experiência proporcione segurança para decidir e efetivamente fazer, com base em determinado saber adquirido na vivência com o usuário (Franco et al., 1999).

Outro fator importante em todo o processo de implantação de um novo serviço é o apoio da gestão, dos gestores, desde o nível central, distrital e do território sentido por parte dos profissionais, como elemento facilitador e estimulador das mudanças, o que é fundamental para instituir processos coletivos de trocas e análise do seu fazer. A gestão dos serviços de saúde tem um papel importante na organização do processo de trabalho e no desenvolvimento de dispositivos institucionais que contribuam para o trabalho em equipe e para a construção cotidiana de novas formas de produção das ações de saúde, de novas relações dos profissionais com os usuários, bem como entre os profissionais. Enfim, um papel importante na construção de práticas e de subjetividades mais cuidadoras e solidárias.

Algumas questões, entretanto, precisam ser objeto de análises mais apuradas, como a implantação de cinco turnos de acolhimento, o incentivo a ações de educação na sala de espera e a realização de grupos programáticos e ainda não programáticos, que, somadas a outros dispositivos, como construção de projetos terapêuticos singulares, matriciamento e participação nos fóruns de microrregiões, além das atividades do próprio programa, podem sobrecarregar as equipes, mesmo que havendo melhoria localizada do processo de trabalho.

O estudo também revela o problema vigente hoje em relação ao acolhimento aos usuários, que é a rede de referência para apoiar a resolução e o encaminhamento, quando necessário. Estratégias como as do Núcleo de Apoio à Saúde da Família (NASF) e o Serviço de Assistência Domiciliar (SAD) contribuem para a resolução de problemas mais comuns, mas não resolvem a oferta insuficiente de exames de apoio ao diagnóstico e de consultas especializadas.

Referências

Brasil. Ministério da Saúde. Secretaria de Atenção à Saúde. Núcleo Técnico da Política Nacional de Humanização. Humaniza SUS: Documento Base para Gestores e Trabalhadores do SUS, 2006.

Brasil. Ministério da Saúde. Secretaria de Gestão do Trabalho e da Educação na Saúde. Departamento de Gestão da Educação na Saúde. Curso de formação de facilitadores de educação permanente em saúde: unidade de aprendizagem – trabalho e relações na produção do cuidado em saúde. 2. ed. rev. Rio de Janeiro, 2008. 108p.

Contandriopoulos AP, Champagne F, Denis JL, Pineaut RA. Avaliação na área da saúde: conceitos e métodos. In: Hartz ZMA (Org.) Avaliação em Saúde: dos modelos conceituais à prática na análise da implantação de programas. Rio de Janeiro, 1997.

Contandriopoulos AP. Avaliando a institucionalização da avaliação. Ciênc Saúde Coletiva 2006; 11(3):705-11.

Cosendey MAE, Hartz ZMA, Bermudez JAZ. Validation of a tool for assessing the quality of pharmaceutical services. Cad Saúde Pública 2003; 19(2):395-406.

Fagundes S. Apresentação. In: Ortiz JN, Bordignon MO, Gralha RS, Fagundes S, Coradini SR (Orgs.) Acolhimento em Porto Alegre: um SUS de todos para todos. Porto Alegre: Prefeitura Municipal de Porto Alegre, 2004.

Felisberto E. Análise da Implantação e da Sustentabilidade da Política Nacional de Monitoramento e Avaliação da Atenção Básica no Brasil, no período de 2003 a 2008. [tese]. Recife: Centro de Pesquisas Aggeu Magalhães, Fundação Oswaldo Cruz, 2010.

Franco TB, Bueno WS, Merhy EE. O acolhimento e os processos de trabalho em saúde: o caso de Betim (MG). Cad Saúde Pública 1999; 15(2):345-53.

Franco TB, Merhy EE. Fluxograma descritor e projetos terapêuticos. In: Merhy EE, Franco TB (Orgs.) O trabalho em saúde: olhando e experimentando o SUS no cotidiano. São Paulo: Hucitec, 2003.

Gomes R, Souza ER, Minayo MCS, Malaquias JV, Silva CFR. Organização, Processamento, Análise e Interpretação de dados: o desafio da triangulação. In Minayo MCS (Org.) Avaliação por triangulação de métodos: abordagem de programas sociais. Rio de Janeiro: Editora Fiocruz, 2005.

Matsumoto S. O acolhimento: um estudo sobre seus componentes e sua produção em uma unidade da rede básica de serviços de saúde [dissertação]. Ribeirão Preto: Escola de Enfermagem de Ribeirão Preto, Universidade de São Paulo, 1998.

Medina MG, Silva GAP, Aquino R, Hartz ZMA. Uso de modelos teóricos na avaliação em saúde: aspectos conceituais e operacionais. In: Hartz ZMA, Silva LMV (Orgs.) Avaliação em Saúde: dos modelos teóricos à prática na avaliação de programas e sistemas de saúde. Rio de Janeiro: Fiocruz, 2005.

Merhy EE. Em busca do tempo perdido: a micropolítica do trabalho vivo em ato. In: Merhy EE, Onocko R (Orgs.) Agir em saúde: um desafio para o público. São Paulo: Editora Hucitec, 1997.

Mitre SM, Andrade EIG, Cotta RMM. Avanços e desafios do acolhimento na operacionalização e qualificação do Sistema Único de Saúde na atenção primária: um resgate da produção bibliográfica do Brasil. Ciên Saúde Coletiva 2011; 17(8):2071-85.

Mitre SM, Andrade EIG, Cotta RMM. O acolhimento e as transformações na práxis da reabilitação: um estudo dos Centros de Referência em Reabilitação da Rede do Sistema Único de Saúde em Belo Horizonte, MG, Brasil. Ciên Saúde Coletiva 2013; 18(7):1893-902.

Pereira EG, Ayres JRCM. Acolhimento: tendências conceituais e análise crítica. In: Anais do VIII Congresso Paulista de Saúde Pública [CD-ROM]. Ribeirão Preto: Associação Paulista de Saúde Pública, 2003.

Panizzi M, Franco TB. A implantação do Acolher Chapecó, reorganizando o processo de trabalho. In: Franco TB et al. (Orgs.) Acolher Chapecó: uma experiência de mudança do modelo assistencial com base no processo de trabalho. São Paulo: Hucitec, 2004.

Recife. Secretaria de Saúde. Reunião Núcleo Gestor. Relatório 2010.

Recife. Secretaria de Saúde. O Modelo em Defesa da Vida: uma proposta em construção de reformulação da atenção e gestão em Recife, 2009.

Santos AM, Assis MMA. Da fragmentação a integralidade: construindo e (des)construindo a saúde bucal no Programa de Saúde da Família (PSF) de Alagoinhas, BA. Ciên Saúde Coletiva 2006; 11(1):53-61.

Yin RK. Estudos de caso: planejamento e métodos. 3. ed. Porto Alegre: Bookman, 2005.

2.5 Avaliação da Implantação da Política Nacional de Saúde Bucal na Atenção Básica em Município do Ceará, Brasil

Juliana Ribeiro Francelino Sampaio
Suely Arruda Vidal
Reneide Muniz da Silva

INTRODUÇÃO

Os acontecimentos que marcaram a trajetória da atenção à saúde bucal no Brasil nas últimas décadas foram marcados pelos embates entre os defensores da Reforma Sanitária, buscando inserir este componente no Sistema Único de Saúde (SUS) de maneira universal, integral e descentralizada (Moysés et al., 2008a).

As Conferências Nacionais de Saúde Bucal (CNSB), realizadas no país a partir dos anos 1980, representaram importantes espaços para o debate em defesa de uma saúde bucal de qualidade. Desde a primeira, em 1986, defendia-se a realização de um diagnóstico epidemiológico da situação da saúde bucal da população, bem como a inserção desta no SUS com financiamento assegurado e o desenvolvimento de uma política de recursos humanos em saúde bucal (CNSB, 1986). A segunda conferência, em 1993, reforçou a necessidade de uma saúde bucal integral, realizada de maneira descentralizada, sendo os municípios o lócus principal de execução das atividades. Indicou as características de um novo modelo de atenção em saúde bucal e defendeu a efetiva implementação do controle social por meio dos Conselhos de Saúde (CNSB, 1993). A terceira CNSB, realizada em 2004, em decorrência da necessidade de elaboração de uma

Política Nacional de Saúde Bucal (PNSB) e com base nos resultados do levantamento epidemiológico SB Brasil, que aconteceu em 2000, trouxe para os debates situações vividas pela população brasileira e que feriam o direito de cidadania. Em seu relatório final lê-se:

> *Nas cidades e na zona rural, muitas imagens*
> *expressam o quanto desigualdades sociais humilham,*
> *degradam e fazem sofrer milhões de pessoas... As*
> *condições dentárias são, sem dúvida, um dos mais*
> *significativos sinais de exclusão social...*
> *A escolaridade deficiente, a baixa renda, a falta*
> *de trabalho e a má qualidade de vida produzem*
> *efeitos devastadores sobre gengivas, dentes e outras*
> *estruturas da boca e dão origem a dores, infecções e*
> *sofrimentos físicos e psicológicos (CNSB, 2004).*

Com a adoção do Programa Saúde da Família (PSF), em 1994, pelo Ministério da Saúde, hoje Estratégia Saúde da Família (ESF), o Brasil passou a definir o modo de organização da atenção básica, concebida para ser a porta de entrada ao sistema local de saúde, ampliar o acesso e assegurar o atendimento integral de maneira resolutiva, substituindo modelos de atenção que fragmentavam a assistência à saúde (Brasil, 2007).

As equipes de saúde bucal (ESB) foram inseridas na ESF com a publicação da Portaria GM/MS 1.444, de 28 de dezembro de 2000, que estabelecia o incentivo financeiro para reorganização da saúde bucal no âmbito dos municípios. Posteriormente, as diretrizes e normas para a implantação das ESB nos municípios e a definição do Plano de Reorientação das Ações de Saúde Bucal na Atenção Básica foram regulamentadas pela Portaria GM/MS 267, de 6 de março de 2001. Sucessivos ajustes foram ocorrendo com o intuito de ampliar o acesso aos serviços públicos de saúde bucal no Brasil, a exemplo da Portaria GM 673, publicada em 2003, que estabeleceu o financiamento das ESB em relação à ESF, na proporção de 1:1, estabelecendo a cobertura média em 3.450 pessoas (Costa et al., 2006).

Com a publicação da Política Nacional de Saúde Bucal – Brasil Sorridente, em 2004, pelo Governo Federal, foram traçadas diretrizes norteadoras das ações a serem desenvolvidas na perspectiva do cuidado em saúde bucal. São elas: gestão participativa, ética, acesso, acolhimento, vínculo e responsabilidade profissional (Moysés, 2008b).

A realização, portanto, de estudos enfocando o grau de desenvolvimento da PNSB em âmbito municipal contribui para as análises das condições de saúde bucal em populações, além de identificar necessidades de adequação da própria política nacional.

Este capítulo apresenta uma avaliação das ações da PNSB na atenção básica no município de Juazeiro do Norte, estado do Ceará, com o objetivo de fornecer instrumentos para reorganização das práticas em saúde bucal, preenchendo uma lacuna na produção científica, dada a inexistência de pesquisas dessa natureza no município e na região do Cariri, na qual está inserido.

MÉTODOS

O instrumental metodológico utilizado é o da avaliação normativa, geralmente realizada pelos gestores e executores, chamados avaliadores internos, e que têm como objetivo principal estabelecer um julgamento de valor sobre uma intervenção, comparando estrutura, processo e resultados obtidos com critérios e normas previamente definidos (Figueiró et al., 2010).

Procedeu-se a uma avaliação do grau de implantação (GI) das ações da PNSB na atenção básica, focada na apreciação da estrutura e do processo dessa política no âmbito municipal, a fim de emitir um julgamento de valor capaz de subsidiar a tomada de decisões em relação à gestão dos serviços de atenção básica, utilizando-se como referencial normativo os documentos técnicos do Ministério da Saúde (Donabedian, 1988).

A base territorial da pesquisa foi o município de Juazeiro do Norte, localizado ao sul do estado do Ceará, sendo município polo da região do Cariri. Com uma área de 249.831km², situa-se a uma altitude média de 350 metros. A população, para o ano de 2010, era estimada em 242.139 habitantes, e o município estava habilitado na Gestão Plena de Sistema Municipal desde 2002 (Brasil, 2007). O município aderiu ao Pacto pela Saúde em 2006 e contava em 2010 com 62 equipes da ESF.

O PSF foi implantado no município de Juazeiro do Norte em 1998, e as primeiras equipes de Saúde Bucal, em número de 10, começaram a atuar em 2001. Atualmente, a rede de saúde bucal na atenção básica conta com 35 ESB, que beneficia 120 mil pessoas, o que representa uma cobertura populacional de 48,33%. O município conta com um Centro de Especialidades Odontológicas (CEO) municipal tipo II e um CEO

Regional tipo III. Juazeiro do Norte é uma cidade polo de referência dentro do Plano Diretor de Regionalização da Saúde do Estado, sendo sede de microrregião de saúde (Brasil, 2010; Secretaria Municipal de Saúde, 2009).

Foi elaborado um modelo lógico das ações da PNSB na atenção básica, no âmbito municipal (Quadro 2.5.1), e foram construídas as matrizes de análise para avaliação da implantação das ações dessa política no município, considerando as dimensões "estrutura" e "processo", tendo por base os seguintes documentos oficiais: Caderno de Saúde Bucal nº 17, Diretrizes Nacionais da Política de Saúde Bucal, Manual de Estrutura Física do Ministério da Saúde e Política Nacional de Atenção Básica. O questionário para avaliação da PNSB na atenção básica foi elaborado à luz da matriz de análise oriunda do modelo lógico (Brasil, 2004, 2006a, 2006b, 2007).

Foram utilizados como critérios de exclusão o cirurgião-dentista e o auxiliar de saúde bucal (ASB) que não estivessem cadastrados em ESB no Cadastro Nacional de Estabelecimentos em Saúde (CNES) e que estivessem ausentes no momento da entrevista. Também foi considerada excluída a unidade de saúde que se encontrasse fechada ou em reforma no momento da entrevista. Com base nesses critérios, das 35 ESB em atividade no município, 31 foram estudadas.

Aplicou-se um questionário estruturado aos cirurgiões-dentistas e aos ASB, registrados no CNES, em consulta feita em dezembro de 2010. Foi também realizada uma observação direta pelo próprio pesquisador, em visitas às unidades básicas de saúde, para verificação de capacidade instalada, equipamentos, instrumental e material de consumo disponíveis para a ESB.

As dimensões analisadas foram as de gestão municipal da saúde bucal – estrutura (espaço físico, equipamentos e mobiliários, recursos humanos, insumos, normatização da PNSB e material de expediente) – e processo de trabalho (dos profissionais de saúde bucal na atenção básica) – processo (atividades educativas, organizacional, procedimentos coletivos e atividades realizadas pela ESB).

Plano de análise da avaliação da estrutura

A avaliação da dimensão "gestão municipal da saúde bucal" foi feita a partir da atribuição de pontos usados para as respostas positivas.

Quadro 2.5.1 Modelo lógico das ações da Política Nacional de Saúde Bucal na atenção básica no âmbito municipal

Âmbito	Dimensão	Insumos	Atividades	Produtos	Resultados a curto prazo	Resultados intermediários	Impacto
Atenção básica	Gestão municipal da saúde bucal (dimensão estrutura)	Sala para consultório odontológico com espaço para escovário Área para reuniões Equipe de saúde bucal (CD, ASB e/ou TSB) Área para compressor e bomba a vácuo Autoclave ou estufa Consultório odontológico completo (cadeira, equipo odontológico com caneta de alta rotação e micromotor, refletor, mocho, unidade auxiliar) Aparelho fotopolimerizador, amalgamador, compressor com válvula de segurança, aparelho de profilaxia com jato de bicarbonato, negatoscópio, cadeiras, armário-vitrine, balde cilíndrico porta-detritos com pedal, mesa de escritório Equipamentos de proteção individual (gorro, máscara, luvas, óculos de proteção) Material odontológico para consumo Receituários, fichas para registros de tendimentos, prontuários com odontograma Normatização municipal de ações de saúde bucal Protocolos clínicos para saúde bucal	Cadastramento da Unidade Básica de Saúde no CNES	Unidades Básicas de Saúde cadastradas no CNES, viabilizando a transferência de recursos entre União e municípios	Diminuição de inconsistências na base de dados nacionais, minimizando o bloqueio de transferência de recursos da união para os municípios Ampliação do acesso aos serviços básicos de saúde bucal	Melhora na qualidade da saúde bucal da população	Redução da incidência de cárie e outros problemas bucais na população
			Cadastramento de profissionais da área de saúde bucal no CNES				
			Cadastramento no CNES das atividades ofertadas nos serviços				
			Alimentação mensal dos bancos de dados nacionais, mantendo atualizado o CNES sob sua gestão				
			Provimento nas Unidades Básicas de Saúde de estrutura física adequada para o serviço ofertado	ESB/ESF em condições adequadas de trabalho			
			Provimento nas Unidades Básicas de Saúde de equipamentos e insumos odontológicos				
			Selecionar, contratar e remunerar os profissionais da área de saúde bucal				
			Planejamento para cobertura populacional municipal de 100% de ESB/ESF				
			Definição de uma média de 3.000 pessoas por ESB/ESF				
			Capacitação e educação permanente dos profissionais de saúde bucal				
			Elaboração de normas e protocolos clínicos em saúde bucal	Fluxo de usuários entre os níveis de atenção definido/ integralidade da atenção			
			Elaboração de protocolos de referência e contrarreferência entre os níveis de atenção				
			Planejamento das ações de saúde bucal, levando em consideração as patologias mais prevalentes: cárie dentária, doença periodontal, câncer de boca, traumatismos dentários, fluorose dentária, edentulismo e má oclusão				
			Oferta de serviços no nível secundário de atenção, utilizando como referencial para definição de parâmetros a portaria GM 1.101 ou parâmetros municipais estabelecidos				
			Monitoramento e avaliação das ações de saúde bucal realizadas no município	Acompanhamento do planejamento de ações de saúde bucal para subsidiar tomada de decisões			

(Continua)

Quadro 2.5.1 Modelo lógico das ações da Política Nacional de Saúde Bucal na atenção básica no âmbito municipal (*continuação*)

Âmbito	Dimensão	Insumos	Atividades	Produtos	Resultados a curto prazo	Resultados intermediários	Impacto
Atenção básica	Processo de trabalho das ESB na atenção básica/ESF (dimensão processo)	Sala para consultório odontológico com espaço para escovário Área para reuniões Equipe de saúde bucal (CD, ASB e/ou TSB) Área para compressor e bomba a vácuo Autoclave ou estufa Consultório odontológico completo (cadeira, equipo odontológico com caneta de alta rotação e micromotor, refletor, mocho, unidade auxiliar) Aparelho fotopolimerizador, amalgamador, compressor com válvula de segurança, aparelho de profilaxia com jato de bicarbonato, negatoscópio, cadeiras, armário-vitrine, balde cilíndrico porta-detritos com pedal, mesa de escritório Equipamentos de proteção individual (gorro, máscara, luvas, óculos de proteção) Material odontológico para consumo Receituários, fichas para registros de atendimentos, prontuários com odontograma Normatização municipal de ações de saúde bucal Protocolos clínicos para saúde bucal	Cadastramento atualizado das famílias de forma sistemática Realização e atualização de mapeamento da área de abrangência com identificação das áreas de risco e vulnerabilidade Identificação de pessoas e famílias em situação de risco e vulnerabilidade Análise situacional da área de abrangência Acompanhamento mensal das famílias Análise de informações e indicadores de saúde bucal da área de abrangência e do município Desenvolvimento das competências do cirurgião-dentista, técnico de saúde bucal e auxiliar de saúde bucal Registro diário nos mapas de atendimento Desenvolvimento de ações programadas de promoção da saúde, prevenção de doenças e de assistência voltadas ao controle das patologias crônicas e/ou às populações mais vulneráveis do território Planejamento das ações e organização das atividades programadas com a área médica/de enfermagem Acolhimento e atendimento à demanda espontânea e aos casos de urgência Realização de atendimento domiciliar Coordenação da média complexidade Desenvolvimento de ações intersetoriais Realização de ações educativas Realização de ações de promoção à saúde Interlocução com conselho de saúde Realização de ações de assistência	Conhecimento da área de abrangência da ESB com base epidemiológica e situacional Planejamento das atividades com base na realidade local Aumento da resolutividade da atenção básica	Reorientação do modelo assistencial Aumento da resolutividade dos problemas de saúde de maior frequência e relevância no território	Melhora na qualidade da saúde bucal da população	Redução da incidência de cárie e outros problemas bucais na população

Os pesos atribuídos aos blocos foram dados em função da importância de cada bloco de variáveis na PNSB. O total de pontos possível para cada bloco está descrito no Quadro 2.5.2. Após a atribuição dos pontos para cada bloco e o cálculo das devidas proporções atingidas por cada um deles, foi possível classificar o GI da estrutura de cada unidade de saúde, bem como do município.

Plano de análise da avaliação do processo

A avaliação da dimensão "processo de trabalho" dos profissionais de saúde bucal na atenção básica foi feita a partir da atribuição de pontos usados para as respostas positivas. Os pesos atribuídos aos blocos foram dados em função da importância de cada bloco de variáveis na PNSB. O total de pontos possível para cada bloco está descrito no Quadro 2.5.3. Após a atribuição dos pontos para cada bloco e o cálculo das devidas proporções atingidas por cada um deles, foi possível classificar o GI do processo de cada unidade de saúde, bem como do município.

Plano de análise do grau de implantação

O GI de cada dimensão avaliada, para cada unidade de saúde, foi construído considerando o número de respostas positivas ponderadas de cada dimensão em relação à pontuação máxima ponderada dos blocos de cada dimensão. Para o cálculo do GI de cada dimensão avaliada no município, calculou-se o somatório de todas as respostas positivas ponderadas de todas as unidades em relação ao somatório das pontuações máximas ponderadas dos blocos de cada dimensão multiplicado por 31.

O indicador composto GI das ações da PNSB na atenção básica no município foi obtido a partir do somatório das respostas positivas ponderadas das dimensões estrutura e processo das unidades multiplicado por 31 em relação ao somatório das pontuações máximas ponderadas das dimensões estrutura e processo.

A PNSB, considerando as ações na atenção básica no âmbito municipal, foi considerada implantada quando o percentual de questões respondidas afirmativamente foi maior ou igual a 80%, de implantação regular quando o percentual de questões respondidas afirmativamente foi maior ou igual a 60% e menor do que 80%, de implantação insu-

Quadro 2.5.2 Variáveis e ponderação para determinação do grau de implantação da estrutura nas unidades de saúde

BLOCO 1 Sem pontuação Identificação da Equipe de Saúde Bucal	BLOCO 4 Peso 4 Pont. máx. 88 Mobiliário/equipamentos/instrumental	BLOCO 6 Peso 2 Pont. máx. 16 Referência à atenção especializada
Modalidade da ESB Carga horária Tempo de implantação Localização da unidade Modalidade da ESB	Fotopolimerizador (1,0) Amalgamador (1,0) Cadeira odontológica (1,0) Compressor (1,0) Unidade auxiliar (1,0) 2 mochos (1,0) Refletor (1,0) Caneta de alta (1,0) Micromotor (1,0)	Endodontia (1,0) Prótese (1,0) Periodontia (1,0) Ortodontia (1,0) Cirurgia Pacientes especiais Radiologia (1,0) Câncer (1,0)
BLOCO 2 Peso 4 **Pont. máx. 24** **Recursos humanos**	Autoclave ou estufa (1,0) Negatoscópio (1,0) Aparelho de profilaxia com	**BLOCO 7 Peso 3** **Pont. máx. 54** **Educação permanente**
ESB Completa (1,0) ESB compõe quantas ESF (1,0) Área de abrangência definida para ESB (1,0) População em pessoas da área de abrangência (1,0) Existência de mapa da área de abrangência (1,0) Informações sobre saúde bucal (SB) no mapa (1,0)	jato de bicarbonato (1,0) Armário-vitrine (1,0) Mesa de escritório (1,0) Duas cadeiras (1,0) Balde cilíndrico porta-detritos com pedal (1,0) Instrumental para exame clínico (1,0) Instrumental para dentística (1,0) Instrumental periodontal básico (1,0) Instrumental cirúrgico básico (1,0) Instrumental para urgência (1,0) Instrumental para prótese (1,0)	Treinamento introdutório para CD (1,0) Treinamento em ações de AB para CD (1,0) Treinamento para atendimentos de pacientes especiais para CD (1,0) Treinamento para atendimento de gestantes para CD (1,0) Treinamento diagnóstico para CD (1,0) Treinamento de biossegurança para CD (1,0) Treinamento de dentística para CD (1,0) Treinamento de periodontia para CD (1,0) Treinamento de pulpotomia para CD (1,0)
BLOCO 3 Peso 3 **Pont. máx. 30** **Estrutura física**		
Localização do equipamento odontológico (1,0) Sala específica para consultório odontológico (1,0) Espaço para escovário (1,0) Área para compressor (1,0) Área para atividade educativa (1,0) Espaço adequado para consultório (1,0) Conservação de pisos, paredes e tetos (1,0) Instalação elétrica e iluminação (1,0) Climatização (1,0) Instalação hidráulica (1,0)	**BLOCO 5 Peso 4** **Pont. máx. 28** **Insumos e materiais** Equipamentos de proteção individual (1,0) Material de consumo (1,0) Material educativo (1,0) Receituário (1,0) Prontuários (1,0) Mapa para registros diários (1,0) Protocolos clínicos de SB (1,0)	Treinamento de farmacologia para CD (1,0) Treinamento em DST para CD (1,0) Treinamento de prótese para CD (1,0) Curso de especialização em SF para CD (1,0) Curso de formação para ASB (1,0) Treinamento em biossegurança para ASB (1,0) Treinamento introdutório em SF para ASB (1,0) Ações preventivas para ASB (1,0) Educação permanente em DST para ASB (1,0)

Quadro 2.5.3 Variáveis e ponderação para determinação do grau de implantação do processo nas unidades de saúde

BLOCO 1 Peso 3 Pont. máx. 39 Atividades educativas	BLOCO 3 Peso 2 Pont. máx. 6 Procedimentos coletivos
Para gestantes (1,0) Para menores de 3 anos (1,0) Para crianças de 3 a 6 anos (1,0) Para a faixa etária de 6 a 14 anos (1,0) Para adolescentes (1,0) Para pacientes especiais (1,0) Adultos (1,0) Idosos (1,0) Abordagem individual (1,0) Abordagem familiar (1,0) Palestra (1,0) Outros meios de comunicação (1,0) Abordagem alternativa (1,0)	Escovação supervisionada (1,0) Evidenciação de placa (1,0) Fluorterapia (1,0)
BLOCO 2 Peso 4 Pont. máx. 42 Atividades de organização da demanda	BLOCO 4 Peso 3 Pont. máx. 39 Atividades realizadas pela ESB

Cadastramento de usuários (1,0)
Registro completo das informações das
  atividades realizadas diariamente (1,0)
Envolvimento multiprofissional com a
  ESF (1,0)
Ação em parceria com ONG (1,0)
Realização de inquérito epidemiológico em
  escolares (0,1)
Realização de inquérito epidemiológico da
  população geral (0,3)
Levantamento das necessidades de saúde em
  instituições (0,2)
Levantamento de necessidade de saúde da
  população adscrita (0,3)
Estudo de demanda (0,1)
Elaboração de lista de espera sem classificação de
  necessidades (0,05)
Elaboração de lista de espera com classificação de
  necessidades (0,25)
Retirada de ficha para atendimento na UBS por
  ordem de chegada (0,05)
Atendimento à demanda programada de
  instituições (0,1)
Atendimento à demanda programada de grupo
  prioritário (0,25)
Atendimento eventual de urgência
  odontológica (0,25)
Atendimento exclusivo para escolares (0,05)
	Consulta odontológica (1,0)
	Restauração de dente decíduo e permanente (1,0)
	Raspagem supragengival (1,0)
	Exodontia (1,0)
	Tratamento de alveolite (1,0)
	Moldagem para prótese (1,0)
	Visita domiciliar realizada pelo CD (1,0)
	Tratamento completado (1,0)
	Evento de promoção em saúde realizado por
	  CD (1,0)
	Atendimento de urgência (1,0)
	Visita domiciliar realizada por ASB (1,0)
	Evento de promoção em saúde realizado por
	  ASB (1,0)
	Atividade educativa realizada por ASB (1,0)

ficiente quando o percentual de questões respondidas afirmativamente foi igual ou maior do que 40% e menor do que 60% e não implantada quando o percentual de questões respondidas afirmativamente foi menor do que 40%.

O projeto de pesquisa foi aprovado pelo Comitê de Ética do Instituto Materno-Infantil Prof. Fernando Figueira (IMIP) em março de 2011.

RESULTADOS

O GI das ações da PNSB na atenção básica no município pesquisado foi considerado *insuficiente* (58,17%). Levando em consideração que a PNSB foi publicada em 2004, e que a partir dessa data os gestores em saúde bucal passaram a ter um referencial de como organizar as ações de saúde no âmbito municipal, podemos inferir que os atores envolvidos na coordenação e no desenvolvimento das ações de saúde bucal no município, em 2006, contavam com pouca experiência em relação ao novo modelo de atenção à saúde. De acordo com a pesquisa, das 31 equipes entrevistadas, 77,4% estavam em funcionamento há 4 anos ou mais, porém apenas 6,4% foram classificadas como implantadas e em 19,3% a implantação foi regular.

Em relação ao grau de implantação das dimensões avaliadas, a dimensão "estrutura" foi classificada como *insuficiente* (57,2%), tendo apenas duas ESB alcançado o grau *implantado* (Figura 2.5.1 e Tabela 2.5.1).

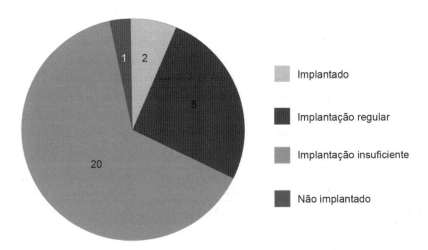

Figura 2.5.1 Distribuição das equipes de saúde bucal segundo o grau de implantação da dimensão "estrutura", município de Juazeiro do Norte, Ceará, 2011.

Tabela 2.5.1 Grau de implantação (*) das ações da Política Nacional de Saúde Bucal nas Unidades de Saúde da Atenção Básica, segundo as dimensões "estrutura" e "processo", município de Juazeiro do Norte-CE, 2011(**)

USF/ESB	Estrutura	Processo
1	58,7% insuficiente	68,5% regular
2	55,4% insuficiente	40,7% insuficiente
3	50,8% insuficiente	66,7% regular
4	53,3% insuficiente	48,1% insuficiente
5	72,1% regular	84,2% implantado
6	50,0% insuficiente	72,2% regular
7	44,6% insuficiente	53,7% insuficiente
8	59,6% insuficiente	40,7% insuficiente
9	64,2% regular	66,7% regular
10	48,7% insuficiente	55,5% insuficiente
11	42,9% insuficiente	57,4% insuficiente
12	53,3% insuficiente	43,5% insuficiente
13	66,5% regular	75,9% regular
14	47,5% insuficiente	72,2% regular
15	47,5% insuficiente	48,1% insuficiente
16	42,9% insuficiente	62,0% regular
17	58,5% insuficiente	60,2% regular
18	50,0% insuficiente	72,2% regular
19	82,5% implantado	83,3% implantado
20	62,9% regular	75,9% regular
21	35,8% não implantado	25,0% não implantado
22	67,9% regular	45,4% insuficiente
23	80,8% implantado	70,4% regular
24	53,4% insuficiente	75,9% regular
25	48,7% insuficiente	50,0% insuficiente
26	69,2% regular	59,2% insuficiente
27	50,8% insuficiente	66,7% regular
28	65,4% regular	40,7% insuficiente
29	79,2% regular	68,5% regular
30	56,4% insuficiente	58,3% insuficiente
31	57,1% insuficiente	59,2% insuficiente
	Grau de implantação 57,2%	**Grau de implantação 60,2%**

(*) Grau de implantação total do município: 58,74% (insuficiente).

(**) Legenda das cores

☐ = implantado (80% a 100%)

☐ = implantação regular (60% a < 80%)

☐ = implantação insuficiente (40% a < 60%)

☐ = não implantado (< 40%)

Os resultados, considerando cada bloco da dimensão "estrutura", demonstraram que 100% das equipes são da modalidade I, ou seja, compostas por um cirurgião-dentista (CD) e um auxiliar em saúde bucal (ASB), uma vez que as equipes da modalidade II são compostas por um CD, um ASB e um técnico em saúde bucal (TSB). Quanto à carga horária, normatizada em 40 horas semanais, apenas um profissional relatou trabalhar 36 horas semanais. A maioria das ESB está localizada na zona urbana, cinco delas (16,1%) funcionam na zona rural e apenas uma tem área de abrangência que engloba área urbana e rural.

Grande parte das unidades apresentava ESB com o número mínimo de agentes comunitários de saúde na ESF, duas das quais (6,4%) informaram a falta de um agente comunitário de saúde. Foi verificado que 10 das ESB (32,2%) estão ligadas a duas ESF e uma delas chega a dar assistência a três. Quinze equipes (48,4%) conheciam o quantitativo populacional que estava sob sua responsabilidade sanitária e 23 (74,2%) possuíam o mapa da área. No entanto, apenas seis equipes (menos de 20%) forneceram informações sobre saúde bucal utilizando o mapa para isso.

Indicadores do grau de implantação da dimensão "estrutura"

As Figuras 2.5.2 a 2.5.12 apresentam os resultados que se referem aos itens da dimensão "estrutura" encontrados no município estudado.

A Figura 2.5.2, com as informações sobre estrutura física das unidades de saúde, informa que em todas elas, à exceção de uma, existe espaço específico para consultório odontológico. Em contrapartida, apenas um

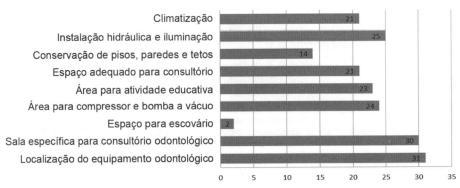

Figura 2.5.2 Distribuição das equipes de saúde bucal segundo os itens da dimensão "estrutura" referentes às condições de estrutura física das unidades de saúde onde atuam, município de Juazeiro do Norte, Ceará, 2011.

terço desses consultórios tem espaçamento adequado e mais da metade deles não apresenta pisos, paredes e tetos em bom estado de conservação. Os espaços destinados às atividades educativas estão presentes em menos de 70% das unidades, e somente duas delas dispõem de escovário.

No que diz respeito ao mobiliário e aos equipamentos (Figura 2.5.3), foi observado que a cadeira odontológica está presente em todas as unidades, do mesmo modo que a caneta de alta rotação e a autoclave ou estufa. Compressor, refletor e amalgamador são encontrados na grande maioria das unidades e, em menor número delas, o micromotor. Peças básicas, de menor custo e essenciais ao trabalho, como armário-vitrine, mesas com cadeiras para apoio às consultas e balde porta-detritos com pedal, não são encontradas em boa parte das unidades. Apenas duas equipes dispõem de consultório com negatoscópio, e somente uma conta com dois mochos. Em nenhum dos consultórios foi encontrado o aparelho de profilaxia com jato de bicarbonato.

Quanto ao instrumental normatizado pelo Ministério da Saúde, a Figura 2.5.4 mostra que, de acordo com o tipo de procedimento, varia de 0 a 20 (64%) o número de unidades que dele dispõem, o que significa que não chega a 70% o percentual de consultórios odontológicos em que esse material é considerado adequado, ao menos em uma das áreas clínicas que necessitam de sua aplicação. Essa carência se mostra mais crítica quando se trata de prótese, periodontia e urgência.

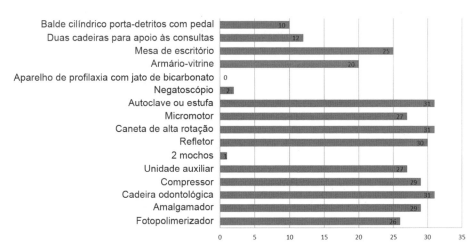

Figura 2.5.3 Distribuição das equipes de saúde bucal segundo os itens da dimensão "estrutura" referentes aos mobiliários e equipamentos, município de Juazeiro do Norte, Ceará, 2011.

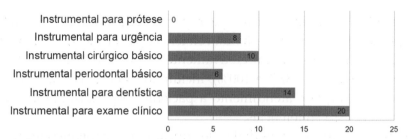

Figura 2.5.4 Distribuição das equipes de saúde bucal segundo os itens da dimensão "estrutura" referentes à disponibilidade de instrumental odontológico, município de Juazeiro do Norte, Ceará, 2011.

No momento da entrevista, ficou evidenciado o desconhecimento, por parte de muitos dos profissionais, em relação a esse quantitativo de instrumental a ser disponibilizado para o trabalho das equipes, segundo padronização do Ministério da Saúde. Ao tomarem conhecimento, os entrevistados classificaram essa variável como limitadora para execução das ações.

A respeito de insumos e materiais (Figura 2.5.5), o item para o qual se obteve o melhor percentual de suficiência na rede em questão foi o referente aos equipamentos de proteção individual dos profissionais, presentes em 27 das 31 unidades pesquisadas. Em contrapartida, o abastecimento regular do material de consumo foi identificado em menos da metade das unidades, e em apenas uma delas foi encontrado material educativo. O abastecimento regular de impressos foi citado por menos de 70% das equipes, sendo o caso mais crítico o que se refere aos protocolos clínicos.

Em relação a esse item, os profissionais entrevistados apontaram sua carência como uma das dificuldades para execução das atividades laborais.

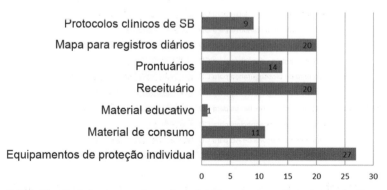

Figura 2.5.5 Distribuição das equipes de saúde bucal segundo os itens da dimensão "estrutura" referentes aos insumos e materiais, município de Juazeiro do Norte, Ceará, 2011.

Quanto à retaguarda da atenção especializada (Figura 2.5.6) em todas as especialidades, com exceção da referência para câncer, o quantitativo de equipes que informaram efetivamente sua disponibilidade alcançou valores entre 27 e 31 (87% a 100%), incluindo os encaminhamentos para radiologia, cirurgia e atendimento a pacientes especiais. A maioria das ESB conhece essas referências.

O bloco relativo às atividades de educação permanente (Figura 2.5.7) registrou valores abaixo de 50% em 12 dos 18 itens que o compõem. Acima desse percentual ficou a formação de ASB, citada por 24 das 31 equi-

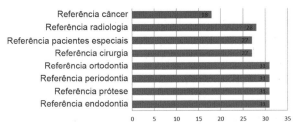

Figura 2.5.6 Distribuição das equipes de saúde bucal segundo os itens da dimensão "estrutura" referentes à disponibilidade de serviços de referência para encaminhamento de usuários, município de Juazeiro do Norte, Ceará, 2011.

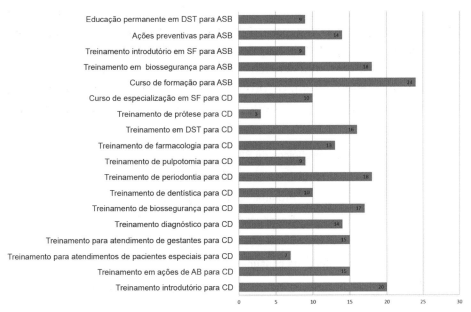

Figura 2.5.7 Distribuição das equipes de saúde bucal segundo os itens da dimensão "estrutura" referentes à realização de eventos de capacitação, município de Juazeiro do Norte, Ceará, 2011.

pes, e os treinamentos, a saber: os introdutórios para CD e ASB, os de biossegurança (ASB e CD) e os de periodontia e de doenças sexualmente transmissíveis (DST), ambos destinados a CD.

Os profissionais entrevistados relataram a deficiência e a ausência de uma política municipal de educação permanente em saúde, apontando a falta de incentivo por parte da gestão.

Indicadores do grau de implantação da dimensão "processo"

Os resultados encontrados para o GI da dimensão "processo" atingiram 60,2%, percentual que aponta para um grau de implantação regular. Em relação a cada unidade, apenas duas ESB (6,4%) foram classificadas como de grau implantado (Figura 2.5.8).

Nenhum dos itens do bloco referente às atividades educativas (Figura 2.5.9) é citado como presente em todas as ESB. Verifica-se que os trabalhos educativos mais disseminados são aqueles desenvolvidos por ocasião da consulta individual e as palestras nas salas de espera, nas escolas e em outros espaços comunitários. No tocante às faixas etárias contempladas com atividades educativas, verifica-se que as crianças a partir de 6 anos e os adolescentes são contemplados com essas ações na maioria das unidades. Esse quantitativo vai se reduzindo para as faixas etárias acima e abaixo desse grupo. O trabalho educativo junto às gestantes não alcança 60% das unidades pesquisadas, e a utilização de meios de comunicação,

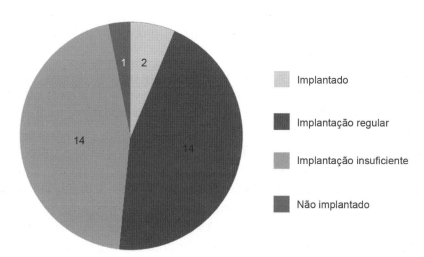

Figura 2.5.8 Distribuição das equipes de saúde bucal segundo o grau de implantação da dimensão "processo", município de Juazeiro do Norte, Ceará, 2011.

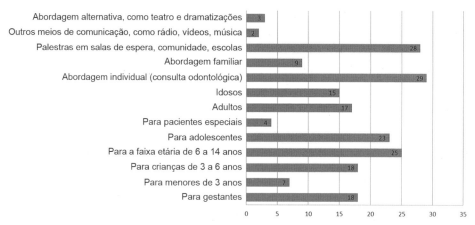

Figura 2.5.9 Distribuição das equipes de saúde bucal segundo os itens da dimensão "processo" referentes ao desenvolvimento das atividades educativas, município de Juazeiro do Norte, Ceará, 2011.

como rádio e teatro, acontece, embora seja mobilizada por um número bastante reduzido das ESB.

Quanto às atividades de planejamento, organização e monitoramento do atendimento, a Figura 2.5.10 mostra que o acesso do usuário à assistência odontológica se dá predominantemente por ordem de chegada à unidade de saúde, mediante distribuição de fichas.

Em relação ao cadastramento dos usuários de maneira periódica, menos de 50% das equipes relataram executar essa atividade. Quanto ao registro completo das informações relativas às atividades diárias, 93% das equipes relataram realizá-las.

Quanto à execução dos procedimentos coletivos (Figura 2.5.11), verifica-se uma frequência maior de realização da escovação supervisionada e da fluorterapia. Em relação à evidenciação de placa, o percentual encontrado foi inferior a 5%.

De acordo com a Figura 2.5.12, dentre os atendimentos individualizados, as visitas domiciliares feitas por ASB e CD foram referidas por um percentual inferior a 45% das ESB. Por outro lado, as consultas odontológicas e as exodontias foram citadas como atividades realizadas por todas as equipes entrevistadas. As ações de natureza educativa, os eventos de promoção da saúde, os atendimentos de urgência, bem como as restaurações e tratamentos periodontais, alcançaram um percentual em torno de 90%.

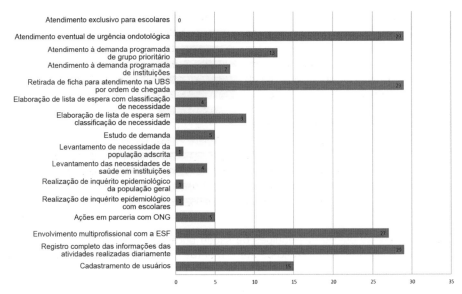

Figura 2.5.10 Distribuição das equipes de saúde bucal segundo os itens da dimensão "processo" referentes à realização de atividades de planejamento, organização e monitoramento de atendimento, município de Juazeiro do Norte, Ceará, 2011.

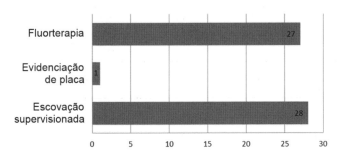

Figura 2.5.11 Distribuição das equipes de saúde bucal segundo os itens da dimensão "processo" referentes à realização de atividades coletivas, município de Juazeiro do Norte, Ceará, 2011.

A comparação dos resultados dos GI de estrutura e de processo (Quadro 2.5.4) permite inferir a existência de 11 ESB com resultados coincidentes, classificadas como de implantação insuficiente, e nove ESB com GI de estrutura insuficiente, porém de processo regular. Esses achados sugerem a necessidade de análises mais aprofundadas, pois, a rigor, estariam indicando que, mesmo diante de uma estrutura insuficiente, foi possível obter um padrão de processo regular.

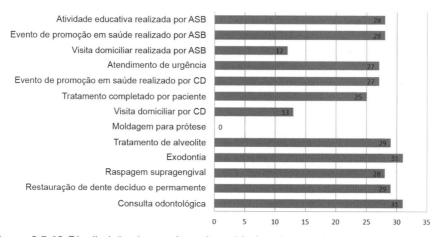

Figura 2.5.12 Distribuição das equipes de saúde bucal segundo os itens da dimensão "processo" referentes à realização de atendimentos individualizados, município de Juazeiro do Norte, Ceará, 2011.

Quadro 2.5.4 Quadro comparativo entre os resultados dos GI de estrutura e processo no município de Juazeiro do Norte-CE, 2011

GI de estrutura \ GI de processo ESB	Implantado	Implantação regular	Implantação insuficiente	Não implantado	Total de ESB
Implantado	01	01	–	–	02
Implantação regular	01	04	03	–	08
Implantação insuficiente	–	09	11	–	20
–	–	–	–	01	01
Total					31

DISCUSSÃO

O Ministério da Saúde, em seus documentos oficiais, afirma que a inserção da saúde bucal na ESF possibilitou a criação de um novo modelo de atenção à saúde bucal, baseado em vínculos territoriais, a partir de uma equipe multiprofissional que tem a cogestão dos serviços e a corresponsabilidade sanitária com os usuários e a família. Isso teria significado um grande passo na conquista da universalidade do acesso a esse serviço de saúde no Brasil (Brasil, 2011a).

Ainda segundo o discurso oficial, a implementação em 2004 da Política Nacional de Saúde Bucal – Brasil Sorridente, pelo Governo Federal, propôs a superação das desigualdades geradas por modelos assistenciais pautados em uma lógica tradicionalmente hegemônica de atendimento centrada no indivíduo. Dentre suas metas estão a reorganização da prática e a qualificação das ações e serviços oferecidos e a ampliação do acesso. Destaca ainda o fortalecimento da atenção básica, por meio da vinculação com a ESF e da atenção secundária, por intermédio dos Centros de Especialidades Odontológicas (CEO) (Brasil, 2011a).

Werneck, por sua vez, comenta a respeito da inserção dos CD no PSF, entendendo que se deu de maneira imatura, sem uma discussão prévia sobre o processo de trabalho e as potencialidades/dificuldades da atuação em equipe na atenção básica, o que poderia comprometer a qualidade da assistência, deixando de contribuir para a melhoria das condições de saúde bucal da população (Werneck, 2003).

Como referido previamente, no presente estudo o GI das ações da PNSB na atenção básica no município de Juazeiro do Norte foi classificado como insuficiente. A análise de cada uma das dimensões demonstra que o GI da estrutura foi considerado insuficiente e o GI do processo, regular.

De acordo com a revisão da literatura catalogada na biblioteca eletrônica SCIELO, a escassez de estudos na área de saúde bucal que abordam a avaliação normativa do GI dificultou a comparação dos achados, fazendo com que o presente trabalho assumisse caráter exploratório.

A constatação de que todas as ESB se enquadram na modalidade I denota fragilidade para a consolidação das ações da atenção básica, pois há déficit nas atividades preventivas, educativas e curativas, que poderiam ser executadas pelo técnico em saúde bucal (TSB), profissional presente nas ESB da modalidade II. Deve ser ressaltado que em todo o estado do Ceará havia, em 2001/2002, 11 ESB da modalidade II e, segundo o Ministério da Saúde, havia pouca disponibilidade dessa categoria profissional no mercado de trabalho, aliado ao baixo interesse dos gestores municipais no investimento nessa modalidade. Essa justificativa não se aplica ao momento atual, em que há disponibilidade de profissionais no mercado de trabalho no estado e, especificamente, no município de Juazeiro do Norte (Brasil, 2004b, 2011b).

Por outro lado, destaca-se o alto percentual de ESB completas no município estudado, fator importante para execução das ações preconizadas pela PNSB, o que contrasta com o baixo GI da política. Talvez responda por essa lacuna a falta de condições necessárias para o desempenho adequado dessas equipes.

Outro fator que poderia estar relacionado com o baixo GI seria a carga horária. Embora os profissionais tenham relatado o cumprimento de 40 horas semanais de contrato, não foi objeto de estudo a análise da produção individual nem a supervisão da presença, a fim de confirmar esse cumprimento. Sabe-se que:

> *O estabelecimento desta carga horária por parte do Ministério da Saúde fundamenta-se na ideia de que esta é uma condição necessária para a criação de vínculos entre os membros da equipe e entre a equipe e a população e para melhor desenvolvimento do processo de trabalho das equipes, tanto do ponto de vista gerencial e organizacional quanto assistencial (Brasil, 2004b).*

Considerando que a expressiva maioria das ESB de Juazeiro encontra-se em funcionamento há pelo menos 4 anos, esperava-se que a estrutura e o processo de trabalho dessas unidades estivessem consolidados, o que não foi observado, uma vez que pouco mais de 5% delas foram classificadas como implantadas.

De acordo com o Programa Nacional de Melhoria do Acesso e da Qualidade (PMAQ) da ESF, considera-se como padrão elementar de qualidade para a gestão municipal a disponibilidade de equipamentos e instrumentais odontológicos; como padrão em desenvolvimento, a disponibilidade de insumos de saúde bucal em quantidade suficiente e regular, e como padrão de qualidade consolidado, que a ESB desenvolva ações de prevenção para pacientes com necessidades especiais. Portanto, o desempenho do componente "saúde bucal" tem peso considerável para a avaliação global da atenção básica, reforçando a necessidade de o município garantir o padrão de excelência em suas ESB (Brasil, 2009a, 2009b).

A proporção entre o número de ESB e de ESF, menor do que 1:1, é um fator limitante para expansão e qualificação das ações de saúde bucal na atenção básica, como referiram Lourenço et al. (2009) em um estudo sobre a inserção de ESB no estado de Minas Gerais. Esses autores verificaram que com a precária relação entre ESB e ESF, geralmente de 1:2, a demanda da população pela atividade curativa é muito alta, não permitindo ao CD desenvolver a filosofia da ESF.

Outra possível consequência da desproporção ESB:ESF seria o desconhecimento das equipes a respeito da população dos territórios sob sua responsabilidade sanitária. No presente estudo, menos da metade das ESB referiu conhecer sua população adscrita, contrastando com o resultado apresentado pelo Ministério da Saúde já em 2001, quando 84,2% das ESB do Brasil conheciam sua área de abrangência (Brasil, 2004b). Os poucos CD que se mostraram capazes de expor as informações sobre saúde bucal no mapa tinham, em média, mais de 3.000 pessoas sob sua responsabilidade sanitária, o que ultrapassa a média recomendada pelo Ministério da Saúde (2007). De acordo com esse órgão, o mapa da área de abrangência é uma ferramenta de visualização e identificação das principais situações de saúde na área de abrangência das unidades (Brasil, 2004b).

Entre os pontos positivos encontrados no presente estudo, e que contribuíram para elevar o GI da estrutura, estava o consultório odontológico, montado em sala exclusiva e climatizado, contendo equipamentos em bom estado de conservação. O mesmo não se pôde dizer do abastecimento regular do material de consumo odontológico, o que contribui para a diminuição das atividades dos profissionais. Um bom planejamento por parte da gestão em relação à manutenção preventiva e reparadora de equipamentos odontológicos evita desperdício de recurso público, horas de trabalho perdidas por parte da ESB e desassistência à saúde da população. Esse resultado se repetiu na pesquisa realizada em um distrito do município de Natal, Rio Grande do Norte, no qual algumas ESB consideraram a falta de material um fator negativo para o desempenho de suas atividades na ESF (Rocha & Araújo, 2009). Em se tratando de desperdício de recursos, Ferreira & Loureiro (2008), em estudo de avaliação de custos para implantação e operação de serviço de saúde bucal no SUS, concluíram que o material odontológico representa um sexto dos custos e que "[...] falhas de abastecimento de suprimentos, fato comum em muitos serviços odontológicos do SUS, podem comprometer a eficiência dos Recursos Humanos, representando esta subutilização do serviço um alto custo" (2008: 2079).

A ausência de escovário na grande maioria das unidades de saúde fragiliza as ações de promoção e prevenção. Este é um achado relatado por Rocha & Araújo (2009), em estudo já citado, realizado em Natal, no qual verificaram que apenas 3,45% das ESB dispunham de escovódromo com espelhos. Cita-se como outro elemento dificultador para a prevenção de problemas bucais a falta do aparelho de profilaxia com jato de bicarbonato, inexistente em todas as unidades. Ademais, verificou-se falha quanto à quantidade necessária de instrumental odontológico nas unidades de saúde, revelando-se adequada somente a daquele destinado ao exame clínico (Brasil, 2006b).

O estado de conservação de pisos, paredes e tetos dos consultórios foi considerado abaixo dos padrões recomendados pela ANVISA (Brasil, 2002), por dificultar a limpeza dessas áreas e, consequentemente, levar ao inadequado controle de infecção. A ausência de baldes com tampa e pedal para a dispensa do material utilizado contribui para a disseminação de patógenos. Em contraposição a essa deficiência, foram encontrados, na maioria das unidades, equipamentos de proteção individual e material de biossegurança com abastecimento regular, o que reduz o risco de transmissão ao profissional.

A falta de dois mochos em mais da metade dos consultórios odontológicos compromete o trabalho a quatro mãos, o que agilizaria o atendimento, permitindo ampliar o número de procedimentos executados.

Quanto às atividades educativas, verificou-se, por um lado, a existência de espaço físico para seu desenvolvimento na maioria das unidades de saúde da família, ao mesmo tempo que foi constatada a falta do material educativo. A respeito disso, em artigo publicado na *Revista Brasileira de Saúde Materno-Infantil*, Moura et al. (2010: 79) afirmam que:

> *Era de se esperar que a disponibilidade de material educativo fosse referida por um número maior de ESB, uma vez que a estratégia de saúde da família tem como uma de suas principais linhas de ação a promoção da saúde e prevenção de agravos.*

Chama atenção a falta de prontuários, haja vista a absoluta necessidade desse tipo de material para o registro das informações decorrentes dos procedimentos realizados. A falta de protocolos também compromete o trabalho realizado pelas equipes, considerando sua importância como instrumentos de gestão clínica, uma vez que se baseiam nas melhores evidências científicas, na eficiência e efetividade das intervenções, melhorando a qualidade da atenção à saúde e dos processos gerenciais dos programas assistenciais (Portela et al., 2008).

Quanto à educação permanente, aparece como preocupante o achado de que dois terços dos CD não tinham o curso de especialização em saúde da família e que a maioria dos ASB nem sequer haviam feito o treinamento introdutório em saúde da família, evento de capacitação que deveria ser realizado anterior ou imediatamente após a implantação da ESB (Brasil, 2004b). Em estudo realizado com equipes de saúde bucal no estado de Minas Gerais, metade dos CD afirmou ter participado de pelo menos um curso da ESF e a outra metade nunca participou (Lourenço et al., 2009). Juazeiro do Norte, por ser município de grande porte, pode desenvolver política de educação permanente em caráter individual ou em conjunto com a Secretaria Estadual de Saúde, a fim de qualificar os profissionais de sua própria rede de saúde (Brasil, 2007, 2008).

Um dado positivo foi o de que mais de 90% das ESB referiram a possibilidade de encaminhamento para serviços de média complexidade, disponibilizados nos CEO. Comparado a estudos como o de Rocha & Araújo (2009), esse percentual é considerado excelente. Apesar disso, essa rede de serviços de saúde odontológica no SUS carece de estudos mais aprofundados no que diz respeito à oferta e à demanda.

Dentre os componentes avaliados com respeito à dimensão "processo", embora as atividades educativas sejam desenvolvidas em diferentes etapas do ciclo de vida, desde as gestantes até os idosos, a abordagem é predominantemente individual, ocorrendo por ocasião das consultas, o que contraria o foco da ESF que é a abordagem familiar. De acordo com Santos (2006), com a globalização, o conceito de educação vem sofrendo mudanças, assim como o modo de prestar assistência e atenção à saúde. O autor entende que as ações educativas devem ser preferencialmente realizadas nos mais diversos espaços físicos da área de abrangência da ESB, sendo fundamental o "estabelecimento de uma relação horizontal entre o sujeito que educa e o sujeito que se propõe educar".

Quanto à carga horária semanal de trabalho que os entrevistados afirmam cumprir, esta seria suficiente para desenvolver atividades de atualização, capacitações de TSB, ASB e agentes comunitários de saúde (ACS), reuniões entre os membros da equipe de saúde e com a população, planejamento e avaliação das ações intra e extranuros (Brasil, 2006a; Capistramo Filho, 2011).

De acordo com Carvalho et al. (2004), o planejamento das ações a serem desenvolvidas pela ESB e a ESF consistirá no momento inicial do trabalho da equipe. O cadastramento das famílias, o levantamento das necessidades e o conhecimento do perfil epidemiológico são etapas inerentes a esse processo, além da identificação e do reconhecimento dos espaços sociais, como creches, escolas, asilos, associações e indústrias, como locais estratégicos para desenvolvimento das ações educativas e promoção da saúde.

Nesse contexto, os achados a respeito do planejamento das ações das ESB no município de Juazeiro do Norte apresentaram dados positivos em relação ao cadastro periódico dos usuários e ao registro das informações das atividades de saúde bucal realizadas diariamente, ações estas realizadas pelos ACS e pela ESB. Foi observado um bom envolvimento multiprofissional dos membros da ESB com os demais membros da ESF, mas quase não se verificou parceria com outros setores da sociedade ou organizações não governamentais (ONG). Aerts et al. (2004) destacam a importância de envolvimento do CD com atividades comunitárias, sugerindo:

> *[...]buscar parceria com ativistas comunitários para a formação de redes e alianças; apoiar a criação de hortas e pomares como meio de encorajar ações cooperativas e o consumo de alimentos saudáveis; associar-se com grupos comunitários ativos na promoção da saúde das mães e crianças, como, por exemplo, a pastoral da saúde; proporcionar a participação da população no planejamento e tomada de decisões em relação à saúde bucal da comunidade; desenvolver ações intersetoriais com outras instituições públicas ou privadas (ONG, SESI, SESC, Universidades) (2004: 137).*

Um dos aspectos negativos encontrados nesse estudo está relacionado com a forma de apropriação do perfil epidemiológico da população adstrita, tendo em vista que apenas uma equipe afirmou ter realizado levantamento de necessidades nessa população. É inerente ao processo de trabalho das ESB o conhecimento da situação de saúde da população do território que está sob sua responsabilidade sanitária, a fim de planejar e implementar atividades de acordo com as necessidades locais, priorizando os problemas de saúde mais frequentes (Brasil, 2006b).

Além disso, observou-se a distribuição de fichas na unidade de saúde como forma de acesso ao atendimento odontológico. A organização da demanda é um dos nós críticos dos serviços de saúde do SUS. Carvalho et al. (2004) enfatizam que, embora os indivíduos procurem os profissionais de saúde para serem assistidos em suas necessidades específicas, como doença, urgência ou informação, o acolhimento realizado pela equipe da saúde busca atender o indivíduo em sua integralidade.

Em relação aos procedimentos coletivos, os resultados encontrados foram positivos, apesar da falta do escovário. Nesse estudo não foi observada distinção de quem realiza a atividade, se o CD ou o pessoal auxiliar. Sabe-se que algumas ações devem ser compartilhadas com o pessoal auxiliar, o TSB e o ASB, sob supervisão do CD, que podem atuar em diversas atividades, como terapêutica com flúor, escovação bucal supervisionada e evidenciação de placa, entre outras (Carvalho et al., 2004).

Como mostraram os resultados, a grande maioria das atividades curativas foi informada como sendo realizada pela ESB, incluindo o atendimento às urgências odontológicas. Nenhuma ESB realiza a moldagem para prótese, porém várias são as justificativas para essa ausência. Apenas três CD afirmaram ter tido alguma capacitação em prótese, e em nenhuma unidade de saúde existe instrumental básico para a realização da atividade. Acresce o fato de que todas as ESB afirmaram ter referência especializada para esse tipo de serviço.

As visitas domiciliares têm se mostrado um procedimento muito falho, deixando os idosos e os acamados sem a avaliação necessária e o tratamento conforme a necessidade. Considerando que "[...] a Assistência Domiciliar na atenção básica é uma modalidade da Atenção Domiciliar [...] e tem como público-alvo um segmento da população com perdas funcionais e dependência para realização de atividades da vida diária, as atividades precisam ser planejadas de forma que atendam às necessidades do usuário-família" (Brasil, 2006a: 24).

CONSIDERAÇÕES FINAIS

O presente estudo permite concluir que as ações da PNSB na atenção básica no município apresentam um GI insuficiente, contribuindo marcadamente para esse achado as condições estruturais.

Vários aspectos são identificados como limitadores para que seja alcançado o GI implantado na dimensão "estrutura", entre eles a disponibilidade de instrumental e material inadequados à realização das ações previstas e a falta de planificação do abastecimento das unidades com materiais de consumo odontológico e insumos, além da insuficiente formação dos profissionais para o trabalho em equipe nas unidades.

Como pontos positivos, pode-se ressaltar o alto percentual de ESB completas, bem como a estrutura de retaguarda para a média complexidade, confirmada por todos os profissionais entrevistados. Quanto aos itens relacionados com a adequação do espaço físico das unidades para a realização de atividades coletivas por parte das ESB, pesa negativamente a inexistência de escovários, ao mesmo tempo que deve ser destacada a existência de ambientes para realização de atividades educativas, ainda que esta ainda não seja uma atividade consolidada no processo de trabalho das ESB.

Essa dedução surge da constatação de que uma das deficiências responsáveis pelo enquadramento, na categoria "regular", do GI da dimensão "processo" recaiu nas atividades educativas consideradas coletivas, que apresentaram realização menor em detrimento das orientações individualizadas dadas ao usuário por ocasião dos procedimentos assistenciais. Outra fragilidade identificada na dimensão "processo" diz respeito ao baixo percentual de visitas domiciliares realizadas pelo CD e pelo ASB. A distribuição de fichas para atendimento na unidade de saúde, traço que remete ao modelo conservador e curativista e que a ESF se propõe substituir, ainda é uma prática corriqueira.

Portanto, de modo geral, vislumbra-se um longo caminho a percorrer para a efetiva implementação do novo paradigma da atenção básica proposto pelo SUS, seja por parte dos gestores, seja por parte dos trabalhadores do SUS, pois não se pode atribuir as falhas do sistema a uma das partes envolvidas. Nesse contexto, a necessidade de repensar e requalificar as formas de gestão e de formação profissional surge como medida de especial destaque, com vistas a fortalecer a organização, a qualidade e a resolutividade da atenção.

Diante das dificuldades encontradas, sugere-se uma readequação do planejamento e da gestão da saúde bucal nas diferentes esferas organizativas do SUS, incluindo melhoria no setor de abastecimento e distribuição de material e insumos, readequação da estrutura física, principalmente em relação ao escovário nas unidades, e oferta de equipamentos e instrumental em quantidade adequada, além da formulação da Política de Educação Permanente, com qualificação em serviço, para profissionais de nível superior e nível médio das ESB.

Outra recomendação dada por esse estudo é a prática de ações de monitoramento e avaliação no sistema municipal de saúde, importantes componentes da gestão em saúde. Seus resultados podem subsidiar processos decisórios, identificar problemas, reorientar ações e serviços, avaliando novas práticas e rotinas dos profissionais, podendo até mensurar o impacto das ações implementadas na saúde bucal da população assistida. Uma das contribuições desse estudo consiste na elaboração de uma matriz de monitoramento dos componentes da atenção básica (Quadro 2.5.5), a ser utilizada pelos gestores municipais como parte do processo avaliativo.

Outros estudos avaliativos precisam ser desenvolvidos, dirigindo seu foco para os demais níveis de complexidade assistencial, a exemplo do conjunto de atividades preconizadas para o CEO. Nessas pesquisas, podem ser apresentados aos especialistas, para uma elaboração conjunta em reuniões de consenso, o modelo lógico e a matriz de indicadores.

Quadro 2.5.5 Matriz de monitoramento dos componentes das ações da Política Nacional de Saúde Bucal na atenção básica no âmbito municipal

	Componentes da Política Nacional de Saúde Bucal	Fonte de evidência	Linha de base	Meta/ ano	Situação atual/data	Comentários/ Responsável
	BLOCO 1 – Identificação da ESB					
	ESB modalidade I	CNES	01 CD + 01 ASB + 04 a 06 ACS			
	ESB modalidade II	CNES	01 CD + 01 ASB ++ 01 TSB + 04 a 06 ACS			
	Carga horária	CMSB	40h semanais			
	BLOCO 2 – Recursos humanos					
	ESB completa	CNES	Modalidade I ou II			
	Proporção ESB/ESF	CNES/CMSB	1 ESB:1 ESF			
	Área de abrangência da ESB definida	CMSB/SIAB	Máximo 06 ACS e raio de distância das residências para USF de no máximo 6km			
	População da área de abrangência	CMSB/SIAB	3.000 pessoas em média			
	BLOCO 3 – Estrutura física					
ESTRUTURA	Localização do equipamento odontológico	CMSB/USF	Na própria unidade de saúde			
	Área para compressor	CMSB/USF	No lado de fora da unidade de saúde			
	Área para atividade educativa	CMSB/USF	Na própria unidade de saúde			
	Espaço adequado para consultório	USF	RDC 50 ANVISA			
	Conservação de pisos, paredes e tetos	USF	RDC 50 ANVISA			
	Instalação elétrica e iluminação	USF	RDC 50 ANVISA			
	Climatização	USF	RDC 50 ANVISA			
	Instalação hidráulica	USF	RDC 50 ANVISA			
	Conservação de pisos, paredes e tetos	USF	RDC 50 ANVISA			
	BLOCO 4 – Mobiliário/equipamentos/instrumental					
	Fotopolimerizador	CMSB/USF	Manual de estrutura física MS			
	Amalgamador	CMSB/USF	Manual de estrutura física MS			
	Cadeira odontológica	CMSB/USF	Manual de estrutura física MS			
	Compressor	CMSB/USF	Manual de estrutura física MS			
	Unidade auxiliar	CMSB/USF	Manual de estrutura física MS			
	2 mochos	CMSB/USF	Manual de estrutura física MS			
	Refletor	CMSB/USF	Manual de estrutura física MS			
	Caneta de alta	CMSB/USF	Manual de estrutura física MS			
	Micromotor	CMSB/USF	Manual de estrutura física MS			

ESTRUTURA						
Autoclave ou estufa	CMSB/USF	Manual de estrutura física MS				
Negatoscópio	CMSB/USF	Manual de estrutura física MS				
Aparelho de profilaxia com jato de bicarbonato	CMSB/USF	Manual de estrutura física MS				
Armário-vitrine	CMSB/USF	Manual de estrutura física MS				
Mesa de escritório	CMSB/USF	Manual de estrutura física MS				
Duas cadeiras	CMSB/USF	Manual de estrutura física MS				
Balde cilíndrico porta-detritos com pedal	CMSB/USF	Manual de estrutura física MS				
Instrumental para exame clínico	CMSB/USF	Manual de estrutura física MS				
Instrumental para dentística	CMSB/USF	Manual de estrutura física MS				
Instrumental periodontal básico	CMSB/USF	Manual de estrutura física MS				
Instrumental cirúrgico básico	CMSB/USF	Manual de estrutura física MS				
Instrumental para urgência	CMSB/USF	Manual de estrutura física MS				
Instrumental para prótese	CMSB/USF	Manual de estrutura física MS				
BLOCO 5 – Insumos e materiais						
Equipamentos de proteção individual	CMSB/USF	Nº de ESB				
Material de consumo	CMSB/USF	Nº de ESB				
Material educativo	CMSB/USF	Nº de ESB				
Receituário	CMSB/USF	Nº de ESB				
Prontuários	CMSB/USF	Nº de ESB				
Mapa para registros diários	CMSB/USF	Nº de ESB				
Protocolos clínicos de SB	CMSB/USF	Nº de ESB				
BLOCO 6 – Referência à atenção especializada						
Endodontia	CMSB/USF/CREMU					
Prótese	CMSB/USF/CREMU					
Periodontia	CMSB/USF/CREMU					
Ortodontia	CMSB/USF/CREMU					
Cirurgia	CMSB/USF/CREMU					
Pacientes especiais	CMSB/USF/CREMU	PT MS Nº 1.101/levantamento de necessidades do município				
Radiologia	CMSB/USF/CREMU					
Câncer	CMSB/USF/CREMU					
Referência para endodontia	CMSB/USF/CREMU					
Referência prótese	CMSB/USF/CREMU					
Referência periodontia	CMSB/USF/CREMU					
Referência ortodontia	CMSB/USF/CREMU					

Referências

Aerts D, Abegg C, Cesa K. O papel do cirurgião-dentista no Sistema Único de Saúde. Ciênc Saúde Coletiva 2004; 9(1):131-8.

Brasil. Agência Nacional de Vigilância Sanitária. Resolução – RDC (Resolução de Diretoria Colegiada) nº 50, de 21 de fevereiro de 2002. Dispõe sobre o Regulamento Técnico para planejamento, programação, elaboração e avaliação de projetos físicos de estabelecimentos assistenciais de saúde.

Brasil. Ministério da Saúde. Secretaria de Atenção à Saúde. Departamento de Atenção Básica. Coordenação Nacional de Saúde Bucal, Diretrizes da Política Nacional de Saúde Bucal. Brasília, 2004a.

Brasil. Ministério da Saúde. Secretaria de Atenção à Saúde. Departamento da Atenção Básica. Avaliação normativa do Programa Saúde da Família no Brasil: monitoramento da implantação e funcionamento das equipes de saúde da família: 2001/2002. Brasília, DF: Ministério da Saúde, 2004b. 140p.

Brasil. Ministério da Saúde. Secretaria de Atenção à Saúde. Departamento de Atenção Básica. Saúde Bucal. Cadernos de Atenção Básica, n.17. Série A. Normas e Manuais Técnicos. Brasília: Ministério da Saúde, 2006a.

Brasil. Ministério da Saúde. Secretaria de Atenção à Saúde. Departamento de Atenção Básica. Manual de estrutura física das unidades básicas de saúde:saúde da família/Ministério da Saúde. Brasília: Ministério da Saúde, 2006b. 72p.

Brasil. Ministério da Saúde. Política Nacional de Atenção Básica. Secretaria de Atenção à Saúde. Departamento de Atenção Básica. 4. ed. Brasília: Ministério da Saúde, 2007. 68p.

Brasil. Ministério da Saúde. Portaria GM nº 3.066, 23 de dezembro de 2008. Define valores de financiamento do Piso da Atenção Básica Variável para a Estratégia de Saúde da Família e de Saúde Bucal, instituídos pela Política Nacional de Atenção Básica. [acesso em 3 jul 2011]. Disponível em: http://189.28.128.100/dab/docs/legislacao/portaria3066_23_12_08.pdf.

Brasil. Ministério da Saúde. Secretaria de Atenção à Saúde. Departamento de Atenção Básica. Caderno de Autoavaliação nº 3: Unidade Saúde da Família. 3. ed. Brasília-DF, 2009a. 78p.

Brasil. Ministério da Saúde. Secretaria de Atenção à Saúde. Departamento de Atenção Básica. Caderno de Autoavaliação nº 5: Unidade Saúde da Família-Parte II. 3. ed. Brasília-DF, 2009b. 110p.

Brasil. Ministério da Saúde. Secretaria de Atenção à Saúde. Departamento de Atenção Básica. Coordenação Nacional de Saúde Bucal-Ofício Circular nº 005/2010-SAUB/DAB/SAS/MS. Brasília, 09 de agosto de 2010.

Brasil. Ministério da Saúde. 2011a. [acesso em 30 jun de 2011]. Disponível em http://dab.saude.gov.br/cnsb/brasil_sorridente.php

Brasil. Conselho Federal de Odontologia-CFO. 2011b. [acesso em 30 jun de 2011]. Disponível em http://cfo.org.br/.

Capistrano Filho D. Inclusão da saúde bucal no Programa de Saúde da Família no Estado do Rio Grande do Sul. Documento. Secretaria da Saúde do Rio Grande do Sul. Departamento de Ações em Saúde. Seção de Saúde Bucal. [acesso em 3 jul 2011]. Disponível em: http://www.saudedafamilia.rs.gov.br/v1/conteudo/index.php?p=p_70&sName=Equipe%20de%20Sa%FAde%20Bucal.

Carvalho DQ, Ely HC, Paviani LS, Corrêa PEB. A dinâmica da equipe da saúde bucal no Programa Saúde da Família. Boletim da Saúde, Porto Alegre 2004; 18(1):176-84.

CNSB, 1986. 1ª Conferência Nacional de Saúde Bucal. Brasília, 1986. [acesso em 16 dez 2011]. Disponível em: http://189.28.128.100/dab/docs/publicacoes/geral/1_cnsb.pdf.

CNSB, 1993. 2ª Conferência Nacional de Saúde Bucal. Brasília; 1993. [acesso em 16 dez 2011]. Disponível em: http://189.28.128.100/dab/docs/publicacoes/geral/2_cnsb.pdf.

CNSB, 2004. 3ª Conferência Nacional de Saúde Bucal. Brasília, 2004. [acesso em 16 dez 2011]. Disponível em: http://189.28.128.100/dab/docs/publicacoes/geral/2_cnsb.pdf.

Costa JFR, Chagas LD, Silvestre RM (orgs.) A política nacional de saúde bucal do Brasil: registro de uma conquista histórica. Brasília: Organização Pan-Americana da Saúde – OPAS. Série técnica desenvolvimento de sistemas e serviços de saúde; 11. 2006. 67p. [acesso em jun 2010] Disponível em: http://dab.saude.gov.br/docs/publicacoes/geral/serie_tecnica_11_port.pdf.

Donabedian A. The quality of care. How can it be assesssed? JAMA 1988; 260:1743-8.

Ferreira CA, Loureiro CA. Custos para implantação e operação de serviço de saúde bucal na perspectiva do serviço e da sociedade. Cad Saúde Pública 2008; 24(9):2071-80.

Figueiró AC, Frias PG, Navarro LM. Avaliação em saúde: conceitos básicos para a prática nas instituições. In: Isabella S, Felisberto E, Figueiró AC, Frias PG (orgs.) Avaliação em saúde: bases conceituais e operacionais. Rio de Janeiro: MedBook, 2010. 196p.

Lourenço EC, Silva ACB, Meneghin MC, Pereira AC. A inserção de equipes de saúde bucal no Programa Saúde da Família no Estado de Minas Gerais. Ciênc Saúde Coletiva 2009; 14(Supl.1):1367-77.

Moura BLA et al. Atenção primária à saúde: estrutura das unidades como componente da atenção à saúde. Rev Bras Saúde Matern Infant 2010; 10(Supl.1):S69-S81.

Moysés ST, Kriger L, Moysés SJ (orgs.) Saúde bucal das famílias – Trabalhando com evidências. São Paulo: Artes Médicas, 2008:10-2.

Moysés ST, Kriger L, Moysés SJ (orgs.) Saúde bucal das famílias – Trabalhando com evidências. São Paulo: Artes Médicas, 2008:14-5.

Portela MC, Lima SML, Ferreira VMB, Escosteguy CC, Brito C, Vasconcellos MTL. Diretrizes clínicas e outras práticas voltadas para a melhoria da qualidade assistencial em operadoras de planos de saúde sob a perspectiva dos seus dirigentes, no Brasil. Cad Saúde Pública 2008; 24(2):253-66.

Rocha ECA, Araújo MADA. Condições de trabalho das equipes de saúde bucal no Programa Saúde da Família: o caso do Distrito Sanitário Norte, RN. RAP-Rio de Janeiro 2009; 43(2):481-517.

Santos AM. Organização das ações em saúde bucal na Estratégia de Saúde da Família: ações individuais e coletivas baseadas em dispositivos relacionais e instituintes. Revista APS 2006; 9:190-200.

Secretaria Municipal de Saúde de Juazeiro do Norte-CE. Plano Municipal de Saúde de Juazeiro do Norte-CE, 2009.

Werneck MAF et al. Algumas reflexões sobre cuidado em saúde bucal nos serviços de saúde no Brasil. Belo Horizonte. Mimeografado, 2003.

2.6 Apoio Matricial do CAPS-AD na Cidade do Recife: Avaliação da Implantação

Magda da Silva Figueiroa
José Eulálio Cabral Filho
Yluska Almeida Coelho Reis

CONSUMO DE DROGAS PSICOATIVAS E POLÍTICAS DE SAÚDE PARA SEU ENFRENTAMENTO

O consumo crescente de drogas psicoativas constitui um grave problema em todo o mundo, atingindo vários segmentos da sociedade e impactando os índices de violência e acidentes, acarretando consequências clínicas e psiquiátricas, além de comprometer a vida escolar e profissional e produzir outros riscos psicossociais. Outro aspecto relevante é que existe uma tendência mundial para o uso cada vez mais precoce e intenso dessas substâncias (Carlini, 2006). Para os profissionais de saúde, essa questão vem ganhando cada vez mais importância, diante de suas consequências para toda a sociedade (Diehl et al., 2011).

Nessa perspectiva, foi implantada no Brasil, por meio de portaria ministerial, a Política de Atenção Integral ao Uso de Álcool e Outras Drogas (Brasil, 2008). Com relação às intervenções, esse documento propõe o trabalho interdisciplinar e multiprofissional, com foco no indivíduo e em seu contexto sociocultural, buscando desestimular o uso das drogas, incentivar a diminuição do consumo e diminuir os riscos e danos, mediante ampliação, articulação e fortalecimento dos engajamentos sociais (Arona, 2009). Prevê espaços de tratamento especializados onde estão contemplados os princípios do Sistema Único de Saúde (SUS), os paradigmas da Reforma Psiquiátrica e os conceitos norteadores da redução de danos, como os Centros de Atenção Psicossocial (CAPS), regulamentados pela Portaria GM 336/2002 (Brasil, 2004). Os CAPS para Usuários de Álcool e Drogas (CAPS-AD) são responsáveis pelas ações de tratamento e prevenção do uso abusivo/dependência de álcool e outras drogas (Brasil, 2004).

Diante desse contexto, em 2005, a Secretaria de Saúde do Recife implementou a Política de Atenção ao Usuário de Álcool, Fumo e Outras Drogas, denominada Programa + Vida – Redução de Danos no Consumo de Álcool, Fumo e Outras Drogas. Esta tem como objetivo oferecer uma rede descentralizada e hierarquizada de serviços e cuidados em saúde que visem a promoção, proteção específica, tratamento e reabilitação para usuários e/ou para familiares (Recife, 2005, 2007).

Em 2009, o município adotou nas ações de saúde a política intitulada *Recife em Defesa da Vida*, reforçando as diretrizes do Humaniza SUS, como acolhimento, clínica ampliada e projeto terapêutico singular, no processo de trabalho a ser desenvolvido nas unidades de saúde. Nesse sentido, arranjos institucionais foram definidos para o estreitamento da relação entre a rede de atenção primária e os serviços especializados, dentre os quais se destaca o "apoio matricial", cujo objetivo é aumentar as possibilidades de realização de uma clínica ampliada e de uma integração dialógica entre distintas especialidades e profissões. Essa metodologia pretende assegurar maiores eficácia e eficiência ao trabalho em saúde, mas também investir na construção da autonomia dos usuários (Campos, 2007). Esse arranjo viabiliza o suporte técnico e pedagógico em áreas específicas para as equipes responsáveis pelo desenvolvimento de ações básicas, assegurando uma retaguarda especializada para o enfrentamento dos problemas de saúde.

Como em todo processo de mudança, alguns desafios já se apresentam. Compartilhar responsabilidades envolve a construção de diagnósticos e ações terapêuticas, com a articulação de diferentes saberes em torno do objeto comum. Propõe a ampliação do objeto de trabalho e da concepção do processo saúde-doença-intervenção e a afirmação da saúde como direito. Além disso, a questão do consumo de drogas costuma suscitar preconceitos, medos e sentimentos que, muitas vezes, influenciam a prestação do atendimento. Isso faz com que alguns portadores de sofrimento psíquico não sejam identificados e que outros sejam até ignorados no cotidiano das equipes da atenção básica (Minozzo & Costa, 2004).

Para a assistência em saúde mental, e em especial para a dependência química, é importante que os CAPS e as equipes da rede básica trabalhem de maneira integrada, de modo a compartilhar a responsabilidade pelos casos, e garantam maior resolutividade no manejo das situações que envolvam sofrimento psíquico (Delfini & Reis, 2012), uma vez que esse tipo de cuidado demanda, por suas particularidades, articulações efetivas no território (Pinto et al., 2012).

Nesse sentido, é pertinente indagar como o dispositivo "apoio matricial" pode contribuir para a integração e qualificação da atenção para pessoas com problemas ocasionados pelo consumo de álcool e drogas. A pesquisa relatada neste capítulo procurou identificar as percepções dos trabalhadores dos CAPS-AD e das equipes da atenção básica com relação ao processo de implantação do matriciamento na cidade do Recife e como esta aproximação tem sido percebida no desenvolvimento da atenção e do cuidado ao usuário. Buscou-se, portanto, avaliar o grau de implantação (GI) do componente "matriciamento", considerando a interface entre a atenção primária e os CAPS-AD, na cidade do Recife, com ênfase nos fatores de contexto que contribuem para os entraves, as dificuldades e as potencialidades dessa implantação segundo a ótica dos profissionais desses serviços. Desse modo, são oferecidos subsídios para os ajustes e reformulações dessas políticas, evidenciando as fragilidades e as possibilidades desse arranjo institucional, a fim de corrigir e/ou redirecionar ações e recursos com vistas a aumentar o impacto da intervenção.

TRAÇANDO OS CAMINHOS DA INVESTIGAÇÃO

Foi realizada uma avaliação normativa (Contandriopoulos, 1997), comparando os recursos empregados, sua organização e os serviços, com os critérios e normas estabelecidos pelos documentos regulamentadores da Política de Atenção Básica e da Política de Saúde Mental.

O período de desenvolvimento da pesquisa foi de dezembro de 2010 a abril de 2012, definido em função do projeto de pesquisa de dissertação apresentada no Mestrado Profissional em Avaliação em Saúde – IMIP/PE, da qual este capítulo é um recorte.

A área geográfica do estudo foi o município do Recife, capital do estado de Pernambuco, dividida do ponto de vista político-administrativo em seis distritos sanitários (DS), cada um contendo um CAPS-AD (Recife, 2007). O número de equipes que atuam nos CAPS-AD varia de acordo com os turnos de atendimento, sendo alocada uma equipe para cada turno, assim como varia o número de equipes da Estratégia Saúde da Família (EqSF) por território, em função da prioridade sociossanitária atribuída aos diferentes aglomerados populacionais, dentro do processo de implantação da Política de Atenção Básica.

A investigação foi estruturada de acordo com as seguintes etapas: (1) elaboração da matriz de avaliação do componente "matriciamento" do CAPS-AD; (2) avaliação do GI do componente "matriciamento" do CAPS-AD; e (3) identificação de fatores que podem interferir na implantação da intervenção.

Foram elaboradas duas matrizes de avaliação do componente "matriciamento", sendo uma para as equipes do CAPS-AD e outra para as EqSF, contendo as dimensões, os critérios, os indicadores e os padrões de avaliação do matriciamento, com referência no modelo lógico dessa intervenção (Figura 2.6.1). Esse modelo foi elaborado a partir da revisão da literatura especializada e da normatização que regula a Política de Saúde Mental e o SUS, consistindo no desenho da intervenção representada pelo matriciamento CAPS-AD com seus componentes e sua forma de operacionalização (Denis & Champagne, 1997). Posteriormente, os elementos da intervenção CAPS-AD foram consolidados em uma matriz de avaliação da intervenção "matriciamento".

A matriz de análise embasou a construção do questionário, tornando possível verificar o GI das ações do matriciamento do CAPS-AD a partir de entrevistas com os informantes-chave, assim como as principais dificuldades e potencialidades desse arranjo no território. Foi também avaliada de que maneira os profissionais percebem o apoio da gestão para a intervenção a ser executada e como o apoio matricial pode contribuir na prática da assistência ao usuário e seus familiares no território.

Entrevistas foram realizadas com quatro profissionais de nível superior de cada equipe dos CAPS-AD e com um profissional de nível superior de cada uma das EqSF, que correspondiam a 10% daquelas que atuavam em cada DS. A amostra, selecionada pelo critério de conveniência, foi composta de 23 profissionais das EqSF e 22 dos CAPS-AD, em virtude de motivos diversos e correspondendo a 11,5% e 8,3%, respectivamente.

Para o julgamento do GI foram atribuídos valores a cada um dos indicadores da matriz de avaliação, sendo conferida a pontuação quando de sua realização, apontada por meio das entrevistas com os profissionais.

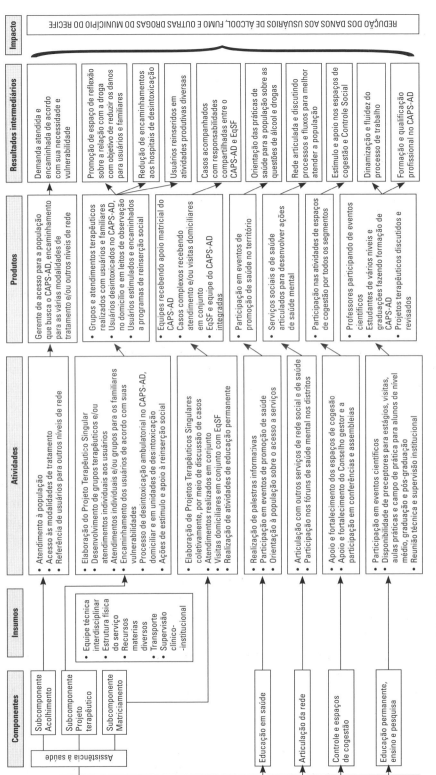

Figura 2.6.1 Modelo lógico do Centro de Atenção Psicossocial para usuários de álcool e outras drogas.

A classificação do GI foi dada de acordo com os seguintes pontos de corte, utilizados por Viera-da-Silva et al. (2006):

I) Implantado (de 75% a 100%).
II) Parcialmente implantado (de 50% a 74%).
III) Baixo (de 25% a 49%).
IV) Incipiente (< 24%).

Além das entrevistas, foi realizada análise dos relatórios de gestão municipal para identificar quais dificuldades poderiam interferir no processo de implantação. Essas questões foram colocadas no instrumento de pesquisa tanto para os profissionais dos CAPS-AD como para os das EqSF, no intuito de compreender os dois pontos de vista sobre a mesma intervenção.

A pesquisa teve a anuência da Secretaria de Saúde do Recife e seu projeto foi submetido ao Comitê de Ética em Pesquisa do IMIP, tendo sido devidamente aprovada.

CONDIÇÕES ESTRUTURAIS E PROCESSUAIS PARA IMPLANTAÇÃO DO MATRICIAMENTO

O grande desafio para a avaliação é conseguir incorporar em suas estratégias os pontos de vista de atores com diferentes inserções na rede de atenção à saúde, a fim de fornecer às instâncias de decisão as informações de que precisam para fazer um julgamento o mais abrangente possível (Figueró et al., 2010).

Vale salientar, também, que avaliar passa a fazer parte das ações de saúde, mormente no caso da atenção em saúde mental, em razão da necessidade de se dispor de informação para efetivar uma nova política de serviços e cuidados (Onocko-Campos & Furtado, 2006).

Considerando a complexidade da intervenção estudada, que envolve a modificação do processo de trabalho e a prática técnico-profissional em dois serviços, os resultados apresentados na matriz de julgamento (Tabela 2.6.1) permitem identificar os aspectos da implantação do "matriciamento" que necessitam de maior atenção, bem como aqueles onde essa intervenção está mais fortalecida.

Com relação à dimensão "estrutura", o arranjo apoio matricial encontra-se, de modo geral, implantado na cidade do Recife. Contudo, chama a

Apoio Matricial do CAPS ad na Cidade do Recife: Avaliação da Implantação

Tabela 2.6.1 Matriz de julgamento do arranjo apoio matricial na cidade do Recife

Critérios/Indicadores		ESTRUTURA Valor máximo esperado = 50 pontos						
		DSI	DSII	DSIII	DSIV	DSV	DSVI	RECIFE
Formação específica	VO	0%	40%	25%	15%	40%	30%	25%
	VA	05	05	05	05	05	05	05
Equipe completa	VO	50%	75%	75%	50%	30%	50%	60%
	VA	00	05	05	00	00	00	05
Equipe interdisciplinar	VO	75%	100%	75%	100%	100%	100%	92%
	VA	05	10	05	10	10	10	05
Transporte regular	VO	30%	100%	75%	100%	75%	65%	75%
	VA	05	15	10	15	10	10	10
Critérios/Indicadores		**PROCESSO Valor máximo esperado = 50 pontos**						
		DSI	DSII	DSIII	DSIV	DSV	DSVI	RECIFE
Discussão sobre matriciamento	VO	25%	100%	90%	75%	90%	100%	80%
	VA	01	05	03	03	03	05	03
Identificação das necessidades e problemas	VO	85%	85%	65%	35%	85%	90%	75%
	VA	02	02	02	01	02	02	02
Registro do mapeamento dos equipamentos do território	VO	25%	30%	25%	35%	30%	40%	30%
	VA	00	00	00	00	00	00	00
Discussão de casos	VO	60%	100%	50%	40%	15%	75%	60%
	VA	03	05	03	01	01	03	03
Elaboração de projetos terapêuticos	VO	35%	100%	40%	0%	15%	70%	45%
	VA	00	03	00	00	00	01	00
Atendimento em conjunto	VO	60%	75%	25%	15%	45%	25%	40%
	VA	03	03	01	01	01	01	01
Visitas domiciliares em conjunto	VO	60%	75%	65%	10%	65%	15%	50%
	VA	02	02	02	01	02	01	02
Ações educativas	VO	60%	65%	85%	25%	50%	10%	50%
	VA	02	02	02	01	02	01	02
Atividades de educação permanente	VO	60%	100%	40%	0%	50%	55%	50%
	VA	02	05	01	01	02	02	02
Articulação para acolhimento e vinculação do usuário no CAPS-AD	VO	75%	90%	70%	25%	80%	65%	70%
	VA	01	01	01	00	01	01	01
Encaminhamento para outros equipamentos	VO	60%	50%	90%	25%	75%	70%	60%
	VA	02	02	02	00	02	02	02
Agendamento dos encontros	VO	100%	100%	75%	65%	65%	90%	85%
	VA	02	02	01	01	01	01	01
Abordar a questão de álcool/drogas na rotina de trabalho	VO	100%	100%	100%	100%	100%	80%	95%
	VA	05	05	05	05	05	02	02
Mudança nas iniciativas para abordar a questão	VO	75%	100%	25%	25%	75%	100%	65%
	VA	01	02	00	00	01	02	01

VO = Valor observado.
VA = Valor atribuído.
☐ Implantado – 75% a 100%
▨ Parcialmente implantado – 50% a 74%
▩ Baixo – 25% a 49%
■ Incipiente – < 24%

atenção o fato de que o critério "formação específica" se mostre incipiente em todos os DS.

Na dimensão "processo", as diferenças entre os DS aparecem de maneira mais exacerbada, sugerindo que a intervenção experimentou um perfil de implantação diferenciado entre as unidades da rede. Assim sendo, atividades que se propõem a uma maior aproximação entre as instâncias da rede de atenção – CAPS-AD e Atenção Básica –, a exemplo de discussões conjuntas de casos, ações de educação permanente e promoção de ações educativas, se apresentam parcialmente implantadas. Salienta-se que há dificuldades das equipes em registrar e mapear os equipamentos do território, já que essas atividades se encontram incipientes. Por outro lado, os indicadores de identificação das necessidades e problemas e a abordagem da questão de álcool e drogas na rotina de trabalho foram apresentados como implantados. A *abordagem da questão de álcool e outras drogas na rotina de trabalho* é a que se apresentou com o melhor nível de implantação.

Em resumo, especialmente na dimensão "processo", a intervenção "matriciamento" encontra-se parcialmente implantada na cidade do Recife, sendo o DSII o que obteve o melhor grau de implantação em ambas as dimensões ("estrutura" e "processo") e os DSIV e V, os que apresentaram grau de implantação mais crítico.

Por representar uma mudança na ampliação da clínica, no paradigma do cuidado e da articulação interinstitucional, a efetiva implantação dessa política exige de ambos os serviços (CAPS e ESF) aproximação, articulação, construção conjunta e negociada dos projetos terapêuticos e intervenções educativas, devendo esse diálogo estar presente de maneira contínua e constante para que haja consistência na intervenção.

ELEMENTOS DE CONTEXTO IDENTIFICADOS
Sobre o apoio dado pelas instâncias gestoras ao apoio matricial

Com relação à percepção do apoio oferecido pela gestão para a intervenção, as equipes dos CAPS-AD citam que ele se faz presente. Contudo, referem dificuldades relacionadas com a estrutura, como transporte, formação profissional e melhor organização de serviço para destinar o devido tempo ao matriciamento, o que limita o desenvolvimento das atividades. Citam ainda como importantes o apoio da gerência local, as discussões nas reuniões técnicas e o acesso ao material teórico fornecido pelo serviço. Para as ESF, o apoio existe por ser uma diretriz de gestão, embora seja percebido como insuficiente pelas mesmas questões estruturais já citadas.

Apoio matricial como instrumento de qualificação da atenção básica

Estudos realizados nas cidades de João Pessoa/PA e Rio de Janeiro/RJ também apontam para as dificuldades com relação à incipiente compreensão do conceito de apoio matricial como dispositivo de mudança (Freire & Pichelli, 2013) e da necessidade da organização dos processos de trabalho (Minozzo & Costa, 2013).

Referindo-se à contribuição que o apoio matricial pode oferecer à atenção ao usuário, a maioria dos profissionais do CAPS-AD percebe a importância da intervenção. Os principais ganhos consistiriam no intercâmbio de informação e de conhecimento dos especialistas com os profissionais da atenção básica, o que se reflete na compreensão mais adequada da dependência química e do processo de adoecimento, na quebra de tabus, preconceitos e medos e na aproximação entre os serviços. Entendem que, desse modo, o usuário tende a ser abordado de maneira mais adequada e segura, já que os profissionais estão mais próximos da realidade dessas pessoas e podem localizá-las melhor, bem como os recursos disponíveis no território.

Para a atenção básica, a contribuição oferecida por esse dispositivo na assistência ao usuário é vista com clareza. O apoio especializado é percebido como suporte importante para propiciar um olhar diferenciado. Os entrevistados citam que o espaço de troca de experiências pode suscitar mudanças no poder de resolução da equipe, já que as abordagens e os encaminhamentos seriam feitos com maior propriedade quanto ao tema e ao funcionamento do CAPS-AD, além de favorecer a possibilidade de geração de atividades de promoção de saúde e estratégias de enfrentamento.

A possibilidade de ampliação do olhar sobre o usuário também é reconhecida em outras pesquisas. Esse dispositivo é citado em outras pesquisas como uma estratégia importante para abordar a complexidade do trabalho em saúde (Kanno et al., 2012) e, também, como instrumento facilitador da integração e interlocução entre CAPS e ESF (Pinto et al., 2012).

Apoio matricial estreitando a relação ESF/CAPS

Sobre as mudanças nas relações entre ESF e CAPS-AD após o início do apoio matricial no território, para os profissionais do CAPS-AD a aproximação entre os serviços vem favorecendo a ampliação do entendimento sobre o usuário, a dependência química e os fluxos de intervenções clínicas e do encaminhamento para o tratamento. Além disso, também são percebidas melhorias quanto à desmistificação do tema e à identificação das alternativas para o trabalho.

A maioria dos profissionais da atenção básica refere que a aproximação com o CAPS-AD tem proporcionado a ampliação do conhecimento sobre o tema e os fluxos de atendimento. Para eles, a discussão de casos favorece o trabalho compartilhado e alternativas de redução de danos são incorporadas ao processo de trabalho. Ainda assim, nos DSIV e V, relatam que não perceberam nenhuma mudança nas relações com o CAPS-AD, percepção também observada no discurso de dois profissionais do DSVI e de um que atua no DSI.

Morais & Tanaka (2012) entendem que, por ser a atenção básica considerada a porta de entrada da rede de saúde, o apoio matricial pode proporcionar a reorganização do serviço de modo a ampliar o acesso ao atendimento às necessidades de saúde mental dos usuários.

Contato com o problema da dependência química no dia a dia das equipes de saúde

Observa-se ainda que as iniciativas de lidar com o tema da dependência química na atenção básica estão presentes na rotina das equipes, especialmente nos contatos feitos por ocasião dos atendimentos na unidade e durante as visitas domiciliares, além da inclusão do tema nos grupos, com ações voltadas ao diagnóstico e à abordagem inicial. Por outro lado, nota-se que há dificuldades em ações que demandam maiores conhecimento e elaboração, como desintoxicação domiciliar, criação de grupos específicos e realização de palestras educativas sobre o tema.

Todavia, as equipes matriciadoras dos CAPS-AD não as identificam. Além disso, entendem que as dificuldades são mais dirigidas ao diagnóstico e à abordagem inicial, havendo necessidade de ampliação quanto às intervenções clínicas e às ações de promoção de saúde e prevenção.

Dessa maneira, o apoio matricial pode oferecer suporte técnico-pedagógico para ações de cuidado assistencial no território (Campos & Domiti, 2007), garantindo o fomento da discussão e da ação sobre as diversas demandas que se apresentam, no sentido de aumentar a resolutividade da ESF e de reforçar o cuidado integral aos usuários (Kanno et al., 2012).

Dificuldades e potencialidades para o fortalecimento do apoio matricial

Em Recife, as principais dificuldades e potencialidades da intervenção, apontadas pelos profissionais, revelam também certa uniformidade entre os DS (Tabela 2.6.2). Verifica-se que as principais dificuldades citadas estão relacionadas com a estrutura e a organização de trabalho, quais sejam, transporte, número de profissionais, organização de tempo, limitações da rede, demanda de trabalho e formação sobre o tema do matriciamento, assim como em lidar com as resistências e o desconhecimento das equipes em relação ao uso de drogas. São igualmente percebidas questões ligadas à disponibilidade dos profissionais, à ausência de protocolos e ao planejamento de ações no território.

Como potencialidades, citam-se as ações para viabilizar o acesso dos usuários aos serviços de saúde com resolutividade, a possibilidade de atenção nos vários níveis de assistência e por meio de várias abordagens, a aproximação com a realidade do território, o apoio da gestão e a disponibilidade dos profissionais.

Outras pesquisas sobre esse objeto apresentaram resultados semelhantes: limitações estruturais, a pesada rotina dos processos de trabalho, as resistências e os sentimentos de medo e insegurança, empecilhos para o engajamento e a participação dos profissionais, além de falta de entrosamento entre as equipes dos CAPS e ESF e dificuldades para um pensar e agir voltado à atenção psicossocial (Delfini & Reis, 2012; Freire & Pichelli, 2013; Morais & Tanaka, 2012). São estudos que também salientam como potencialidades desse tipo de intervenção a aproximação da realidade do usuário e a solidificação da clínica ampliada (Pinto et al., 2012), apontando o matriciamento como capaz de provocar a reorganização do serviço, mesmo que ainda encontre limitações que podem ser consideradas típicas desses processos de mudança (Morais & Tanaka, 2012).

SOBRE O ESTÁGIO DE IMPLANTAÇÃO DA POLÍTICA NO RECIFE: O FEITO E O POR FAZER

Diante do que se propunha, o presente trabalho realizou uma avaliação normativa do arranjo institucional "apoio matricial" realizado pelos CAPS-AD da cidade do Recife, levando em consideração fatores contextuais, em especial as percepções e expectativas dos profissionais quanto

Tabela 2.6.2 Principais dificuldades e potencialidades para implantação do apoio matricial na cidade do Recife

\multicolumn{3}{l}{Principais dificuldades e potencialidades levantadas para a implantação do matriciamento do CAPS-AD/ESF}
DS	Dificuldades	Potencialidades
DSI	"Sinto falta de uma preparação adequada" "A equipe está reduzida em relação à quantidade de usuários no serviço" "Percebo a inexistência de discussão qualificada" "Falta de protocolos" "Não há apoio institucional" "Ausência de calendário fixo de atividade"	"Vai melhorar a articulação entre o CAPS-AD e o território" "Pode disseminar o conhecimento" "Melhor uso dos equipamentos de saúde" "Pode ajudar no processo de desmedicalização" "Planejamento e ações com relação ao tema" "Pode melhorar o acesso dos usuários para os serviços ESF e CAPS-AD"
DSII	"Há resistências dos profissionais das USF" "As equipes têm descrédito quanto à possibilidade do tratamento e resultados positivos" "As equipes têm preconceito, estigma e medo do usuário Ad" "Falta de profissionais e transporte" "Necessidade de capacitação dos profissionais da atenção básica sobre o tema" "Não há disponibilidade na agenda das EqSF"	"Melhor conhecimento da rede" "Possibilidade do atendimento aos usuários na rede" "Formação de parcerias" "Há envolvimento de todos os profissionais, principalmente as ACS" "Formação dos profissionais da atenção básica sobre o tema" "Iniciar a implantação de instrumentos de intervenção breve" "Pode provocar o aumento da autonomia das equipes"
DSIII	"Resistência por parte das USF" "Falta discussão sobre o tema com toda a equipe" "Há necessidade de construção da rede de apoio" "Empenho e desejo das equipes do CAPS-AD" "Poucos profissionais no CAPS-AD" "Limitação da rede de atendimento"	"Aproximação entre as EqSF e CAPS-AD" "Efetivação da linha de cuidado" "Acho que vai melhorar a resolutividade dos casos" "Pode melhorar o acompanhamento dos usuários" "Abordagem domiciliar e inclusão das escolas" "Fortalecimento da equipe"
DSIV	"Sinto dificuldade de conciliar nossas atividades no CAPS com as necessidades do território" "Falta tempo para dar conta de tudo" "Falta profissionais capacitados em matriciamento no CAPS-AD" "Têm sentimentos de insegurança da equipe para lidar com o tema"	"A aproximação do território dos usuários promove uma abordagem mais adequada e motivadora" "Ampliação do conhecimento sobre o tema" "Acho que vai melhorar o relacionamento da USF com a comunidade" "É positivo" "Vai aumentar o acolhimento dos usuários"
DSV	"Não temos tempo de extrapolar os limites do CAPS-AD" "Precisa construir um calendário sistemático e articulado com a rede" "Faltam transporte, equipamentos e profissionais no CAPS-AD" "Há dificuldades no transporte e poucos recursos humanos" "Precária condição de infraestrutura na USF" "Não há condições do serviço do CAPS-AD"	"Os profissionais são disponíveis" "Há interesse da gestão em investir no processo" "Diminuir a distância entre o CAPS-AD e as EqSF" "Possibilidade de conhecer o território" "As equipes podem se entrosar melhor e melhorar o cuidado com o usuário" "Vai melhorar o fluxo de informações e a resolução dos casos"
DSVI	"Há poucos profissionais em relação ao tamanho do território" "As equipes estão sobrecarregadas de trabalho" "Não houve formação sobre matriciamento" "Percebo falta de planejamento e cumprimento de horários" "O território é extenso em relação ao número de profissionais" "Existe medo da exposição a situações de risco"	"Conhecer as várias potencialidades e possibilidades do território" "Articulação entre os serviços de saúde" "Pode facilitar o acesso do usuário ao serviço de saúde" "Vejo necessidade de trabalhar esse tema na área" "Os CAPS-AD deveriam ser incluídos nos fóruns de discussão para ampliar o conhecimento sobre a questão" "Possibilitar a abordagem de crianças e adolescentes"

aos impactos desse dispositivo na rede de cuidado e a questão do uso abusivo de drogas.

Os resultados indicam que, para os profissionais do CAPS-AD, ir ao território e interagir com ele por intermédio das equipes do Programa Saúde da Família (PSF) representa a ação extramuros, preconizada pela Reforma Psiquiátrica. Para as equipes da atenção básica, a proposta revela o alargamento do olhar para o usuário com dependência química de maneira mais integral. Ainda assim, como em todo processo de mudança, encontram-se presentes as resistências, o desconhecimento e o estranhamento diante das novas práticas e da reorganização dos processos de trabalho, além da necessidade de investimento estrutural e técnico obrigatório para a execução da intervenção.

O estudo aponta que a intervenção "apoio matricial" é percebida pelos trabalhadores de ambas as instituições como uma estratégia de articulação e suporte para a consolidação da rede de assistência, com resultados visíveis para o usuário. Salienta-se que, ao oferecer retaguarda especializada à equipe, o apoio matricial potencializa os espaços de troca de experiência e a educação permanente em saúde (Ballarin, 2012). Entretanto, faz-se necessário dedicar atenção aos aspectos que se apresentam como dificultadores da intervenção.

No estudo sobre a avaliabilidade do Programa + Vida (Medeiros et al., 2010), percebeu-se que a meta estabelecida é de difícil mensuração, pois há insuficiência dos dados ou indicadores para o monitoramento. No modelo lógico construído neste estudo, foi apontado como atividade do componente "assistência à saúde" do programa o apoio matricial pelos CAPS-AD às equipes do PSF. Os autores chamam a atenção para a necessidade de refletir sobre a prática cotidiana do serviço mediante a avaliação, ao mesmo tempo que sugere investir no fortalecimento do sistema de informação, principalmente no que diz respeito aos dados sobre a redução de danos provocados pelo álcool, o fumo e outras drogas.

No entanto, a ampliação da assistência em toda a Rede de Atenção Psicossocial (RAPS) (Brasil, 2011) inclui na linha de cuidado os usuários e seus familiares, desde a atenção básica aos serviços de reabilitação psicossocial. Diante dessa prerrogativa, faz-se necessário construir autonomia da gestão do cuidado nos pontos de atenção da RAP.

Esta pesquisa reforça ainda um aspecto igualmente apresentado em outros estudos quanto ao potencial de o apoio matricial possibilitar a construção de novos processos de trabalho que põem em questão a necessidade de todos os profissionais deterem maior conhecimento teórico-prático e informações sobre saúde mental (Kanno et al., 2012).

Nesse sentido, apontam-se algumas recomendações de modo a contribuir com a implantação do arranjo matricial:

- Garantir a estrutura necessária básica para o deslocamento do profissional para o território.
- Investir na formação profissional, de modo a fortalecer a discussão sobre matriciamento no território dos CAPS-AD.
- Reforçar junto às gerências locais dos serviços a prioridade do planejamento de ações no território, apoiando e qualificando as ações de matriciamento.
- Elaborar instrumentos para mapeamento do território e monitoramento das atividades do matriciamento, de modo a garantir informações para avaliações da intervenção.
- Atualizar periodicamente o modelo lógico e a matriz de julgamento sistematizados neste estudo, considerando as alterações em portarias e a inclusão de atividades na intervenção "apoio matricial".

Referências

Arona EC. Implantação do matriciamento nos serviços de saúde de Capivari. Saúde e sociedade 2009; 18(Supl.1):26-36.

Ballarin MLCS, Blanrs LS, Ferigato SH. Apoio matricial: um estudo sobre a perspectiva de profissionais de saúde mental. Interface-Comunic Saúde Educ 2012; 16(42):767-78.

Brasil. Ministério da Saúde. Portaria 23 nº 3.088, de 23 de dezembro de 2011. Dispõe sobre a Rede de Atenção Psicossocial para pessoas com sofrimento ou transtorno mental e com necessidades decorrentes do uso de crack, álcool e outras drogas no âmbito do Sistema Único de Saúde.

Brasil. Ministério da Saúde. Saúde Mental no SUS: os centros de atenção psicossocial. Brasília-DF, 2004. Disponível em: http://portal.saude.gov.br/portal/arquivos/pdf/manual_caps.pdf.

Brasil, Secretária Nacional Antidrogas, Legislação e Políticas Públicas sobre Drogas. Brasília-DF, 2008.

Campos GWS, Domitti AC. Apoio matricial e equipe de referência: uma metodologia para gestão do trabalho interdisciplinar em saúde. Cad Saúde Pública 2007; 23(2):399-407.

Carlini EA. Levantamento domiciliar sobre o uso de drogas psicotrópicas: Estudo envolvendo 107 maiores cidades do país, São Paulo: CEBRID – Centro Brasileiro de Informações sobre Drogas Psicotrópicas: UNIFESP – Universidade Federal de São Paulo, 2006.

Contandriopoulos AP. Avaliação na área de saúde: conceito e métodos. In: Hartz ZMA (org.) Avaliação em saúde: dos modelos conceituais à prática na análise da implantação de programas. Rio de Janeiro: Fiocruz, Abrasco, 1997.

Delfini PSS, Reis AOA. Articulação entre serviços públicos de saúde nos cuidados voltados à saúde mental infanto-juvenil. Cad Saúde Pública 2012; 28(2):357-66.

Denis JL, Champagne F. Análise de implantação. In: Hartz ZMA (org.) Avaliação em saúde: dos modelos conceituais à prática na análise da implantação de programas. Rio de Janeiro: Ed. Fiocruz, 1997.

Diehl A, Cordeiro D, Laranjeira R. Dependência química: prevenção, tratamento e políticas públicas. Porto Alegre: Artmed, 2011.

Figueró AP, Frias PG, Navarro LM. Avaliação em saúde: conceitos básicos para a prática nas instituições. In: Samico I (org.) Avaliação em saúde: bases conceituais e operacionais. Rio de Janeiro: MedBook, 2010.

Freire FMS, Pichelli AWS. O psicólogo matricial: percepções e práticas na atenção básica. Psicologia: Ciência e Profissão 2013; 33(1):162-73.

Kanno NP, Bellodi PL, Tess BH. Profissionais da estratégia saúde da família diante de demandas médicos sociais: dificuldades e estratégias de enfrentamento. Saúde Soc 2012; 21(4):884-94.

Medeiros PFP, Bezerra LCA, Santos NTV, Melo EO. Um estudo sobre avaliabilidade do programa + VIDA: Política de Redução de Danos em Álcool, Fumo e Outras Drogas no Município do Recife, Brasil. Rev Bras de Saúde Matern Infant 2010; 10(Supl.1):S209-17.

Minozzo F, Costa II. Apoio matricial em saúde mental entre CAPS e saúde da família: trilhando caminhos possíveis. PSICO-USF 2013; 18(1):151-60.

Morais APP, Tanaka OU. Apoio matricial em saúde mental: alcances e limites na atenção básica. Saúde Soc 2012; 21(1):161-70.

Onocko-Campos RT, Furtado JP. Entre a saúde coletiva e a saúde mental: um instrumental metodológico para avaliação da rede de Centros de Atenção Psicossocial (CAPS) do Sistema Único de Saúde. Cad Saúde Pública 2006; 22(5):1053-62.

Pinto AGA, Jorge MSB, Vasconcelos MGF et al. Apoio matricial do cuidado em saúde mental na atenção primária: Olhares múltiplos e dispositivos para resolutividade. Ciência e Saúde Coletiva 2012; 17(3):653-60.

Recife. Secretaria de Saúde. Política de Redução de Danos do Município. Recife-PE: Prefeitura da Cidade do Recife, 2007.

Recife, Secretaria de Saúde. Plano Municipal de Saúde, Recife-PE: Prefeitura da Cidade do Recife, 2005.

Vieira-da-Silva LM, Hartz ZM, Chaves SC, Silva GA. Metodologia para análise da implantação de processos relacionados à descentralização da atenção à saúde no Brasil. In: Hartz ZMA, Silva LMV. Avaliação em saúde: dos modelos teóricos à prática na avaliação de programas e sistemas de saúde. 2. ed. Rio de Janeiro, 2006: 207-53.

2.7 Avaliação da Implantação da Atenção Pré-natal e Puerperal em Unidades de Saúde da Família em Município da Zona da Mata de Pernambuco, Brasil

Mariana Lira Dália
Louisiana Regadas de Macedo Quinino
Isabella Samico

INTRODUÇÃO

A atenção pré-natal e puerperal caracteriza-se pelo desenvolvimento de ações de acompanhamento da evolução normal da gravidez, preparando a mulher para o parto, o puerpério e a lactação, e identifica situações de risco que necessitem encaminhamento para serviço especializado. Essas medidas possibilitam a prevenção das complicações mais frequentes da gravidez e do puerpério (Costa et al., 2005).

Como forma de subsidiar o acompanhamento pré-natal e puerperal, o Ministério da Saúde (Brasil, 2005) elaborou um manual técnico que tem a finalidade de servir como uma referência para a organização dos serviços, a capacitação dos profissionais e a normatização das práticas. Este foi construído levando em consideração os princípios e diretrizes da Política Nacional de Humanização (Brasil, 2004).

Além de favorecer a normatização do atendimento nos serviços, esse manual (Brasil, 2005) busca facilitar a avaliação das intervenções realizadas no pré-natal. Indica condições básicas para se considerar o pré-natal realizado por completo, tomando por base a capacidade estrutural, como também a capacitação de seus recursos humanos para desenvolver as atividades previstas.

Quando a Estratégia Saúde da Família (ESF) é implantada, a partir de 1994, os serviços de atenção à saúde da mulher passam a ser executados prioritariamente pela Unidade de Saúde da Família (USF), dentre os quais, a assistência pré-natal. O acompanhamento pré-natal na ESF deve ser prestado por equipe multiprofissional que contemple uma equipe mínima formada por médico, enfermeiro, técnico de enfermagem e agente comunitário de saúde (ACS) (Brasil, 2005).

Apesar dos avanços nas ações implementadas pelos programas de atenção à saúde da mulher e da ampliação na cobertura da assistência pré-natal no Brasil, no período de 1995 a 2005, dados epidemiológicos ligados às causas dos óbitos maternos reforçam a percepção de que os serviços apresentam baixa qualidade, não atendendo às reais necessidades da gestante (Brasil, 2005). Ainda persiste como desafio a prestação de serviços de qualidade (Moura et al., 2003; Serruya et al., 2004).

Nessa direção, avaliações das ações de pré-natal e puerpério são necessárias e oportunas para uma melhor compreensão acerca das fragilidades e potencialidades da atenção à saúde, contribuindo com a melhoria constante da qualidade dos serviços de atenção à saúde da mulher.

Este capítulo apresenta os resultados de estudo avaliativo desenvolvido em um município da Zona da Mata do estado de Pernambuco com o objetivo de avaliar a implantação da atenção pré-natal e puerperal em USF.

PERCURSO METODOLÓGICO

Trata-se de um estudo de avaliação do tipo normativo (Champagne et al., 2011a) da atenção ao pré-natal e ao puerpério, tomando como padrão os documentos: *Assistência Pré-Natal: Manual Técnico* (Brasil, 2000) e *Pré-Natal e Puerpério – Atenção Qualificada e Humanizada – Manual Técnico* do Ministério da Saúde (Brasil, 2005).

O estudo foi desenvolvido nas USF em Vitória de Santo Antão, município da Zona da Mata do estado de Pernambuco, distante $53km^2$ da capital Recife e com uma população estimada em 129.974 habitantes (IBGE, 2010).

No tocante aos serviços de saúde, o município contava, no ano de 2011, com 26 USF e quatro unidades do Programa de Agentes Comunitários de Saúde (PACS), com 207 ACS. Dispunha ainda de um laboratório próprio e convênio com mais dois da rede privada, uma clínica de fisioterapia, um ambulatório de psiquiatria, um Centro de Testagem e Acolhimento (CTA), um Centro de Saúde da Mulher (CESMU), um centro de saúde para crianças e outro para adultos com profissionais de diversas especialidades, um Centro de Especialidades Odontológicas (CEO) e um Centro de Odontologia Municipal (CENOV), além do Serviço de Atendimento Móvel de Urgência – SAMU e de um hospital público gerenciado pelo estado que realiza, além de atendimentos de urgência, os partos do município em conjunto com duas outras unidades privadas conveniadas com o SUS.

A população de estudo foi constituída pelos profissionais de nível superior (enfermeiro ou médico) das 26 USF do município, habilitadas para realização da atenção pré-natal. Como critério de inclusão, o profissional deveria ter acompanhado ao menos um pré-natal completo em período anterior ao momento da pesquisa.

Modelo lógico da atenção pré-natal e puerperal

O modelo lógico da intervenção em tela (atenção pré-natal e puerperal) foi construído com base nos seguintes documentos oficiais do Ministério da Saúde (Brasil, 2000, 2005): *Assistência Pré-Natal – Manual Técnico* e *Pré-Natal e Puerpério – Atenção Qualificada e Humanizada – Manual Técnico*.

Neste modelo, a intervenção é explicitada segundo as dimensões de estrutura, processo e resultado. Como estrutura entendem-se os recursos materiais e humanos disponíveis no serviço e necessários para a realização das atividades e a própria estrutura organizacional, o processo como o que está sendo feito em termos de manejo dos problemas apresentados pelos usuários do serviço (ações executadas) e o resultado como o efeito dos cuidados no estado de saúde dos usuários, resultante da interação destes com o serviço (Champagne et al., 2011b).

Foram considerados como componentes e subcomponentes da intervenção:

1. **Acolhimento:** aspecto essencial da política de humanização que implica a recepção da mulher desde sua chegada à unidade de saúde, responsabilizando-se por ela, garantindo atenção resolutiva e articulação com os outros serviços de saúde para a continuidade da assistência sempre que necessário. Para esse componente não foram definidos subcomponentes.
2. **Consultas:** todas as condutas do profissional nas ações da atenção pré-natal, considerando todas as peculiaridades desse momento da vida da mulher, levando em consideração ainda sua história de vida e seus

antecedentes familiares, ginecológicos e obstétricos. Para esse componente foram considerados os seguintes subcomponentes: "primeira consulta", "consulta subsequente", "aconselhamento para testagem anti--HIV", "consulta de puerpério".

3. **Ações de educação em saúde:** seguem a proposta de troca de informação entre as mulheres e os profissionais da equipe para promover a compreensão do processo gestacional tanto para a gestante como para seus familiares, facilitando, para estes, a vivência desse período. Não foram definidos subcomponentes para esse componente.

Além dos componentes e subcomponentes, o modelo lógico elaborado contempla os insumos, o processo (atividades), os produtos e o resultado (Figura 2.7.1).

Matriz de análise e julgamento da atenção pré-natal e puerperal

A partir do modelo lógico, foram elaboradas duas matrizes, uma para apreciação da dimensão "estrutura" e outra para apreciação da dimensão "processo", contendo os componentes, os critérios, o padrão/parâmetro de julgamento de cada critério, a pontuação máxima atribuída e a fonte de verificação (Quadros 2.7.1 e 2.7.2).

A pontuação máxima atribuída foi definida a partir do grau de importância de cada critério considerado nos documentos utilizados como padrão (Brasil, 2000, 2005).

A coleta dos dados foi realizada por meio de entrevistas com os profissionais das unidades, utilizando-se questionário estruturado e elaborado com base nos pontos indicados pelos critérios e indicadores das matrizes de análise e julgamento. As entrevistas foram realizadas entre os meses de março e maio de 2011.

Foram estudadas 23 unidades, de um total de 26 inicialmente previstas para o estudo. Em duas unidades não se conseguiu contato com os profissionais para realização das entrevistas e em uma unidade o profissional não havia acompanhado ao menos um pré-natal completo em período anterior ao momento da pesquisa.

Para preservar o anonimato do serviço de saúde estudado e do profissional que participou da entrevista, as unidades foram numeradas aleatoriamente de 1 a 23.

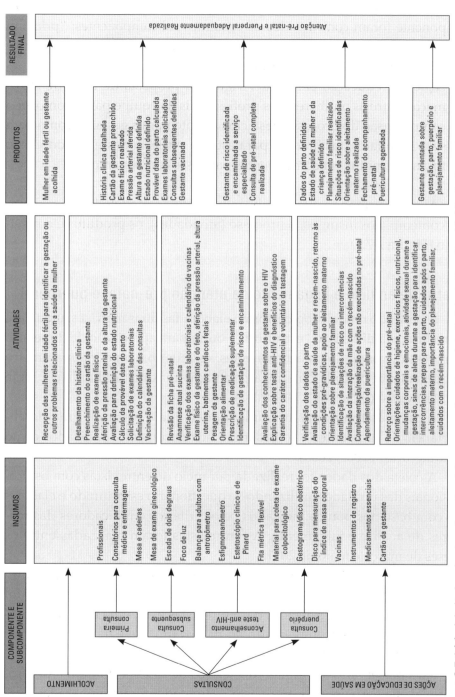

Figura 2.7.1 Modelo lógico da atenção pré-natal e puerperal na Estratégia Saúde da Família – Vitória de Santo Antão – Pernambuco, 2011.

Quadro 2.7.1 Matriz de análise e julgamento – Atenção pré-natal e puerperal na Estratégia Saúde da Família – Dimensão "estrutura" – Vitória de Santo Antão – Pernambuco, 2011

Componente	Critério	Parâmetro	Pontuação máxima
Acolhimento	Recepção da unidade	Unidade com recepção completa para acolher as usuárias do serviço	3
	Equipe completa	100% da equipe capacitada	10
Consulta	Consultório médico e de enfermagem para consulta	Unidade com um mínimo de dois consultórios, sendo um para atendimento médico e outro para atendimento de enfermagem	7: dois consultórios 3,5: um consultório
	Mesa e cadeiras (para entrevista)	Presença na unidade	3
	Mesa de exame ginecológico	Presença na unidade	4
	Escada de dois degraus	Presença na unidade	3
	Foco de luz	Presença na unidade	3
	Balança para adultos (peso/altura)	Presença na unidade	4
	Balança funcionando	Presença na unidade	3
	Esfigmomanômetro (aparelho de pressão)	Presença na unidade	5
	Aparelho funcionando adequadamente	Presença na unidade	3
	Estetoscópio clínico	Presença na unidade	3
	Estetoscópio de Pinard	Presença na unidade	3
	Fita métrica flexível e inelástica	Presença na unidade	3
	Material para coleta de exame colpocitológico	Presença na unidade	5
	Gestograma ou disco obstétrico	Presença na unidade	3
	Disco para IMC (índice de massa corporal)	Presença na unidade	2
	Vacinas (antitetânica [tipo adulto], antidiftórica, anti-influenza)	Presença na unidade	5
	Vacina em falta	Vacina em falta	0: ausência de vacinas 4: se NÃO faltar nenhuma
	Instrumentos de registro	Presença na unidade	4
	Medicamentos essenciais (sulfato ferroso, ácido fólico)	Presença na unidade	5
	Cartão da gestante	Presença na unidade	5
Ações educativas	Espaço para realização de atividades educativas	Presença na unidade	5
	Espaço na unidade	Presença na unidade	2
	Material educativo	Estar presente	3
Total de pontos – Estrutura			**100**

Quadro 2.7.2 Matriz de análise e julgamento – Atenção pré-natal e puerperal na Estratégia Saúde da Família – Dimensão "processo" – Vitória de Santo Antão – Pernambuco, 2011

Componente	Critério	Parâmetro	Pontuação máxima
Acolhimento	Acolhimento a todas as mulheres que procurarem o serviço	100% das mulheres acolhidas	3
	Equipe capacitada para acolhimento	100% da equipe capacitada	1
	Teste imunológico da gravidez	100% de testes referenciados	0,5
Consulta	Consulta médica	Estar presente	4
	Consulta de enfermagem	Estar presente	5
	Visita do ACS	Estar presente	1
	Cadastramento no primeiro trimestre da gestação	100% das gestantes cadastradas	1
	Detalhamento da história clínica das gestantes na primeira consulta	100% de história clínica detalhada na primeira consulta	2
	Classificação do risco gestacional	100% gestantes com classificação de risco realizada	3
	Cálculo da data do parto	100% das gestantes com data prevista para o parto calculada	1
	Avaliação do estado nutricional da gestante	Estar presente	2
	Cartão de vacinação da gestante	Estar presente	3
	Atualiza vacinação da gestante	Estar presente	1
	Aferição da pressão arterial das gestantes em todas as consultas	Estar presente	5
	Verificação do peso da gestante em todas as consultas	100%	2
	Orientação alimentar	Estar presente	1
	Orientação na testagem do HIV	100% das gestantes orientadas para testagem HIV	3
	Solicitação de exames laboratoriais de rotina	100% das gestantes com exames solicitados	2
	Fator Rh	Estar presente	0,5
	Sífilis	Estar presente	0,5
	Sumário de urina	Estar presente	0,5
	Hemoglobina	Estar presente	0,5
	Glicemia de jejum	Estar presente	0,5
	Hepatite	Estar presente	0,5
	Toxoplasmose	Estar presente	0,5
	Verificação dos resultados dos exames nas consultas subsequentes	100% dos resultados dos exames verificados nas consultas subsequentes	3
	Realização de citologia oncótica	100% das gestantes com realização de exame de citologia oncótica	4
	Medição da altura uterina	100% das gestantes com medição da altura uterina realizada	3

(*Continua*)

Quadro 2.7.2 Matriz de análise e julgamento – Atenção pré-natal e puerperal na Estratégia Saúde da Família – Dimensão "processo" – Vitória de Santo Antão – Pernambuco, 2011 (*continuação*)

Componente	Critério	Parâmetro	Pontuação máxima
Consulta	Ausculta dos batimentos cardíacos fetais	100% das gestantes com ausculta dos batimentos cardíacos fetais realizada durante as consultas	2
	Preenchimento do cartão da gestante	100% do cartão preenchido	2
	Atualização em todas as consultas	100% do cartão atualizado	1
	Preenchimento da ficha de acompanhamento	100% da ficha preenchida	2
	Atualização da ficha da gestante em todas as consultas	100% da ficha atualizada	1
	Exame físico da gestante e do feto conforme manual	100% de exames físicos realizados nas gestantes	4
	Prescrição de medicação suplementar	100% das medicações suplementares prescritas às gestantes	1
	Referência ultrassonografia	100% de exames de ultrassonografia solicitados	1
	Realização do mínimo de seis consultas como preconizado	100% das consultas preconizadas pelo Ministério realizadas	5
	Referência, quando necessário, para serviço de pré-natal de alto risco	100% de gestantes referenciadas ao pré-natal de alto risco, quando necessário	3
	Avaliação do puerpério	100% das puérperas avaliadas em até 42 dias após o parto	4
	Definição dos dados do parto	100% de dados definidos na ficha de acompanhamento	2
	Verificação do retorno às condições pré-gravídicas	Estar presente	3
	Avaliação do estado de saúde da mulher e do recém-nascido	Estar presente	2
	Identificação de situações de risco ou intercorrências no período pós-parto	Estar presente	3
	Complementação de ações não executadas no pré-natal	Estar presente	1
	Avaliação do aleitamento materno	Estar presente	2
	Orientação do planejamento familiar e método anticoncepcional durante o aleitamento	Estar presente	2
	Agendamento da puericultura	Estar presente	2
Ações educativas	Atividades educativas dirigidas ao pré-natal	Estar presente	2
	Atividades educativas dirigidas ao pré-natal por meio de grupo	Estar presente	1
Total de pontos – Processo			**100**

Grau de implantação da dimensão "estrutura" e da dimensão "processo"

Cada quesito/item das dimensões "estrutura" e "processo" recebeu uma pontuação de acordo com sua importância para a atenção pré-natal e puerperal, de modo que o total que poderia ser atingido por cada dimensão foi de 100 pontos. Após a atribuição dos pontos, procedeu-se a seu somatório, a partir do que foi possível classificar o GI da estrutura da seguinte maneira: (1) implantado: entre 89,1 e 100 pontos; (2) parcialmente implantado: entre 64,1 e 89 pontos; (3) criticamente implantado: entre 49,1 e 64 pontos; (4) não implantado: ≤ 49 pontos.

O GI foi definido por meio da média aritmética dos valores do GI das unidades.

Grau de implantação da atenção pré-natal e puerperal

Calculou-se o indicador composto GI da atenção pré-natal e puerperal para cada USF e para o total das USF do município, onde a pontuação alcançada pela estrutura (E) recebeu peso quatro e pelo processo (P), peso seis: GI = (E × 4) + (P × 6) / 10. A pontuação máxima foi equivalente a 100, e os pontos de corte utilizados foram: implantado – entre 89,1 e 100 pontos; parcialmente implantado – entre 64,1 e 89 pontos; criticamente implantado – entre 49,1 e 64 pontos; não implantado – ≤ 49 pontos. Os pontos de corte e os pesos considerados para as dimensões "estrutura" e "processo" foram adaptados de estudos semelhantes (Cavalcante et al., 2006; Quinino et al., 2010).

O estudo foi aprovado pelo Comitê de Ética em Pesquisas em Seres Humanos do Instituto de Medicina Integral Prof. Fernando Figueira, conforme parecer nº 2236-11/2011.

RESULTADOS E DISCUSSÃO

A Tabela 2.7.1 apresenta os resultados do GI da atenção ao pré--natal e puerpério por USF de acordo com as dimensões "estrutura" e "processo".

Avaliação do grau de implantação da dimensão "estrutura"

O GI relativo à dimensão "estrutura" para o atendimento às gestantes nas USF no município de Vitória de Santo Antão atingiu a pontuação de 90,4, sendo classificado como implantado (Tabela 2.7.1). Em relação a cada

Tabela 2.7.1 Grau de implantação da atenção ao pré-natal e puerpério por unidade de saúde da família e total segundo as dimensões "estrutura" e "processo" – Vitória de Santo Antão, Pernambuco, 2011

Unidade de saúde	Grau de implantação por dimensão		Grau de implantação (estrutura × 4) + processo × 6) / 10	Classificação
	Estrutura	Processo		
1	85	99	93,4	Implantado
2	97	85,5	90,1	Implantado
3	90	94,5	92,7	Implantado
4	92	93,4	92,9	Implantado
5	89	92	90,8	Implantado
6	86,5	99	94	Implantado
7	95	99,5	97,7	Implantado
8	95	100	97,4	Implantado
9	93	99,5	96,9	Implantado
10	71	99	87,8	Parcialmente implantado
11	98	97	97,4	Implantado
12	86	94,5	91,1	Implantado
13	92	97,5	95,3	Implantado
14	76	85	81,4	Parcialmente implantado
15	97	100	98,8	Implantado
16	83	97,5	91,7	Implantado
17	97	90,5	93,1	Implantado
18	100	97	98,2	Implantado
19	90	100	96	Implantado
20	89,5	100	95,8	Implantado
21	86,5	88,5	87,7	Parcialmente implantado
22	98	94	95,6	Implantado
23	93	92	92,4	Implantado
Total	**90,4**	**95,3**	**93,2**	**IMPLANTADO**

Legenda:
◼ Implantado = 89,1 a 100 pontos
◼ Parcialmente implantado = 64,1 a 89 pontos
◻ Criticamente implantado = 49,1 a 64
◻ Não implantado ≤ 49 pontos

unidade individualmente, oito das 23 estudadas foram classificadas como tendo o GI da estrutura parcialmente implantado, 15 como implantado e nenhuma das unidades estudadas recebeu a classificação criticamente implantado ou não implantado.

Na análise da dimensão "estrutura", em seu componente "consulta", foram identificadas deficiências em alguns insumos utilizados nas ações da atenção pré-natal e puerperal, principalmente em relação aos recursos materiais e ao espaço físico para realização de atividades educativas. Três unidades dispunham apenas de um consultório para realização das consultas médicas e de enfermagem, indo de encontro ao determinado pela Política Nacional de Atenção Básica, que recomenda a presença de um consultório para cada profissional (Brasil, 2006).

Outro ponto identificado foi o fato de algumas unidades apresentarem o Pinard para ausculta dos batimentos cardíacos fetais e outras já disponibilizarem o Sonar. O *Manual Técnico* (Brasil, 2000) não define como exigência a presença do Sonar em todas as unidades, apesar de reconhecer que ele é mais moderno para realização desse procedimento. Segundo estudo realizado por Cunha et al. (2009), não há diferença significativa no uso de um ou outro instrumento. O que os caracteriza é o tempo de gestação a partir do qual podem ser ouvidos os batimentos cardíacos do feto: enquanto o Pinard permite auscultar os batimentos somente com 24 semanas de gestação, o Sonar realiza a ausculta entre a sétima e a décima semana, o que facilitaria a identificação antecipada de problemas com o feto e, assim, a realização do encaminhamento da gestante para os serviços de pré-natal de alto risco.

Em relação ao componente "acolhimento", nessa mesma dimensão, observou-se que quatro unidades encontravam-se com suas equipes profissionais incompletas, contrariando o que preconiza a Política Nacional da Atenção Básica (Brasil, 2006), que determina a presença de equipe multiprofissional composta por médico, enfermeiro e técnico de enfermagem, entre outros profissionais. Estudos (Araújo & Rocha, 2007; Camelo & Angerami, 2008; Ronzanie Silva, 2008) demonstram que o trabalho em equipe obtém maior impacto sobre as ações de saúde e a ação interdisciplinar pressupõe a possibilidade de diálogo de um profissional com o outro, estimulando a troca de informações entre estes e favorecendo um atendimento pautado na integralidade.

No componente "ações educativas" da dimensão "estrutura", em relação ao critério "espaço para realização de atividades educativas", perceberam-se dificuldades para realização de atividades em grupo em razão de ausência de um espaço apropriado tanto na unidade como em outros locais na comunidade. As atividades em grupo devem ser priorizadas segundo o *Manual Técnico* (Brasil, 2000), pois privilegiam as discussões e facilitam a fala e a troca de experiências entre os participantes.

Segundo Rios & Vieira (2007), a realização de ações educativas é muito importante durante todo o período gestacional e no puerpério, mas é no pré-natal que a mulher pode ser mais bem orientada para que possa vivenciar o parto de maneira positiva e ter menos riscos de complicações no puerpério e mais sucesso na amamentação. Ainda de acordo com outros estudos (Delfino et al., 2004; Mendoza-Sassi et al., 2007), as ações devem priorizar metodologias participativas, garantindo que o conhecimento que as mulheres já têm possa ser trocado dentro dos grupos formados nos serviços de saúde, permitindo à gestante um conhecimento mais adequado sobre a atenção no pré-natal.

Avaliação do grau de implantação da dimensão "processo"

O GI relativo à dimensão "processo" para o atendimento às gestantes nas USF no município de Vitória de Santo Antão atingiu a pontuação de 95,3, sendo classificado como implantado (Tabela 2.7.1). Em relação à cada unidade individualmente, três das 23 estudadas foram classificadas como tendo o GI do processo parcialmente implantado, 20 como implantado e nenhuma das unidades estudadas recebeu a classificação criticamente implantado ou não implantado.

Em relação à dimensão "processo", embora a maior parte das unidades tenha obtido pontuação máxima para os critérios referentes ao componente "acolhimento", alguns profissionais relataram que não houve capacitação prévia para a execução da atividade de acolhimento da gestante que procura o serviço, não havendo com isso regularidade dessa ação. Percebe-se, portanto, que em algumas unidades o acolhimento realizado não segue critérios técnicos ou não traduz a incorporação das reflexões das equipes quanto à melhor forma de atender as usuárias do serviço, já que o acolhimento é realizado de maneira particular por cada profissional que se propõe a isso, denotando ainda que não há como assegurar que toda a equipe participe da ação, pois parece ser uma resposta individual do profissional (Ayres et al., 2006; Fracolli & Zoboli, 2004; Silveira et al., 2004).

Analisando a dimensão "processo" em seu componente "consulta", destaca-se como uma das dificuldades a não solicitação ou não realização dos exames de toxoplasmose e hepatite. Uma contaminação por toxoplasmose no período gestacional leva risco de transmissão para o feto, podendo ocorrer alterações imediatas ou tardias, que incluem tanto manifestações neurológicas como oculares (Castilho-Pelloso et al., 2005; Porto et al., 2008). Outros estudos (Arraes et al., 2003; Barbosa, 2007; Conceição et al., 2009; Perim & Passos, 2005) mostram, ainda, que a transmissão vertical da hepatite também necessita ser destacada, pois, em termos mundiais, representa a principal via de disseminação do vírus da hepatite B nas regiões de alta prevalência.

Identificou-se, também, que não é garantida a realização do exame de citologia oncótica em todas as unidades, tanto pela falta de material como pela não realização desse exame dentro da unidade, havendo a possibilidade de ser este referenciado para outro serviço no município. Segundo Gonçalves et al. (2009), o exame colpocitológico é a maneira preferida de prevenção do câncer de colo de útero, e se durante a gestação tiverem se passado mais de 36 meses desde sua realização, esse exame deve ser garantido, evitando complicações futuras para a saúde da mulher.

Em relação às *consultas*, na mesma dimensão, identificou-se que o trabalho pode ficar comprometido, pois nem todas as unidades realizam consulta médica para complementar as ações do profissional de enfermagem (ausência dessa ação em oito unidades). O cadastramento das gestantes no primeiro trimestre não é realizado em todos os casos, denotando, possivelmente, insuficiência na quantidade de agentes comunitários de saúde necessários nas equipes, ou ainda a responsabilização desse profissional por um número maior de pessoas do que o estabelecido pela Política Nacional de Atenção Básica (Brasil, 2006).

Em estudo avaliativo (Moura & Silva, 2004) realizado em uma Regional de Saúde do Estado do Ceará, foi identificada a ausência ou atuação parcial (duas vezes por semana) de médicos nas equipes, achado semelhante ao verificado nas unidades de saúde de Vitória de Santo Antão. Segundo Campos (2005), a rotatividade dos profissionais de saúde na ESF, em especial do médico, é considerada um fator que dificulta a operacionalização do programa. De acordo com Medeiros et al. (2010), alguns fatores, como disparidades nas ofertas salariais entre os municípios, que estão frequentemente "competindo" pelos poucos médicos existentes, e a instabilidade dos vínculos de trabalho favorecem a não permanência desse profissional nas unidades de saúde.

Avaliação do grau de implantação da atenção pré-natal e puerperal nas USF do município

A Tabela 2.7.1 apresenta o GI da atenção pré-natal e puerperal nas USF. Verifica-se uma pontuação de 93,2, o que o classifica como implantado. Três unidades apresentaram GI de parcialmente implantado. As demais foram classificadas com atenção pré-natal e puerperal implantada.

Das unidades que apresentaram GI de parcialmente implantado, a unidade 10 apresentava equipe incompleta, sem o profissional médico e sem espaço para realização de atividades educativas nem dentro nem fora da unidade, mesmo dispondo de material para essa ação. Foi detectada a falta de medicamentos essenciais para a atenção à gestante na unidade. Essa unidade apresentou o menor GI (71) para a dimensão "estrutura", alcançando GI (99) bem próximo à pontuação máxima da classificação implantada para a dimensão "processo".

A unidade 14 apresentou um GI de parcialmente implantado tanto para "estrutura" como para "processo". A equipe encontrava-se incompleta por falta do profissional médico, não havia espaço para realização de atividades educativas nem dentro nem fora da unidade, e não dispunha de material para essa ação. O cadastramento das gestantes no primeiro trimestre não era realizado em todos os casos, assim como não era realizada suplementação alimentar nem o exame de citologia oncótica.

A unidade 21 também alcançou a classificação de parcialmente implantada para "estrutura" e "processo", uma vez que não apresentava espaço para realização de atividades educativas nem dentro nem fora da unidade, apesar de ter material para isso, e essas atividades eram realizadas individualmente, no momento da consulta, e não em grupo. Mesmo com a equipe completa, o médico não realizava a consulta necessária para complementar as ações do pré-natal realizadas pela enfermagem. A unidade também não realizava citologia oncótica, assim como não referenciava teste imunológico para a gestação e não executava a orientação alimentar necessária ao período gestacional.

Dentre as 23 unidades avaliadas, quatro se localizavam na zona rural do município, porém não se observaram diferenças nos resultados que pudessem ser atribuídas à localização urbana ou rural das unidades.

Em estudo avaliativo realizado também em unidades de saúde da família em Camaragibe, município da Região Metropolitana do Recife/ Pernambuco, foram relatados achados semelhantes aos verificados neste estudo, como atenção pré-natal implantada na maioria das unidades. O estudo identificou ainda que algumas atividades de acompanhamento pré-natal precisavam ser fortalecidas, como suplementação alimentar para gestantes com baixo peso, diagnóstico da gravidez, cadastramento de gestantes no primeiro trimestre, vacinação, avaliação de puerpério, exames laboratoriais de rotina e atividades educativas de promoção à saúde (Cavalcante et al., 2006).

CONSIDERAÇÕES FINAIS

A atenção pré-natal e puerperal realizada no município de Vitória de Santo Antão/Pernambuco encontrou-se implantada tanto na dimensão "estrutura" como na dimensão "processo". Contudo, há que se destacar que nem todas as unidades conseguiram essa classificação, e o GI do município foi favorecido pelo melhor desempenho das unidades na dimensão "processo".

Acredita-se que se o objetivo é melhorar o serviço prestado à população, um passo importante seria a melhoria das condições de estrutura e processo, pois os resultados serão entendidos como consequência desses aspectos. De acordo com Donabedian (1988), esses são métodos de garantia da qualidade de um serviço de saúde. Entretanto, vale ressaltar as limitações desse tipo de modelo, já que a relação estabelecida entre estrutura, processo e resultado nem sempre é linear e direta, uma vez que tanto as melhores pré-condições podem ser mal usadas como a excelência profissional pode resultar em benefícios, mesmo em situações bastante precárias, e vice-versa. Em que pesem essas limitações, esse ainda é um dos referenciais teóricos mais utilizados para avaliação da qualidade de programas e serviços de saúde, em razão de sua utilidade e simplicidade. Além disso, toda teoria apresenta limitações, não conseguindo apreender toda a complexidade dos aspectos relacionados com as ações, serviços e sistemas de saúde, sendo apenas uma aproximação, um recorte do real (Vuori, 1991).

Cabe destacar ainda como limitação a realização de entrevista apenas com os profissionais, não contemplando as usuárias do serviço, e o fato de a observação não ter sido utilizada como técnica de coleta dos dados, assim como a não utilização das fichas de acompanhamento das gestantes na unidade como fonte de dados, o que auxiliaria o acesso a algumas informações, como o número de consultas realizadas.

Por outro lado, foi possível verificar o bom desempenho da maioria das unidades do município no componente "processo", com os profissionais conseguindo superar as possíveis adversidades encontradas na estrutura e, com isso, executando uma atenção pré-natal adequada como preconizado pelo Programa de Humanização no Pré-natal e Nascimento (PHPN), a exemplo do acompanhamento das gestantes, garantindo o número mínimo de consultas e o acompanhamento da gestante no puerpério e do recém-nascido já na visita realizada dentro de até 42 dias após o parto.

Referências

Araújo MBS, Rocha PM. Trabalho em equipe: um desafio para a consolidação da estratégia de saúde da família. Ciênc Saúde Coletiva 2007; 12(2):455-64.

Arraes LC, Sampaio AS, Barreto S, Guilherme MAS, Lorenzato F. Prevalência de hepatite B em parturientes e perfil sorológico perinatal. Rev Bras Ginecol Obstet 2003; 25 (8):571-6.

Ayres RCV, Pereira SAOM, Ávila SMN, Valentim W. Acolhimento no PSF: humanização e solidariedade. Mundo Saúde 2006; 30(2):306-11.

Barbosa MC. Avaliação da assistência pré-natal de baixo risco no município de Francisco Morato [dissertação]. Guarulhos: Universidade Guarulhos, 2007.

Brasil. Ministério da Saúde. Secretaria Executiva. Núcleo Técnico da Política Nacional de Humanização. HumanizaSUS – Política Nacional de Humanização. Série B. Textos Básicos de Saúde. Brasília: Ministério da Saúde, 2004.

Brasil. Secretaria de Atenção à Saúde. Política Nacional de Atenção Básica. Brasília: Ministério da Saúde, 2006.

Brasil. Secretaria de Atenção à Saúde. Pré-natal e Puerpério: atenção qualificada e humanizada – manual técnico. Brasília: Ministério da Saúde, 2005.

Brasil. Secretaria de Políticas de Saúde. Assistência pré-natal: manual técnico. 3. ed. Brasília: Ministério da Saúde, 2000b.

Camelo SHH, Angerami ELS. Formação de Recursos Humanos para a Estratégia de Saúde da Família. Ciênc Cuid Saúde 2008; 7(1):045-052.

Campos CVA. Por que o médico não fica? Satisfação no Trabalho e Rotatividade dos Médicos do Programa de Saúde da Família do Município de São Paulo [dissertação]. São Paulo: Escola de Administração de Empresas de São Paulo da Fundação Getúlio Vargas, 2005.

Castilho-Pelloso MP, Falavigna DLM, Araújo SM, Falavigna-Guilherme AL. Monitoramento de gestantes com toxoplamose em serviços públicos de saúde. Rev Soc Bras Med Trop 2005; 38(6):532-3.

Cavalcante MGS, Samico I, Frias PG, Vidal AS. Análise de implantação das áreas estratégicas da atenção básica nas equipes de Saúde da Família em município de uma Região Metropolitana do Nordeste Brasileiro. Revista Brasileira de Saúde Materno Infantil 2006; 6(4):437-45.

Champagne F, Contandriopoulos AP, Brousselle A, Hartz Z, Denis JL. A avaliação no campo da saúde: conceitos e métodos. In: Brousselle A, Champagne F, Contandriopoulos AP, Hartz Z (Orgs.) Avaliação – conceitos e métodos. Rio de Janeiro: Editora Fiocruz, 2011a:41-60.

Champagne F, Hartz Z, Brousselle A, Contandriopoulos APD. A apreciação normativa. In: Brousselle A, Champagne F, Contandriopoulos AP, Hartz Z (Orgs.) Avaliação – Conceitos e métodos. Rio de Janeiro: Editora Fiocruz, 2011b:77-94.

Conceição JS, Diniz-Santos DR, Ferreira CD, Paes FN, Melo CN, Silva LR. Conhecimento dos obstetras sobre a transmissão vertical da hepatite B. Arq Gastrenterol 2009; 46(1):57-61.

Costa AM, Guilhem D, Walter MI. Atendimento a gestantes no Sistema Único de Saúde. Rev Saúde Pública 2005; 39(5):768-74.

Cunha MA, Dotto LMG, Mamede MV, Mamede FV. Assistência pré-natal: competências essenciais desempenhadas por enfermeiros. Esc Anna Nery Rev Enferm 2009; 13(1):145-53.

Delfino MRR, Patrício ZM, Martins AS, Silvério MR. O processo de cuidar participante com um grupo de gestantes: repercussões na saúde integral individual-coletiva. Ciênc Saúde Coletiva 2004; 9(4):1057-66.

Donabedian A. The quality of care – How can it be assessed? JAMA 1988; 260(12):1743-8.

Fracolli LA, Zoboli ELCP. Descrição e análise do acolhimento: uma contribuição para o programa de saúde da família. Rev Esc Enferm USP 2004; 38(2):143-51.

Gonçalves CV, Costa JSD, Duarte G et al. Avaliação da frequência de realização do exame físico das mamas, da colpocitologia cervical e da ultrassonografia obstétrica durante a assistência pré-natal: uma inversão de valores. Rev Assoc Méd Bras 2009; 55(3):290-5.

Instituto Brasileiro de Geografia e Estatística (IBGE). Censo Demográfico Brasileiro, 2010 [texto online]. [Acesso em: 30 de jun. de 2011]. Disponível em: http://www.ibge.gov.br.

Medeiros CRG, Junqueira AGW, Schwingel G, Carreno I, Jungles LAP, Saldanha OMFL. A rotatividade de enfermeiros e médicos: um impasse na implementação da Estratégia de Saúde da Família. Ciênc Saúde Coletiva 2010; 15(Supl. 1):1521-31.

Mendoza-Sassi RA, Cesar JA, Ulmi EF, Mano OS, Dall'Agnol MM, Neumann NA. Avaliando o conhecimento sobre pré-natal e situações de risco à gravidez entre gestantes residentes na periferia da cidade de Rio Grande, Rio Grande do Sul, Brasil. Cad Saúde Pública 2007; 23(9):2157-66.

Moura ERF, Holanda Jr F, Rodrigues MSP. Avaliação da assistência pré-natal oferecida em uma microrregião de saúde do Ceará, Brasil. Cad Saúde Pública 2003; 19(6):1791-9.

Moura ERF, Silva RM. Informação e planejamento familiar como medidas de promoção da saúde. Ciênc Saúde Coletiva 2004; 9(4):1023-32.

Perim EB, Passos ADC. Hepatite B em gestantes atendidas pelo Programa do Pré-Natal da Secretaria Municipal de Saúde de Ribeirão Preto, Brasil: prevalência da infecção e cuidados prestados aos recém-nascidos. Rev Bras Epidemiol 2005; 8(3):272-81.

Porto AMF, Amorim MMR, Coelho ICN, Santos LC. Perfil sorológico para toxoplasmose em gestantes atendidas em maternidade. Rev Assoc Méd Bras 2008; 54(3):242-8.

Quinino LRM, Barbosa CS, Samico I. Avaliação do grau de implantação do programa de controle da esquistossomose em dois municípios da zona da mata de Pernambuco, Brasil. Cad Saúde Coletiva 2010; 18(4):536-44.

Rios CTF, Vieira NFC. Ações educativas no pré-natal: reflexão sobre a consulta de enfermagem como um espaço para educação em saúde. Ciênc Saúde Coletiva 2007; 12(2):477-86.

Ronzani TM, Silva CM. O Programa Saúde da Família segundo profissionais de saúde, gestores e usuários. Ciênc Saúde Coletiva 2008; 13(1):23-34.

Serruya SJ, Cecatti JG, Lago TG. O Programa de Humanização no Pré-natal e Nascimento do Ministério da Saúde no Brasil: resultados iniciais. Cad Saúde Pública 2004; 20(5):1281-89.

Silveira MFA, Felix LG, Araújo DV, Silva IC. Acolhimento no programa saúde da família: um caminho para humanização da atenção à saúde. Cogitare Enferm 2004; 9(1):71-8.

Vuori H. A qualidade da saúde. Divulgação em Saúde para Debate 1991; 17-25.

2.8   Sistema de Informações sobre Nascidos Vivos (SINASC): Estudo de Caso

Cândida Correia de Barros Pereira
Patrícia Ismael de Carvalho
Paulo Germano de Frias
Suely Arruda Vidal

INTRODUÇÃO

O Sistema de Informações sobre Nascidos Vivos (SINASC) foi desenvolvido em 1990 (Laurenti et al., 2005), no Brasil, para atender às necessidades de obtenção de informações sobre as condições da criança ao nascer e as características maternas, além de contribuir para a redução do sub-registro de nascimento.

Em Pernambuco, sua implantação ocorreu em 1992, e atualmente o SINASC encontra-se descentralizado para todas as 12 gerências regionais de saúde e seus municípios de abrangência (Vidal et al., 2005).

O SINASC é composto por um conjunto de ações relativas à coleta de dados sobre nascimentos, codificação, processamento, fluxo, consolidação, avaliação e divulgação (Brasil, 2009).

O instrumento de coleta é a Declaração de Nascido Vivo (DN), padronizada para todo o território nacional, pré-numerada e composta de três vias autocopiativas que contêm, além dos dados exigidos pela lei 6.015/1973, outras informações que serão utilizadas para definir o perfil epidemiológico dos nascidos vivos (Mello Jorge et al., 1992).

O formulário da DN é distribuído pela Secretaria de Vigilância em Saúde (SVS) do Ministério da Saúde (MS) para as Secretarias Estaduais que, por sua vez, o repassam às Secretarias Municipais. Estas últimas são responsáveis pela distribuição aos estabelecimentos de saúde e cartórios.

O fluxo desse formulário é diferenciado de acordo com o tipo de parto, se hospitalar ou domiciliar. Em quaisquer casos, a primeira via segue para a Secretaria Municipal de Saúde, para digitação; em seguida, as informações seguem para as Regionais de Saúde e, posteriormente, para o estado e para o MS (Brasil, 2009).

A operacionalização do sistema e as diversas atribuições funcionais de cada instância – federal, estadual e municipal – foram definidas pelo MS por meio de portarias publicadas em 2000, 2003 e 2009 e observadas no manual de procedimentos do SINASC e preenchimento da DN (Brasil, 2003, 2009; FNS, 2000, 2001a, 2001b).

Para que as informações sobre nascimentos vivos se tornem precisas, oportunas e úteis para subsidiar o planejamento de programas para a prevenção e o tratamento (Almeida et al., 2009; Luquetti & Koifman, 2010) e/ou para o processo de tomada de decisão, os dados passam por várias etapas no sistema, desde a origem e o registro dos dados, codificação, completitude, controle das inconsistências e duplicidades, até a produção da informação para divulgação eletrônica (*CD-Rom*), impressa em anuários de estatísticas de natalidade, boletins e/ou disponibilizadas à população por intermédio do Departamento de Informática do SUS *on-line* (Brasil, 2005).

Embora os estudos demonstrem que o SINASC apresenta boa cobertura e maiores completitude e confiabilidade, quando comparado a outros sistemas (Andrade & Szwarcwal, 2007; Frias & Costa, 2010; Frias et al., 2010; Lima et al., 2009; Jorge et al., 2007), aliados aos avanços na padronização dos procedimentos, ainda existem pontos críticos em sua operacionalização que necessitam ser esclarecidos e normatizados para o aprimoramento das rotinas em todas as etapas do sistema (Almeida & Alencar, 2000; Worten et al., 2004) a fim de garantir sua qualidade.

Nesse contexto, a avaliação torna-se uma ferramenta de grande utilidade para a gestão no apoio à tomada de decisão, pois permite aos gestores e gerentes de programas e serviços a elaboração de seus próprios julgamentos, a expressão de seus valores e a revelação de seu desígnio estratégico (Contandripoulos, 2006).

Para isso, a análise de implantação é pertinente, pois possibilita avaliar uma "intervenção" quando é nova ou precisa identificar sua dinâmica de implantação e quais fatores críticos podem ser explicativos de seus "nós". Desse modo, este estudo procura responder a seguinte pergunta:

qual a implantação do Sistema de Informações sobre Nascidos Vivos no âmbito estadual de Pernambuco?

PERCURSO METODOLÓGICO

Trata-se de pesquisa avaliativa, do tipo análise de implantação – componente 2 (Brousselle et al., 2011), que relaciona o grau de implantação (GI) com os efeitos produzidos.

O estudo foi desenvolvido na Secretaria do Estado da Saúde de Pernambuco (SES-PE) na condição de gestora estadual do SINASC junto às 11 regionais de saúde, excluindo-se uma, por motivo de catástrofe natural, que destruiu a sede da regional.

Esta pesquisa foi realizada em duas etapas. Na primeira, foi construído o modelo lógico do programa (Figura 2.8.1) a partir de consultas aos documentos oficiais que normatizam o SINASC (Quadro 2.8.1), considerando os critérios estabelecidos, a fim de favorecer a compreensão do funcionamento do programa.

O modelo é uma representação esquemática de intervenção ou programa e é constituído, de maneira articulada, por componentes, atividades, recursos, resultados esperados, bem como variáveis externas à intervenção (McLaughlin & Jordan, 1999).

Dessa maneira, foram elencados os componentes do SINASC: gestão, distribuição e controle, emissão e preenchimento, coleta, processamento das DN, análise e divulgação da informação.

Após a descrição do SINASC, por meio do modelo lógico, foi elaborada a matriz de indicadores (Quadro 2.8.2) na qual, para cada componente do modelo, foram estabelecidos indicadores quantitativos e qualitativos relacionados com a estrutura, os processos e os resultados. Esses, posteriormente, foram selecionados e definidos de acordo com a validade do conteúdo, a relevância, a disponibilidade, a facilidade de obtenção, a simplicidade do cálculo e a oportunidade, de modo que o conjunto desses indicadores fosse capaz de indicar o estágio de implantação do SINASC.

Para cada indicador foram criados o parâmetro e a pontuação, baseados na normatização e no estudo de avaliabilidade do Sistema de Informações sobre Mortalidade (SIM) (Carvalho et al., 2009). Para os indicadores não normatizados em instrumentos legais, os parâmetros e as pontuações foram definidos em consonância com a rotina do serviço.

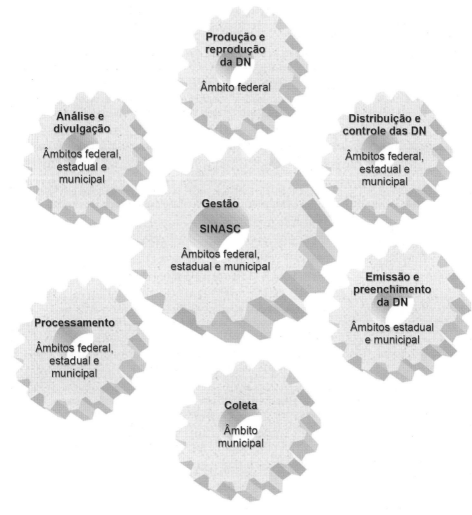

Figura 2.8.1 Componentes do modelo lógico integrado interfederativo do Sistema de Informações sobre Nascidos Vivos (SINASC) e instâncias federadas responsáveis.

Na segunda etapa, procedeu-se à coleta dos dados primários mediante observação direta e entrevistas individuais com os técnicos responsáveis pelo gerenciamento e a operacionalização do SINASC, dos níveis superior e médio, nos âmbitos central estadual e regional.

Os dados secundários foram captados do banco de dados dos SINASC estadual e regional, referentes ao ano de 2009, de documentos oficiais e relatórios, os quais foram utilizados na construção dos indicadores de estrutura, processo e resultados.

Quadro 2.8.1 Documentos utilizados para elaboração do modelo lógico do SINASC

Ano	Documentos	Definições
2009	Portaria 116	Regulamenta a coleta de dados, fluxo e periodicidade de envio das informações sobre óbitos e nascidos vivos para os Sistemas de Informações em Saúde sob gestão da Secretaria de Vigilância em Saúde
2009	Portaria 3.252	Aprova as diretrizes para execução e financiamento das ações de Vigilância em Saúde pela União, Estados, Distrito Federal e Municípios e dá outras providências
2009	Relatório de Gestão – SES/PE	Instrumento de planejamento, monitoramento e avaliação da gestão do SUS que sistematiza informações sobre o cumprimento das metas explicitadas na Programação Anual de Saúde
2008	Instrutivo Preenchimento de Programação das Ações de Vigilância em Saúde	Contém informações sobre as ações pactuadas em vigilância, entre elas divulgação de informações epidemiológicas e alimentação e manutenção de sistemas de informação
2004	Portaria 16	Constitui o Comitê Técnico Assessor do Sistema de Informações sobre Nascidos Vivos – CTA-SINASC
2003	Portaria 20	Regulamenta a coleta de dados, fluxo e periodicidade de envio das informações sobre óbitos e nascidos vivos para os Sistemas de Informações em Saúde – SIM e SINASC
2003	Portaria 1.929	Define as atribuições da Secretaria de Vigilância em Saúde e do Departamento de Informática do SUS no que se refere ao SIM, ao SINASC e ao SINAN
2001	Manual de procedimento do SINASC	Orienta os profissionais que estão envolvidos na operacionalização do SINASC sobre os principais procedimentos do sistema, fluxo dos documentos e rotinas decorrentes do processamento de dados, bem como as diversas atribuições funcionais de cada instância (federal, estadual e municipal)
2001	Manual de instruções para o preenchimento da Declaração de Nascido Vivo	Fornece instruções sobre o preenchimento do documento padrão do SINASC, a DN
2000	Portaria 475	Regulamenta a coleta, o fluxo e a periodicidade de envio das informações sobre nascidos vivos para o SINASC
1973	Lei 6.015	Dispõe sobre os registros públicos e dá outras providências

Os resultados da entrevista foram confrontados com o modelo lógico e o GI foi definido a partir da pontuação alcançada pelos componentes determinados no modelo lógico.

Para obtenção do GI foram utilizados os resultados das dimensões "estrutura" e "processo". Inicialmente, realizou-se a soma da pontuação de cada resposta das entrevistas e da observação direta por componente do modelo lógico.

Quadro 2.8.2 Matriz de indicadores e julgamento por componentes, fonte dos dados e técnicas utilizadas

Componentes	Dimensão	Indicadores	Parâmetros	Pontuação	Fonte de dados	Técnica de obtenção
Gestão	Estrutura	Existência de sala e equipamentos com configuração mínima	SIM	S = 1 N = 0	Primária	Observação direta
		Carga horária semanal SINASC	No mínimo 40 horas	Até 30 horas = 0; 31 a 50 = 0,25; 51 a 70 = 0,50; 71 a 100 = 0,75; > 100 =1	Primária	Entrevista
		Instrumentos de normatização disponíveis no local	No mínimo 3 manuais (manual de procedimento, de preenchimento da DN e de informação do SINASC e SIM para as ESF) e a Portaria 116	Existência 4 instrumentos = 1; 3 instrumentos = 0,75; 2 instrumentos = 0,50; 1 instrumento = 0,25	Secundária	Documentos
		Possui técnicos em informática para suporte técnico	No mínimo 1 técnico de informática	S = 1 N = 0	Primária	Entrevista
		Capacitações e sensibilizações programadas organizadas em cronograma	SIM	S = 1 N = 0	Secundária	Documentos
		Clientela do curso de atualização/capacitação	Profissionais de saúde dos serviços públicos e privados, regionais e secretarias municipais, cartórios e parteiras	Participação de todos (PT) = 1 Participação parcial (PP) = 0,50	Primária	Entrevista
	Processo	Gestores e técnicos cadastrados e acessando a base de dados local	100% dos gestores e técnicos que atuam no SINASC cadastrados e acessando	Todos = 1; 99,9% a 75% = 0,75; 74,9% a 50% = 0,50; 49,9% a 25% = 0,25; < 25% = 0	Primária	Entrevista
		Gestores e técnicos cadastrados e acessando a base de dados no nível federal (Sistema Web)	100% dos gestores e técnicos que atuam no SINASC cadastrados e acessando	Todos = 1; 99,9% a 75% = 0,75; 74,9% a 50% = 0,50; 49,9% a 25% = 0,25; < 25% = 0	Primária	Entrevista
		Gestores e técnicos dos municípios cadastrados e acessando a base de dados no nível federal (Sistema Web)	100% dos municípios	Todos = 1; 99,9% a 75% = 0,75; 74,9% a 50% = 0,50; 49,9% a 25% = 0,25;< 25% = 0	Primária	Entrevista
		Planejamento das ações e serviços referentes ao SINASC construído com a participação de técnicos dos sistemas, representantes das fontes notificadoras e usuários com elaboração de relatório	Pelo menos 1 reunião anual com a participação de todos (PT) os envolvidos com a elaboração de relatório	Pelo menos 1 reunião anual com PT e elaboração de relatório = 1; 1 reunião anual com a PP e elaboração de relatório = 0,75; 1 reunião anual com a PT sem elaboração de relatório = 0,50; 1 reunião anual com a PP sem relatório = 0,25; nenhuma reunião = 0	Secundária	Documentos
		Cursos de atualização/capacitação realizados anualmente	Realização de 100% das atualizações/ capacitações programadas no ano	Capacitações programadas/realizadas = 1 Capacitações sem cronograma = 0,50	Secundária	Documentos
		Supervisão/visitas de apoio técnico ao nível hierárquico inferior, visando à utilização e à operacionalização do SINASC, realizadas anualmente	2 supervisões anuais às regionais e aos municípios com aplicação do instrumento de supervisão	Pelo menos 2 supervisões/ano usando instrumento = 1; < 2/ano com instrumento = 0,75; pelo menos 2/ano sem instrumento = 0,50; < 2/ano s/ instrumento = 0,25	Secundária	Documentos
	Resultado	Indicadores pactuados na PAVS e no PACTO monitorados	100% dos indicadores da PAVS e do PACTO (Cobertura do SINASC e Proporção de nascidos vivos com 7 ou mais consultas pré-natais) monitorados semestralmente	Monitoramento de dois indicadores ≤ 6 meses = 1; pelo menos um indicador ≤ 6 meses = 0,75; dois indicadores > 6 meses = 0,50; um indicador > 6 = 0,25	Primária	Entrevista

Sistema de Informações sobre Nascidos Vivos (SINASC): Estudo de Caso

		Indicador	Critério	Valores		Fonte
Distribuição e controle	Estrutura	Armazenamento das DN em local seguro	Guardadas em armários ou gavetas ou sala com circulação limitada de responsável pelos setores de controle	$S = 1\ N = 0$	Primária	Observação direta
	Processo	Distribuição de formulários da DN para o nível hierárquico inferior de acordo com a estimativa da cota necessária	100% dos estimados* + 20%	$S = 1\ N = 0$	Secundária	Documentos
		Usa o módulo de distribuição do SINASC para controle da DN	SIM	$S = 1\ N = 0$	Primária	Observação direta
		Registra as DN distribuídas ao nível hierárquico inferior	SIM	$S = 1\ N = 0$	Secundária	Documentos
		Faz acompanhamento da estatística anual de cancelamento da DN	(SIM)	$S = 1\ N = 0$	Primária	Entrevista
	Resultado	Razão entre DN distribuídas cadastradas no SINASC	100% das DN distribuídas cadastradas	Nº de DN distribuídas registradas (planilhas, livros, relatórios) ÷ Nº DN cadastradas no SINASC × 100	Secundária	Documentos
Emissão e preenchimento	Estrutura	Existência de manual com normas de preenchimento da DN	SIM	$S = 1\ N = 0$	Secundária	Documentos
	Processo	Realizou capacitação/sensibilização sobre o preenchimento da DN	SIM	$S = 1\ N = 0$	Primária	Entrevista
		Resgate de variáveis incompletas pelo Núcleo de Epidemiologia dos hospitais estaduais	SIM	Sempre = 1,0; às vezes = 0,50; raramente = 0,25; nunca (N) = 0	Primária	Entrevista
		Conhece o procedimento para emissão de 2ª via	SIM	$S = 1\ N = 0$	Primária	Entrevista
	Resultado	Proporção de completitude das variáveis da DN relacionadas com a mãe	Excelente (< 5% de incompletitude); bom (5% a 10%); regular (> 10% a 20%); ruim (> 20% a 50%); muito ruim (> 50%)	Nº NV com o bloco das variáveis relacionadas com a mãe ign/branco ÷ Nº total de NV × 100	Secundária	Banco de dados (SINASC)
		Proporção de completitude das variáveis da DN relacionadas com a gestação e o parto	Excelente (< 5% de incompletitude); bom (5% a 10%); regular (> 10% a 20%); ruim (> 20% a 50%); muito ruim (> 50%)	Nº NV com o bloco das variáveis relacionadas com a gestação e o parto ign/branco ÷ Nº total de NV × 100	Secundária	Banco de dados (SINASC)
		Proporção de completitude das variáveis da DN relacionadas com a criança	Excelente (< 5% de incompletitude); bom (5% a 10%); regular (> 10% a 20%); ruim (> 20% a 50%); muito ruim (> 50%)	Nº NV com o bloco das variáveis relacionadas com a criança ign/branco ÷ Nº total de NV × 100	Secundária	Banco de dados (SINASC)
		Completitude da DN monitorada com envio de relatório	SIM	Completitude monitorada ≤ trimestral = 100,0; quadrimestral e semestral = 75,0; anual = 50,0; irregular = 25,0; não realiza = 0,0	Primária	Entrevista

(Continua)

Quadro 2.8.2 Matriz de indicadores e julgamento por componentes, fonte dos dados e técnicas utilizadas (*continuação*)

Componentes	Dimensão	Indicadores	Parâmetros	Pontuação	Fonte de dados	Técnica de obtenção
Coleta	Estrutura	Conhece a normatização do fluxo da DN	SIM	SIM = 1 N = 0	Primária	Entrevista
Coleta	Processo	Coletas da DN realizadas pelos municípios nas fontes notificadoras pelo menos semanalmente	SIM	SIM = 1 N = 0	Primária	Entrevista
Coleta	Processo	Busca ativa de rotina dos casos não notificados ao SINASC em hospitais, cartórios e fontes alternativas (igrejas e bolsa família) pelos municípios	SIM	Todos os municípios = 1; parcial = 0,50; nenhum = 0	Primária	Entrevista
Coleta	Resultado	Razão entre nascidos vivos estimados e captados	≥ 90%	Nº NV estimados** ÷ Nº NV captados × 100	Secundária	Banco de dados (SINASC)
Coleta	Resultado	Cobertura do SINASC monitorada com envio de relatório	SIM	Cobertura monitorada ≤ trimestral = 100,0; quadrimestral e semestral = 75,0; anual = 50,0; irregular = 25,0; não realiza = 0,0	Primária	Entrevista
Processamento	Estrutura	Existência de computadores com configuração mínima recomendada pelo DATASUS com o SINASC e o SISNET instalado e funcionando na versão atualizada	Todos os computadores com configuração mínima recomendada com o SINASC e o SISNET instalados e funcionando	S = 1 N = 0	Primária	Observação direta
Processamento	Estrutura	Existência dos livros CID-10 nos âmbitos estadual e regional	SIM	S = 1 N = 0	Primária	Observação direta
Processamento	Processo	Realiza monitoramento de codificação das anomalias congênitas	SIM	S = 1 N= 0	Primária	Entrevista
Processamento	Processo	Realiza retroalimentação semanalmente	SIM	S = 1 N= 0	Primária	Entrevista
Processamento	Processo	Realiza atualização da tabela de estabelecimento de saúde mensalmente	SIM	S = 1 N = 0	Primária	Entrevista
Processamento	Processo	Realiza *backup* interno e externo no máximo semanal	SIM	S = 1 N = 0	Primária	Entrevista
Processamento	Processo	Realiza rotina de relacionamento das bases de dados entre os níveis de gestão do SINASC	SIM	S = 1 N = 0	Primária	Entrevista
Processamento	Processo	Faz verificação de duplicidades	SIM	Verificação trimestral = 1; quadrimestral e semestral = 0,75; anual = 0,50; irregular = 0,25; não realiza = 0	Primária	Entrevista
Processamento	Processo	Realiza análise de inconsistência das variáveis	SIM	Análise trimestral = 1; quadrimestral e semestral = 0,75; anual = 0,50; irregular = 0,25; não realiza = 0	Primária	Entrevista
Processamento	Resultado	Proporção de municípios com arquivos de transferências enviados por mês no ano (exceto se ≥ 2 meses consecutivos sem envio)	100%	Nº de municípios com arquivos de transferência enviados no ano (exceto se ≥ 2 meses consecutivos sem envio) ÷ Nº total de municípios × 100	Secundária	Banco de dados (SINASC)
Processamento	Resultado	Proporção de nascimentos vivos ocorridos, recebidos até 60 dias após o encerramento do mês de ocorrência	80% de DN enviadas até 60 dias a partir da data de nascimento	Nº de NV digitados e enviados até 60 dias da data de nascimento ÷ Nº total de NV digitados e enviados × 100	Secundária	Banco de dados (SINASC)
Processamento	Resultado	Regularidade de envio acompanhada mensalmente	SIM	S = 100,0 N = 0	Primária	Entrevista
Processamento	Resultado	Controle de recebimento e envio dos arquivos de transferências ao nível hierárquico superior	SIM	S = 100,0 N = 0	Secundária	Documentos

Análise e divulgação	Estrutura	Tem internet funcionando	SIM	S = 1 N = 0	Primária	Entrevista
		Materiais de divulgação (informes, cartazes, boletins, artigos, matérias para *home page*)	SIM	S = 1 N = 0	Secundária	Documentos
	Processo	Conhece e usa os tabuladores e programas estatísticos para construção de análise	SIM	S = 1 N = 0	Primária	Entrevista
		Realiza análise epidemiológica	SIM	Divulgação trimestral = 1; quadrimestral e semestral = 0,75; anual = 0,50; irregular = 0,25; não realiza = 0	Primária	Entrevista
		Divulga informações e análise epidemiológica	SIM	Divulgação trimestral = 1; quadrimestral e semestral = 0,75; anual = 0,50; irregular = 0,25; não realiza = 0	Primária	Entrevista
		Retroalimenta as informações para os integrantes dos sistemas	SIM	Retroalimentação trimestral = 1; quadrimestral e semestral = 0,75; anual = 0,50; irregular = 0,25; não realiza = 0	Primária	Entrevista
		Nº de boletim epidemiológico elaborado no ano com dados do SINASC	SIM	2 boletins = 1,0; 1 = 0,5; nenhum = 0	Primária	Entrevista
	Resultado	Proporção de boletins epidemiológicos divulgados no ano com dados do SINASC	100%	Nº de boletins divulgados no ano ÷ Nº total de boletins elaborados × 100	Secundária	Documentos

*Estimados = número de nascidos vivos do último ano.
** Número de nascidos vivos estimados = População < 1 ano/ 1-(0,5 × CMI***),[20]
***CMI = coeficiente de mortalidade infantil.

A seguir, os valores obtidos foram comparados com os pontos máximos possíveis e foi calculado o percentual utilizado para classificação do GI de cada componente. Por fim, o cálculo do escore do GI do SINASC, na dimensão unitária, que representa a totalidade do sistema, foi obtido a partir da consolidação das informações obtidas dos GI de cada um dos componentes.

Para compor o conjunto das regionais de saúde, denominadas Geres, foi calculada a mediana dos resultados obtidos do GI e indicadores de resultados das 10 regionais de saúde. Optou-se por utilizar a mediana, porque os valores encontrados nas Geres variaram de 0 a 100 e o uso da média encobria as discrepâncias.

Para classificação do GI, foram adotados os seguintes pontos de corte: implantado, quando a pontuação obtida na realidade empírica, em relação aos parâmetros definidos, alcançou percentuais que variaram de 80% a 100%; parcialmente implantado avançado (60% a 79,9%); parcialmente implantado incipiente (40% a 59,9%); não implantado (< 40%).

Posteriormente a essa classificação por componente e no conjunto, estabeleceu-se a imbricação do GI com os indicadores de resultados, confrontando-os com o modelo elaborado em um processo de reflexão dedutivo baseado na lógica do SINASC.

Este estudo foi aprovado pelo Comitê de Ética e Pesquisa do Instituto de Medicina Integral Prof. Fernando Figueira – IMIP (Nº 2.157/2011).

CONSIDERAÇÕES SOBRE O CASO: SINASC EM PERNAMBUCO

Quanto ao grau de implantação ("estrutura" e "processo"), o SINASC mostrou-se "implantado" (80,8%) no nível central da Secretaria de Saúde do Estado de Pernambuco e "parcialmente implantado avançado" (60%) nas Geres (Quadro 2.8.3).

Dos seis componentes do sistema no nível central estadual, apenas "distribuição" e "controle" mostraram-se como "parcialmente implantado avançado", com grau de implantação de 60%; os demais foram considerados "implantados" (Quadro 2.8.3).

Essa fragilidade se deve à existência de falhas nos procedimentos normatizados e ao uso de outros instrumentos para o cadastro que não são recomendados pelo MS. Isso pode ocasionar extravio da DN, utilização ilegal e desconhecimento do quantitativo que foi distribuído utilizado, rasurado, cancelado, além da quebra do fluxo.

Em relação às Geres, apenas a coleta obteve GI "implantado" (83,3%), o mesmo percentual encontrado no nível central estadual.

Os demais componentes – "gestão", "emissão e preenchimento, "processamento" e "análise de divulgação" – mostraram-se como "parcialmente implantado incipiente", alcançando percentuais de 56,2%, 56,3%, 45,0% e 58,9%, respectivamente, o que chamou a atenção para o "processamento", que apresentou o menor valor (Quadro 2.8.3).

Esses achados sugerem que a interface de atividades entre estado e município expressa atribuições que transpassam todos os níveis de gestão do SINASC (Predebon et al., 2010). Talvez os parâmetros e critérios/indicadores adotados nos componentes "coleta", "emissão e preenchimento" e "processamento" devam ser discutidos e revistos antes de serem considerados definitivos (Vieira-da-Silva et al., 2007).

Entre os indicadores de resultado dispostos no Quadro 2.8.4, destacou-se a ausência de acompanhamento mensal da regularidade de envio e divulgação de boletim epidemiológico com dados do SINASC pelo nível regional.

Nota-se que os menores percentuais encontrados nos indicadores das Geres e no nível central/SES estão relacionados com o monitoramento, a análise e a divulgação das informações, a exemplo da completitude da DN monitorada com envio de relatório, com 12,5% (nível regional) e 50,0% (nível central estadual) (Quadro 2.8.4).

Quadro 2.8.3 Síntese do grau de implantação do SINASC estadual nos níveis central e regional, segundo seus componentes – Pernambuco, 2011

Componentes	SES (nível central)	Regional
Gestão	81,2	56,2
Distribuição e controle	60,0	60,0
Emissão e preenchimento	87,5	56,3
Coleta	83,3	83,3
Processamento	80,0	45,0
Análise e divulgação	92,9	58,9
Total (SINASC)	**80,8**	**60,0**

Legenda:
☐ Implantado (80% a 100%).
▨ Parcialmente implantado avançado (60% a 79%).
▨ Parcialmente implantado incipiente (40% a 59%).
☐ Não implantado (< 40%).

Quadro 2.8.4 Indicadores de resultados do ano de 2009 segundo componentes do SINASC nos níveis central estadual e regional – Pernambuco

Componentes	Indicadores de resultados	SES (nível central)	Regional
Gestão	Proporção de indicadores pactuados na PAVS e PACTO monitorados ≤ 6 meses	100,0	50,0
Distribuição e controle	Razão entre DN distribuídas (constam em planilhas) e cadastradas no SINASC	76,9	85,9
Emissão e preenchimento	Proporção de completitude das variáveis da DN relacionadas com a mãe	88,1	85,4
	Proporção de completitude das variáveis da DN relacionadas com a gestação e o parto	98,9	99,0
	Proporção de completitude das variáveis da DN relacionadas com a criança	96,7	94,9
	Completitude da DN monitorada com envio de relatório	50,0	12,5
Coleta	Razão entre nascidos vivos estimados e captados	94,3	91,3
	Cobertura do SINASC monitorada com envio de relatório	100,0	75,0
Processamento	Proporção de municípios com arquivos de transferências enviados por mês no ano (exceto se ≥ 2 meses consecutivos sem envio)	76,1	73,6
	Proporção de nascimentos vivos recebidos no nível federal em até 60 dias da data de nascimento	85,8	85,4
	Regularidade de envio acompanhada mensalmente	100,0	0,0
	Controle de recebimento e envio dos arquivos de transferências ao nível hierárquico superior	100,0	100,0
Análise e divulgação	Proporção de boletins epidemiológicos divulgados no ano com dados do SINASC	50,0	0,0

Fonte: SINASC – Âmbitos estadual central e regional.

Analisando separadamente os indicadores de resultados no nível central/SES (Quadro 2.8.5), verifica-se que há coerência com o grau de implantação de cada componente, exceto na "emissão e preenchimento" e "análise e divulgação" do SINASC, que apresentou metade do percentual esperado (50,0%), enquanto no nível regional há uma falsa coerência. É possível que essa coerência esteja relacionada com a existência de lacunas no desempenho das ações normatizadas por terem parte de suas ações complementada ou desenvolvida pelo nível central.

Esse comportamento do âmbito central estadual dificulta o cumprimento do papel de gestor do sistema, fato relatado em estudos sobre outras áreas da atenção (Vieira-da-Silva et al., 2007), priorizando atividades que poderiam ser desenvolvidas no nível regional em detrimento de ou-

Sistema de Informações sobre Nascidos Vivos (SINASC): Estudo de Caso

Quadro 2.8.5 Grau de implantação por componente do Sistema de Informações sobre Nascidos Vivos estadual nos níveis central e regional e indicadores de resultados – Pernambuco, 2011

Componentes	Indicadores	SES (nível central)		Regional	
		GI	Resultados* (%)	GI	Resultados* (%)
Gestão	Proporção de indicadores pactuados na PAVS e PACTO monitorados ≤ 6 meses		100,0		50,0
Distribuição e controle	Razão entre DN distribuídas cadastradas no SINASC		76,9		85,9
Emissão e preenchimento	Proporção de completitude das variáveis da DN relacionadas com a mãe		88,1		85,4
	Proporção de completitude das variáveis da DN relacionadas com a gestação e o parto		98,9		99,0
	Proporção de completitude das variáveis da DN relacionadas com a criança		96,7		94,9
	Completitude da DN monitorada com envio de relatório		50,0		12,5
Coleta	Razão entre nascidos vivos estimados e captados		94,3		91,3
	Cobertura do SINASC monitorada com envio de relatório		100,0		75,0
Processamento	Proporção de nascimentos vivos ocorridos, recebidos até 60 dias após o encerramento do mês de ocorrência		85,8		85,4
	Proporção de municípios com arquivos de transferências enviados por mês no ano (exceto se ≥ 2 meses consecutivos sem envio)		76,1		73,6
	Regularidade de envio acompanhada mensalmente		100,0		0,0
	Controle de recebimento e envio dos arquivos de transferências ao nível hierárquico superior		100,0		100,0
Análise e divulgação	Proporção de boletins epidemiológicos divulgados no ano com dados do SINASC		50,0		0,0

Legenda:
▢ Implantado (80% a 100%)
▨ Parcialmente implantado avançado (60% a 79%).
▩ Parcialmente implantado incipiente (40% a 59%).
■ Não implantado (< 40%).

Fonte: SINASC – SES/PE.
*Os resultados são referentes ao ano de 2009.

tras, como planejamento, elaboração de normas, monitoramento e avaliação do sistema, no âmbito estadual. Este fato sinaliza para a relevância da organização gerencial do SINASC no estado, visando não apenas à desconcentração de atividades, mas a uma efetiva descentralização para o âmbito regional e institucionalização de processos de trabalho mais condizentes com cada nível do sistema (Alves et al., 2010), com definição de normas explícitas para as etapas do sistema e a introdução de novas rotinas (Bezerra et al., 2009), minimizando a omissão, a sobreposição ou a execução parcial das atividades.

CONSIDERAÇÕES FINAIS

Durante sua trajetória de implantação, o SINASC tem sido objeto de inúmeras avaliações, tanto do ponto de vista quantitativo como qualitativo; entretanto, são poucos os estudos que abordam os procedimentos de geração dessa informação.

Esta pesquisa apresentou uma abordagem do sistema que possibilita repensar as etapas desse sistema ao explicitar os dados por meio do modelo lógico. A explicitação do modelo operacional do sistema, contemplando os insumos necessários, as atividades previstas, produtos e resultados esperados para sua adequada funcionalidade, tornou possível a identificação das particularidades do sistema ainda não percebidas nos estudos avaliativos para o estado de Pernambuco.

Muito se tem investido no SINASC, todavia os aspectos apresentados neste estudo demonstram a importância de especificação das atribuições previamente normatizadas, reorganização das atividades com prazos e parâmetros definidos e elaboração de manuais com normas e rotinas específicas para cada etapa do sistema.

O aprimoramento do módulo de distribuição e controle dos formulários de DN no sistema informatizado e medidas gerenciais para o controle efetivo da distribuição e uso da DN são importantes ferramentas para evitar o uso indevido de DN e contribuir na manutenção e no alcance da cobertura ideal.

Destaca-se, ainda, a importância de incentivos e apoio à análise e à divulgação das informações sobre natalidade de maneira sistematizada, com periodicidade definida, agilidade, oportunidade e acesso aos usuários do sistema, de modo a ampliar o uso desses dados no planejamento e na tomada de decisão.

O planejamento das ações com a participação de todos os envolvidos no sistema, para permitir a integração das ações, e a criação de um instrumento de monitoramento e avaliação, para subsidiar a identificação de pontos críticos que dificultam o avanço do sistema e contribuir na organização das práticas, evitam distanciar-se do cumprimento das tarefas.

Para isso, sugere-se a elaboração participativa de planos operativos anuais para as diferentes esferas de gestão do sistema, com base no modelo lógico do SINASC. Essa estratégia, com objetivos, metas e atividades por instância gestora do sistema, vem sendo incorporada à rotina de alguns programas (Brasil, 2007, 2008).

A esse cenário soma-se a importância do papel formativo da avaliação, por permitir que a equipe do programa participe e atue de modo a poder empregar os recursos humanos, materiais e financeiros com eficiência e no tempo oportuno.

Ainda que esta avaliação tenha contribuído para a identificação de aspectos organizacionais e operacionais do SINASC que precisam ser implementados, e demonstrado a necessidade de avanço do *software*, é importante enfatizar a necessidade de repensar o modelo e a matriz de indicadores para as esferas de gestão do sistema.

Conclui-se que esforços individuais e coletivos são necessários para manter o padrão do SINASC, de cobertura ideal e excelente qualidade das informações, para que sejam úteis à formulação de políticas na saúde materno-infantil, apesar de tratar de um processo complexo, exigindo habilidades técnicas e organizacionais.

Referências

Almeida MF, Alencar GP, Schoeps D. Sistema de Informações sobre Nascidos Vivos – SINASC. Uma avaliação de sua trajetória. In: Brasil. Ministério da Saúde. A experiência brasileira em sistemas de informação em saúde. Organização Pan-Americana da Saúde, Fundação Oswaldo Cruz – Brasília: Editora do Ministério da Saúde, 2009. 2 v (Série B. Textos Básicos de Saúde).

Almeida MF, Alencar GP. Informações em saúde: necessidade de introdução de mecanismos de gerenciamento dos sistemas. Inf Epidemiol SUS 2000; 9(4):241-9.

Alves CK, Carvalho EF, Cesse EAPC, Natal S, Bezerra LCA, Felisberto E. Análise da implantação de um programa com vistas à institucionalização da avaliação em uma Secretaria Estadual de Saúde. Rev Bras Saúde Mater Infant, Recife, 2010; 10(Supl. 1):145-56.

Andrade CLT, Szwarcwal, CL. Desigualdades sócio-espaciais da adequação das informações de nascimentos e óbitos do Ministério da Saúde, Brasil, 2000-2002. Cad Saúde Pública 2007; 23(5):1207-16.

Bezerra LCA, Freese E, Frias PG, Samico I, Almeida AKA. A vigilância epidemiológica no âmbito municipal: avaliação do grau de implantação das ações. Cad Saúde Pública 2009; 25(4):827-39.

Brasil. Ministério da Saúde. Legislação relativa aos sistemas de informações sobre mortalidade (SIM) e sobre nascidos vivos (SINASC). Brasília, DF: Ministério da Saúde, 2005. Disponível em: http://tabnet.datasus.gov.br/tabdata/sinasc/dados/nov/docs/Legislação%A7%C3 %A3o %20PDF.pdf. [Acesso em 22 de agosto de 2010].

Brasil. Ministério da Saúde. Portaria nº 116, de 11 de fevereiro de 2009. Regulamenta a coleta de dados, fluxo e periodicidade de envio das informações sobre óbitos e nascidos vivos para os Sistemas de Informações em Saúde sob gestão da Secretaria de Vigilância em Saúde. Disponível em: http://bvsms.saude.gov.br/bvs/saudelegis/svs/2009/prt0116 11_02_2009. html [Acesso em 22 de agosto de 2010].

Brasil. Plano operacional Redução da Transmissão Vertical do HIV e da Sífilis Congênita. Brasília: Ministério da Saúde, 2007. Disponível em: http://www.sistemas.aids.gov.br/ feminizacao/index.php?q=system/files/plano_1.pdf. [Acesso em 13 de julho de 2011].

Brasil. Política Nacional de Saúde Integral da População Negra – Plano Operativo. Brasília: Ministério da Saúde, 2008. Disponível em: http://bvsms.saude.gov.br/bvs/publicacoes/ politica_populacao_ negra_plano_operativo.pdf. [Acesso em 13 de julho de 2011].

Brasil. Secretaria de Vigilância em Saúde. Portaria nº 20, de 3 de outubro de 2003. Regulamenta a coleta de dados, fluxo e periodicidade de envio das informações sobre óbitos e nascidos vivos para os Sistemas de Informações em Saúde – SIM e SINASC. Disponível em: http://portal.saude.gov.br/portal/arquivos/pdf/portaria_20_03.pdf. [Acesso em 09 de agosto de 2011].

Brousselle A, Champagne F, Contandriopoulos A, Hartz Z. Avaliação: conceitos e métodos. Rio de Janeiro: Editora Fiocruz, 2011:292.

Carvalho, PI. Estudo de avaliabilidade do Sistema de Informação sobre Mortalidade [Especialização]. Recife: Instituto de Medicina Integral Prof. Fernando Figueira, 2009.

Contandripoulos AP. Avaliando a institucionalização da avaliação. Ciênc Saúde Coletiva 2006; 11(3):705-11.

Frias PG, Costa JMBS. Avaliação da completitude das variáveis da Declaração de Nascido Vivo de residentes em Pernambuco, Brasil, 1996 a 2005. Cad Saúde Pública 2009; 25(3):613-24.

Frias PG, Pereira PMH, Andrade CLT, Lira PIC, Szwarcwald CL. Avaliação da adequação das informações sobre mortalidade e nascidos vivos no estado de Pernambuco, Brasil. Cad Saúde Pública 2010; 26(4):671-81.

Fundação Nacional de Saúde. Manual de instruções para o preenchimento da declaração de nascido vivo. 3. ed. Brasília: Ministério da Saúde, 2001.

Fundação Nacional de Saúde. Manual de procedimentos do Sistema de Informações sobre Nascidos Vivos. Brasília: Ministério da Saúde, 2001.

Fundação Nacional de Saúde. Portaria 475, de 31 de agosto de 2000. Regulamenta a coleta, fluxo e periodicidade de envio das informações sobre nascidos vivos para o Sistema de Informações sobre Nascidos Vivos – Sinasc. Disponível em: http://teses.icict.fiocruz.br/pdf/santoshtlm.pdf. [Acesso em 09 de agosto de 2011].

Jorge MHM, Laurenti R, Gotlieb SLD. Análise da qualidade das estatísticas vitais brasileiras: a experiência de implantação do SIM e do SINASC. Ciênc Saúde Coletiva 2007; 12(3):643-54.

Laurenti R, Mello Jorge MHP, Lebrão ML, Gotlieb SLD. Eventos vitais. In: Laurenti R, Mello Jorge MHP, Lebrão ML, Gotlieb SLD. Estatísticas de saúde. 2. ed. São Paulo: Pedagógica e Atualizada Ltda., 2005:53-86.

Lima CRA, Schramm JMA, Coeli CM, Silva MEM. Revisão das dimensões de qualidade dos dados e métodos aplicados na avaliação dos sistemas de informação em saúde. Cad Saúde Pública 2009; 25(10):2095-109.

Luquetti DV, Koifman RJ. Qualidade da notificação de anomalias congênitas pelo Sistema de Informações sobre Nascidos Vivos (SINASC): estudo comparativo nos anos 2004 e 2007. Cad Saúde Pública 2010; 26 (9):1756-65.

McLaughlin JA, Jordan GB. Logic models: a tool for telling your program`s performance story. Eval Program Planning 1999; 22 (1):65-72.

Mello Jorge MHP, Gotlieb SLD, Soboll ML, Almeida MF, Latorre MR. O Sistema de Informação sobre Nascidos Vivos – SINASC. São Paulo: Faculdade de Saúde Pública, Universidade de São Paulo, 1992:47.

Predebon KM, Mathias TAF, Aidar T, Rodrigues AL. Desigualdade sócio-espacial expressa por indicadores do Sistema de Informações sobre Nascidos Vivos (SINASC). Cad Saúde Pública 2010; 26(8):1583-94.

Vidal AS, Arruda BKG, Frias PG. Avaliação da série histórica dos nascidos vivos em unidade terciária de Pernambuco – 1991 a 2000. AMB Rev Assoc Med Bras 2005; 51:17-22.

Vieira-da-Silva LM, Hartz ZMA, Chaves SCL, Silva GAP, Paim JS. Análise da implantação da gestão descentralizada em saúde: estudo comparado de cinco casos na Bahia, Brasil. Cad Saúde Pública 2007; 23(2):355-70.

Worten BR, Sanders JR, Fitzpatrick JL. Avaliação de programas – concepções e práticas. São Paulo: Editora Gente, 2004.

Parte III

OUTROS ESTUDOS

3.1 Análise de Custos em um Ambulatório de Especialidades Médicas: Implicações que o Cancelamento de Consultas Acarreta para Usuários, Familiares e Serviços de Saúde

Noêmia Teixeira de Siqueira Filha
Celina Maria Turchi Martelli
Ulisses Ramos Montarroyos
Suely Arruda Vidal

CONTEXTUALIZAÇÃO DO PROBLEMA

A mudança no perfil de morbimortalidade e o envelhecimento populacional vêm contribuindo para o aumento da demanda na atenção ambulatorial, principalmente no sistema público de saúde (Louvison et al., 2008; Schmidt et al., 2011).

Em 2010, o Relatório de Gestão do SUS informou que foram destinados à atenção ambulatorial cerca de R$ 13 bilhões, enquanto a hospitalar recebeu R$ 10,5 bilhões. No mesmo período, o gasto *per capita* (soma dos gastos em saúde, públicos e privados, como proporção da população total) para o Nordeste foi de R$ 141,31 e em Pernambuco, R$ 156,28. Dentre os estados da Região Nordeste, Pernambuco foi o que apresentou maior gasto *per capita* (Brasil, 2011).

Além do crescimento dos gastos do Sistema Único de Saúde (SUS) com assistência ambulatorial, os custos com assistência à saúde para usuários e familiares brasileiros também são elevados. No Sul do Brasil, a população das classes D e E gasta, aproximadamente, 13% do orçamento familiar com cuidados ambulatoriais (Costa & Fuchs, 2004).

Diante de um cenário de aumento da demanda ambulatorial e de gastos públicos e sociais com a assistência à saúde, o cancelamento de consultas médicas ambulatoriais por parte dos profissionais vem sendo percebido como uma questão a ser avaliada do ponto de vista econômico.

Sob a perspectiva de usuários e familiares, o cancelamento de consultas médicas pelo serviço, sem comunicação prévia, pode gerar custos com transporte e alimentação, perda de renda em virtude de um dia não trabalhado, além de insatisfação com o serviço (Beecham, 1999; Parikh et al., 2010). Ademais, o cancelamento do serviço de saúde, sob a perspectiva do sistema de saúde, também pode gerar custos de oportunidade. O custo de oportunidade refere-se a quanto foi sacrificado em termos de remuneração por se terem aplicado os recursos em uma alternativa em vez de outra. Em sentido mais amplo, como o social, existem aplicações alternativas para os mesmos recursos (Drummond et al., 2005). Em se tratando de avaliação, pode ser: "o custo de oportunidade (do que está deixando de fazer) é menor do que a satisfação obtida com o que se está fazendo."

Na literatura científica, o cancelamento de procedimentos médicos, em cirurgias eletivas, revelou custos elevados para o serviço (Perroca et al., 2007). No entanto, existe uma lacuna no que se refere aos custos do cancelamento de consultas pelo não comparecimento do médico.

Assim, esta pesquisa avaliou os custos, para usuários e familiares, das consultas agendadas e canceladas e os custos de oportunidade para o sistema de saúde. Este estudo só foi possível porque a instituição/empresa dispõe de um sistema de custeio estruturado.

BREVE INCURSÃO NO CAMPO TEÓRICO-CONCEITUAL DO CAPÍTULO

Para Del Nero (1995), a Economia da Saúde é um

> ... ramo do conhecimento que tem por objetivo a
> otimização das ações de saúde, ou seja, o estudo
> das condições ótimas de distribuição dos recursos
> disponíveis para assegurar à população a melhor
> assistência à saúde e o melhor estado de saúde
> possível, tendo em conta meios e recursos limitados.
> (Del Nero, 1995: 20)

A avaliação econômica, um construto metodológico da Economia da Saúde, busca determinar a eficiência de uma intervenção necessitando, para isso, contabilizar seus custos e efeitos. A pesquisa relatada neste capítulo abordará o numerador dessa fração – os custos – com o objetivo único da análise, enquadrando-se como uma avaliação econômica do tipo parcial.

Custo é o valor gasto com bens e serviços para a produção de outros bens e serviços; em outras palavras, é igual a preço × quantidade consumida. Para sua apuração é necessário identificar todos os recursos envolvidos na intervenção, programa ou ação (inventário de custos), quantificar e identificar o preço dos recursos e, quando se trata de estudos de longo prazo, atualizar os custos.

Os custos diretos de um ambulatório, objeto deste trabalho, são os custos relacionados diretamente com o objeto do custeio, originários do centro de custo produtivo (Beulke & Bertó, 2005; Brasil, 2006):

- pagamento de pessoal: salário bruto, incluindo os benefícios recolhidos e os impostos;
- medicamentos: matéria-prima da farmacotécnica, embalagem do fármaco e gases medicinais;
- equipamento hospitalar: material de penso, esterilização e assepsia;
- material de escritório: impressos, suprimentos de informática e de expediente;
- acessórios de segurança do trabalho, material de limpeza, de manutenção e elétrico.

Por sua vez, os custos indiretos de um ambulatório são originários dos centros de custo administrativo e intermediário, e para que possam ser debitados ao produto ou atividade é necessária a adoção de um parâmetro (rateio, recursos). Referem-se às atividades administrativas e de direção necessárias ao funcionamento do serviço, incluindo engenharia, manutenção, apoio assistencial e serviço de arquivo médico.

A instituição onde se realizou a presente pesquisa adota o sistema de custeio por absorção (Beulke & Bertó, 2005; Brasil, 2006), e os custos indiretos foram calculados pelo acréscimo de 30% do valor total dos custos diretos do setor (Martins, 2003).

ESTRATÉGIA METODOLÓGICA

A pesquisa foi realizada em instituição filantrópica localizada na cidade do Recife, Pernambuco, a qual oferece à população adulta atendimento clínico e cirúrgico em 16 especialidades médicas, com serviços de média e alta complexidade. Produz, em média, 7,5 mil atendimentos médicos/mês, sendo totalmente financiada pelo SUS, e se acha sob gestão de uma Organização Social.

Sessenta por cento de sua capacidade técnica e estrutural estão à disposição de usuários encaminhados pela Secretaria Municipal de Saúde do Recife e o restante, àqueles procedentes de hospitais ou Unidades de Pronto Atendimento (UPA) localizadas na Região Metropolitana do Recife, ao seguimento pós-alta da própria instituição e a outras especialidades de seu ambulatório, o chamado "encaminhamento interno".

A população deste estudo é composta pelos usuários residentes em Pernambuco, maiores de 14 anos, agendados para atendimento ambulatorial, apresentando condições físicas e emocionais para responder a entrevista. Excluíram-se do estudo os que perderam a consulta por terem chegado fora do horário agendado, bem como os que desistiram de aguardar o comunicado e os que foram atendidos por médico substituto.

O recrutamento dos participantes foi efetuado no momento da chegada dos usuários à recepção do ambulatório, quando o médico informava antecipadamente o cancelamento do atendimento, e no salão de espera, onde aguardavam a consulta quando da comunicação do cancelamento, no momento em que deveria ter início o atendimento.

O tamanho da amostra foi estimado em 130 usuários, de modo a caracterizar o perfil da demanda ambulatorial não atendida, com base em um levantamento prévio de faltas médicas no sistema informatizado (Siqueira Filha et al., 2011). A coleta ocorreu no período de 3 meses, em dias úteis, nos dois turnos de funcionamento (manhã e tarde).

Os dados primários foram obtidos por meio da entrevista, utilizando-se um questionário que versava sobre as características socioeconômicas e demográficas, a frequência de cancelamentos de consultas anteriores no mesmo ambulatório e os custos com transporte, alimentação e com a perda de renda correspondente ao dia não trabalhado pelo próprio usuário, ou por seu acompanhante, e com possíveis arranjos domésticos empregados para viabilizar a ida à consulta. Os dados secundários, referentes ao registro de consultas realizadas *versus* consultas agendadas, foram obtidos no sistema informatizado MV e no Boletim Diário de Registro de Atividades.

Para análise das implicações do cancelamento de consultas, na perspectiva da sociedade (custos do serviço público e dos usuários), foram mensurados os custos de oportunidade para o serviço devido à subutilização da estrutura física e dos profissionais de apoio disponíveis no ambulatório, considerando o número de turnos cancelados por cada médico. Na mensuração do custo de oportunidade do serviço, o valor de cada turno de trabalho foi calculado somando-se os custos diretos e indiretos do ambulatório.

Para a realização desta análise sob a perspectiva dos usuários e familiares, foram calculados os custos diretos e indiretos, o total da amostra estudada, o custo médio por paciente, o custo do cancelamento das consultas no período (3 meses) e a estimativa do custo do cancelamento no período de 1 ano. O Quadro 3.1.1 apresenta as fórmulas utilizadas.

Quadro 3.1.1 Sumário dos custos calculados sob a perspectiva de pacientes, familiares e ambulatório geral e especializado do adulto

Perspectiva do custo	Itens de custo	Cálculo dos custos
Social: pacientes e familiares	Custos diretos	Σ custos usuário transporte (A) Σ custos acompanhante (B) Σ custos usuário alimentação (C) Σ custos consulta, exame, procedimento em serviço privado (D)
	Custos indiretos	Σ perda de renda por ir ao ambulatório (E)
	Custo da amostra	$C_{amostra} = A+B+C+D+E$
	Custo médio por paciente	$C_{per\ capita} = C_{amostra}$ / consultas canceladas
	Custo do cancelamento de consultas no período de estudo	$C_{cancelamento} = C_{per\ capita} \times$ (nº consultas canceladas – pacientes faltosos)
	Custo do cancelamento no período de 1 ano	$C_{ano} = (C_{cancelamento}/7_{semanas}) (4_{semana/mês} \times 12_{meses\ do\ ano})$
Ambulatório	Custos diretos	Média trimestral salário bruto (A) Média trimestral outros custos diretos (B)
	Total de custos diretos	$C_{diretos} = A + B$
	Custos indiretos	$C_{indiretos} = 30\%$ dos custos diretos
	Custo total do ambulatório	$C_{ambulatório} = C_{diretos} + C_{indiretos}$
	Custo do turno trabalhado	$C_{turno} = C_{ambulatório}$ / 596 turnos[1]
	Custo de oportunidade no período de estudo	$C_{oportunidade} = C_{turno} \times$ nº de turnos não trabalhados
	Custo de oportunidade anual	$C_{oportunidade/ano} = 48_{semanas} \times C_{oportunidade}/7_{semanas\ de\ estudo}$

[1]Total de turnos = 2 × número de salas × dias úteis do ano.

Análise dos dados

Realizou-se análise exploratória das variáveis contínuas para verificar a distribuição dos dados, com determinação da mediana e do intervalo interquartílico. Para cada item de custo dos usuários, registrou-se a amplitude (valores mínimo e máximo) dos gastos e calculou-se a média ponderada.

Foi aplicado o teste de Correlação de Spearman para avaliar diferenças entre custo *versus* renda e idade dos participantes. O teste de Kruskal-Wallis foi usado para comparação das medianas dos custos do cancelamento por sexo, faixa etária, região de residência, formalidade no mercado de trabalho e renda do paciente. O nível de significância $p < 0,05$ foi utilizado para todos os testes estatísticos, sendo utilizado o programa Stata versão 9.0.

Aspectos éticos

A pesquisa seguiu as recomendações da Resolução 196/96, foi aprovada pelo Comitê de Ética em Pesquisa em seres humanos do Instituto de Medicina Integral Prof. Fernando Figueira (IMIP), sob o número 2134-11, e teve a anuência do coordenador do serviço. Todos os entrevistados assinaram o Termo de Consentimento Livre e Esclarecido, inclusive os acompanhantes dos menores, após terem sido informados dos objetivos da pesquisa e garantidos o anonimato, o sigilo e a continuidade da assistência no serviço, independentemente de sua participação.

RESULTADOS

Foram entrevistados 126 usuários que tiveram a consulta cancelada. Do total, 58,7% tinham de 30 a 59 anos de idade (mediana – 50; mínimo – 15; máximo = 80), em sua maioria mulheres (68,2%), residentes da Região Metropolitana de Recife (83,3%); 44,4% residiam com três a quatro pessoas; aproximadamente 25% relataram nenhuma escolaridade e 3,2%, nível superior.

No momento da entrevista, em torno de 60% dos usuários responderam estar sem trabalho remunerado, e dos 40% com trabalho remunerado, metade atuava no mercado informal. Outras fontes de renda citadas foram aposentadoria e bolsa família.

Aproximadamente 75% dos participantes informaram renda individual de até dois salários-mínimos e renda familiar de até R$ 1.328,50. A mediana de renda individual era R$ 545,00 (intervalo interquartílico

[IQR] = R$ 544,00) e da renda familiar, R$ 934,00 (IQR = 783,50). Dos entrevistados, 22,4% relataram não ter renda individual, 2,4%, não ter renda familiar, e 13,5% não souberam ou não quiseram informar a renda familiar. Cinco participantes disseram ter renda individual $\geq$ R$ 1.500,00 e sete, renda familiar $\geq$ R$ 2.500,00, sendo estes os valores extremos da distribuição na análise exploratória.

O tempo de deslocamento do usuário para o ambulatório foi, em média, de 83 minutos (mínimo de 5 minutos; máximo de 360 minutos), sendo o ônibus o principal meio de transporte (66%). Quanto à procedência, 42,9% foram encaminhados da Rede Municipal de Saúde para esse ambulatório, e o motivo referido por mais da metade dos usuários foi dar continuidade ao tratamento já iniciado.

Do total de 13.839 consultas agendadas no período de investigação, 6,7% foram canceladas pelo serviço sem aviso prévio ao usuário, variando de 14% a 2,2% para neurocirurgia e reumatologia, respectivamente.

Das consultas agendadas, 55,8% eram para cirurgia geral, clínica geral e ortopedia e 25,1% para cardiologia, cirurgia vascular, dermatologia e urologia. Entre as 16 especialidades médicas, apenas três (proctologia, neurologia e psiquiatria) não cancelaram consultas sem comunicação prévia.

Cerca de metade dos cancelamentos de consultas ambulatoriais (53,7%) ocorreu devido à mudança do dia ou do turno do atendimento médico (Tabela 3.1.1).

De acordo com 64,3% dos entrevistados, o tempo de espera para comunicação do cancelamento foi inferior a 30 minutos (mediana = 13; mínimo = 5; máximo = 270). O agendamento da nova consulta ocorreu no prazo de 8 dias, em média (mínimo no mesmo dia, em outro turno; máximo, 74 dias), e aproximadamente 8% dos usuários não tiveram suas consultas reagendadas naquele momento. Segundo os usuários, as especialidades médicas que mais frequentemente cancelavam as consultas eram cirurgia geral e ortopedia.

A Tabela 3.1.2 apresenta os custos do cancelamento sob a perspectiva de usuários e familiares. O custo global com transporte, alimentação, acompanhante e perda de renda foi de cerca de US$ 18.407,5, sendo 79,3% dos custos em decorrência da perda de renda e transporte. O custo médio do cancelamento por paciente foi de US$ 19,90, com diferenças nos gastos por item de despesa, incidindo sobre o transporte a maior amplitude de variação (US$ 0,00 a US$ 56,82), mediana de US$ 1,51 e valores extremos da distribuição > US$ 7,58.

Tabela 3.1.1 Número de consultas canceladas segundo motivo e especialidade médica – Ambulatório geral e especializado do adulto, 2011

Especialidades médicas	Consultas agendadas	Consultas canceladas Mudança dia/turno	Falta/ licença médica	Demissão/ férias	Pacientes faltosos	Consultas canceladas N (%)
Cardiologia	1.185	–	93	–	29	64 (5,4)
Cirurgia vascular	958	26	58	–	28	56 (5,8)
Cirurgia geral	2.751	149	26	–	57	118 (4,3)
Clínica geral	2.451	128	67	7	76	126 (5,1)
Dermatologia	709	62	19	–	21	60 (8,5)
Endocrinologia	416	–	31	–	14	17 (4,1)
Neurocirurgia	157	–	26	–	4	22 (14,0)
Neurologia	216	–	–	–	–	0
Ortopedia	2.520	281	158	54	165	328 (13,0)
Otorrino	585	–	53	–	20	33 (5,6)
Pneumologia	301	–	26	–	9	17 (5,6)
Proctologia	188	–	–	–	–	0
Psiquiatria	213	–	–	–	–	0
Reumatologia	364	–	12	–	4	8 (2,2)
Urologia	825	102	15	–	41	76 (10,7)
Total	13.839	748	584	61	468	925

Tabela 3.1.2 Custos do cancelamento de consultas ambulatoriais no período do estudo para pacientes e familiares, segundo itens de despesa – Ambulatório geral e especializado do adulto, fevereiro-março de 2011

Item de custo	Custo per capita (US$)[1]	Custo cancelamento[2] N=925 (US$)	(%)
Transporte	6,77	6.262,25	34,28
Alimentação	1,85	1.711,25	9,38
Acompanhante[3]	2,38	2.201,50	12,05
Perda de renda	8,90	8.232,50	45,04
Total	19,9	18.407,50	100,00

Notas: [1] US$ = 0,61 real. Banco Central do Brasil, 31 março de 2011.
[2] Custo do cancelamento no período de estudo.
[3] Soma dos valores monetários com alimentação e transporte para o acompanhante.

No ambulatório, houve 71 turnos não trabalhados no período, dos 596 previstos no ano. Os custos diretos e indiretos mensais para a instituição foram, aproximadamente, de US$ 155.433 – 30% dos quais são estipulados como custos indiretos. O custo de oportunidade no período foi de US$ 13.751,30 e o custo anual, US$ 94.294,70, conforme exposto na Tabela 3.1.3.

Na análise de custo dos usuários e familiares segundo suas variáveis socioeconômicas e demográficas, verificou-se que usuários moradores do interior do estado apresentaram maiores medianas de custos em diversos itens, quando comparados aos residentes na Região Metropolitana ($p < 0,05$). A mediana de gasto com alimentação entre mulheres foi maior em comparação aos homens, com diferença estatisticamente significativa ($p = 0,03$). Os usuários com idade inferior a 30 anos apresentaram maior mediana de gasto com acompanhante em comparação ao grupo de maior faixa etária (30 a 59 e $\geq$ 60 anos), com diferença estatisticamente significativa ($p = 0,0001$). Usuários com renda superior a dois salários-mínimos apresentaram maiores valores medianos de gasto com transporte, comparados aos com menor nível de renda ($p = 0,005$).

Segundo a formalidade do mercado de trabalho, a perda de renda foi maior para os trabalhadores do mercado informal, quando comparados com os do mercado formal e não trabalhadores ($p < 0,001$).

O teste de correlação de Spearman não identificou relação entre idade e custo total, porém, na análise por item de despesa, foi encontrada uma relação negativa entre a idade e o custo com transporte (r = –0,195; $p = 0,03$).

Tabela 3.1.3 Projeção anual do custo do cancelamento de consultas médicas sob a perspectiva da sociedade – Ambulatório geral e especializado do adulto, 2011

Perspectiva do custo	Custos	Valor em US$[1]
Pacientes e familiares	Custo anual do cancelamento (A)	126.274,00
	Custo direto mensal	88.795,00
	Custo indireto mensal	26.638,50
	Subtotal	**115.433,50**
Ambulatório	Custo mensal do turno de atendimento	193.683,00
	Custo de oportunidade no período	13.751,30
	Custo de oportunidade anual (B)	94.294,70
Total (A+B)		**220.569,00**

[1]US$ = 0,61 real. Mar/2011. Fonte: Banco Central do Brasil.

DISCUSSÃO

Das quase 54 mil consultas previstas para o ano 2011 no ambulatório onde se deu esta pesquisa, 6,7% foram canceladas pelos médicos sem comunicação prévia.

Diante desse percentual, a instituição deverá instituir medidas alternativas com o objetivo de evitar o dano emocional e a possibilidade de agravamento da situação de saúde dos usuários, além do prejuízo financeiro para os usuários e o serviço.

Para o sistema de saúde também houve perda importante de recursos com o custo de oportunidade. Giraldes (1997) destaca que o investimento em uma intervenção termina por sacrificar outras várias possibilidades. A autora ainda refere que a limitação de recursos para o setor saúde implica necessariamente escolhas criteriosas para que os recursos sejam utilizados com a máxima eficiência.

Outros autores também discutiram a eficiência dos gastos no setor saúde. Viana & Caetano (2005) identificaram o não desperdício como uma das características do uso eficiente de recursos na avaliação econômica e na incorporação de tecnologias. Silva (2011) traz o conceito de economia de escala, em que o custo médio dos procedimentos diminui mediante o bom aproveitamento da capacidade instalada. Dessa maneira, os custos fixos deveriam estar distribuídos para o maior número possível de procedimentos.

Com relação ao perfil socioeconômico e demográfico dos usuários entrevistados no ambulatório, os resultados não foram diferentes de outros estudos realizados na atenção ambulatorial do SUS (Costa & Fuchs, 2005; Gouveia et al., 2009; Ribeiro et al., 2006) com predominância do sexo feminino, baixas escolaridade e renda e faixa etária entre 30 e 59 anos. Uma pequena parte residia no interior do estado, apresentando maior prejuízo financeiro em razão do cancelamento, o que pode duplicar em função de outra viagem. Achado semelhante foi verificado por Arredondo, Nájera & Leyva (1999) em estudo acerca do custo da assistência ambulatorial para populações rurais no México.

O tempo gasto com a busca e o cuidado à saúde acarreta custos reais para a sociedade, nem sempre contabilizados, e deve ser levado em conta nos estudos econômicos em saúde (Fooland, Goodman & Stano, 2008). No estudo ora em discussão, 30% dos usuários entrevistados esperaram mais de 2 horas para receber a comunicação do cancelamento, além do tempo de deslocamento de casa até o serviço (em média, 60 minutos).

Para os residentes no interior do estado, os gastos decorrentes do cancelamento da consulta foram maiores em todos os itens de custo, em comparação com os residentes na Região Metropolitana. Também acarretou custos individuais importantes, sem nenhum benefício do ponto de vista de prestação de serviço de saúde. O custo *per capita* do cancelamento da consulta comprometeu, em um único dia, 6% e 3,5% da mediana de renda do paciente e do familiar, respectivamente.

A estimativa do custo do cancelamento anual sob a perspectiva dos usuários e familiares foi 2,1 vezes maior do que a estimativa para o ambulatório.

Finalmente, apresentam-se aqui as limitações metodológicas, e uma delas diz respeito à amostra de conveniência, que pode não representar a real demanda do ambulatório. Para minimizar esse viés, buscou-se contemplar na estratégia os diferentes turnos e dias, englobando todas as especialidades médicas. Desse modo, as características dos usuários foram similares às descritas na literatura, para ambulatórios integrantes do SUS (Costa & Fuchs, 2005; Gouveia et al., 2009; Ribeiro et al., 2006). Mesmo assim, seria necessária uma amostragem estratificada por especialidade para que os resultados fossem ajustados pelo volume de consultas de cada especialidade. Assim, os resultados do presente estudo devem ser interpretados para o conjunto das especialidades médicas.

Apesar da existência de um sistema informatizado para gerenciamento ambulatorial, o não atendimento do paciente deixa de ser adequadamente registrado, não sendo possível recuperar eletronicamente o volume de consultas canceladas por especialidade, o qual pode estar subestimado nos boletins de produtividade médica.

Quanto ao viés de memória para informações referentes aos custos dos usuários e familiares, acredita-se tê-lo minimizado, visto que as entrevistas ocorriam no mesmo dia em que a consulta era cancelada.

Conclui-se que esta investigação apresentou um caráter inovador, a aplicação de análise econômica no serviço de saúde, por dimensionar o volume de cancelamentos de consultas em ambulatórios conveniados ao SUS, bem como calcular os custos decorrentes dessa prática do ponto de vista da sociedade. Os resultados são úteis porque instrumentalizam os gerentes para a reorganização do serviço e apontam para a necessidade de outras investigações sobre o processo e os motivos dos cancelamentos, formas de evitá-los e, consequentemente, de reduzir os custos institucionais, dos convênios e, particularmente, dos usuários.

Referências

Arredondo A, Nájera P, Leyva R. Atención médica ambulatoria en México: el costo para los usuarios. Salud Pública de México 1999; 41(1):18-26.

Barros AJD, Bertoldi AD. Out-of-pocket health expenditure in a population covered by the Family Health Program in Brazil. Int J Epidemiology 2008; 37:758-65.

Beecham L. Missed GP appointments cost NHS Money. BMJ 1999; 28; 319(7209):536.

Beulke R & Bertó DJ. Gestão de custos e resultado na saúde: hospitais, clínicas, laboratórios e congêneres. 3. ed. Rev. ampl. São Paulo: Ed. Saraiva, 2007:277.

Brasil, Ministério da Saúde. Secretaria de Atenção a Saúde. Relatório de Gestão 2010. Ministério da Saúde: Brasília, 2011.

Brasil. Ministério da Saúde. Secretaria de Ciência, Tecnologia e Insumos Estratégicos. Departamento de Economia da Saúde. Programa Nacional de Gestão de Custos: manual técnico de custos – conceitos e metodologia. Série A. Normas e Manuais Técnicos. Brasília: Editora do Ministério da Saúde, 2006:76.

Costa JFD, Fuchs SC. Custos nos cuidados ambulatoriais para usuários adultos na cidade de Pelotas, Brasil. In: Piola SF, Jorge EA (Orgs.) Economia da saúde: 1º Prêmio Nacional – 2004: coletânea. Brasília: Ipea: DFID, 2005:365.

Del Nero CR. O que é economia da saúde. In: Piola SF, Vianna SM (Orgs.) Economia para a gestão da saúde. 3. ed. Brasília: IPEA, 2002:5-21.

Drummond MF, Stoddart GL, Torrance GW. Methods for the economics evaluation of health care programmes. New York: Oxford University Press, 2005.

Fooland S, Goodman AC, Stano M. A Economia da saúde. 5. ed. Porto Alegre: Bookman, 2008

Giraldes MR. Economia da saúde: da teoria à prática. Lisboa: Editora Estampa, 1997.

Gouveia GC, Souza WV, Luna CF, Souza-Júnior PRB, Szwarcwald CL. Satisfação dos usuários do SUS: fatores associados e diferenças regionais. Rev Bras Epidemiol 2009; 12(3):281-96.

Louvison MCP, Lebrão ML, Duarte YAO, Santos JLF, Malik AM, Almeida ES. Desigualdades no uso e acesso aos serviços de saúde entre idosos do município de São Paulo. Rev Saúde Pública 2008; 42(4):733-40.

Martins E. Contabilidade de custos. 9. ed. rev, São Paulo: Atlas, 2003:84-92.

Parikh A, Gupta K, Wilson AC, Fields K, Cosgrove NM, Kostis JB. The effectiveness of outpatient appointment reminder systems in reducing no-show rates. Am J Med 2010; 123(6):542-8.

Perroca MG, Jericó MC, Facundin SD. Surgery cancelling at a teaching hospital: implications for cost management. Rev Latino-Am Enfermagem 2007; 15(5):1018-24.

Ribeiro MCSA, Barata RB, Alemida MF, Silva ZP. Perfil sociodemográfico e padrão de utilização de serviços de saúde para usuários e não-usuários do SUS – PNAD 2003. Ciência & Saúde Coletiva 2006; 11(4):1011-22.

Schmidt MI, Duncan BB, Azevedo e Silva G et al. Doenças crônicas não transmissíveis no Brasil: carga e desafios atuais. The Lancet, Saúde no Brasil, 2011.

Silva SF. Organização de redes regionalizadas e integradas de atenção à saúde: desafios do Sistema Único de Saúde (Brasil). Ciência & Saúde Coletiva 2011; 16(6):2753-62.

Siqueira Filha NT, Vidal SA. Opportunity cost of cancelation of consultation in a hospital linked to SUS (Public Health System) in Pernambuco. 8th Annual meeting HTAi. Rio de Janeiro, 2011.

Vianna CMM, Caetano R. Avaliações econômicas como um instrumento no processo de incorporação tecnológica em saúde. Cad Saúde Coletiva 2005; 13(3):747-66.

3.2 Custos e Qualidade de Vida de Duas Populações Psiquiátricas – Residências Terapêuticas e Hospitais no Município do Recife, Pernambuco

Maria Hygina de Carvalho Duarte Fonseca
Juliana Martins Barbosa da Silva Costa
Suely Arruda Vidal

INTRODUÇÃO

Os Serviços de Residências Terapêuticas (SRT) são dispositivos instituídos pela Portaria/GM 106, de 11 de fevereiro de 2000, que dispõe sobre a garantia de assistência aos portadores de transtornos mentais com grave dependência institucional e impossibilidade de desfrutar de inteira autonomia social, sem vínculos familiares e de moradia, além de promover a reinserção social dessa clientela à vida comunitária (Brasil, 2000, 2004). São considerados centrais no processo de desinstitucionalização e reinserção social dessa população (Brasil, 2004; Delgado, 2007).

Os SRT são casas com, no máximo, oito moradores, capazes de auxiliar o morador em seu processo de reintegração à comunidade, como direito fundamental da pessoa humana (Brasil, 2004; Delgado et al., 2007; Furtado, 2006). Cada residência deve estar vinculada a um Centro de Atenção Psicossocial (CAPS) e operar junto à rede de atenção à saúde mental, dentro da lógica do território (Brasil, 2004b). Os profissionais de saúde são designados pelo CAPS, sendo um de nível médio, o cuidador, para apoiar os moradores em suas diversas atividades, e o outro um Técnico de Referência, que tem a responsabilidade de supervisionar e orientar os cuidadores, bem como acompanhar o desenvolvimento do projeto terapêutico singular (Brasil, 2004; Mângia & Rosa, 2002; Vidal, Bandeira & Gontijo, 2008).

O financiamento desses serviços advém dos recursos antes destinados ao pagamento dos leitos psiquiátricos. A cada paciente desospitalizado para o SRT o leito é fechado e o recurso passa a ser incorporado ao teto financeiro do município para manutenção da casa, até o hospital ser desativado (Brasil, 2000, 2004; Delgado et al., 2007).

Nos últimos 5 anos, vários estudos têm sido realizados sobre os SRT, ressaltando-se o ganho em qualidade de vida e na (re)cidadinização e valorização da vida dos pacientes com graves transtornos mentais, embora discorram sobre as dificuldades na implantação (Brasil, 2004; Furtado, 2006; Mângia & Rosa, 2002; Vidal, Bandeira & Gontijo, 2008).

Por outro lado, alguns autores referem que os hospitais psiquiátricos não oferecem aos pacientes internados programas dirigidos à reabilitação psicossocial, apontando para a necessidade de investimentos na construção de uma rede de alternativas à internação que atendam aos objetivos da Reforma Psiquiátrica e da legislação em vigor (Gonçalves et al., 2011; Santos Júnior & Silveira, 2009; Vidal, Bandeira & Gontijo, 2008).

Por se tratar de uma intervenção inovadora, faz-se necessária uma avaliação criteriosa, que leve em consideração tanto os aspectos clínicos como os econômicos (Vanni et al., 2009). Nesse caso, a avaliação econômica é o tipo de estudo que se presta a esse objetivo e pode ser completa ou parcial (Sancho & Vargens, 2011). Nas avaliações completas, calculam-se os custos e os efeitos de duas intervenções alternativas, os quais são comparados com o objetivo de identificar a mais eficiente (Drummond et al., 2005), enquanto as avaliações parciais podem analisar os custos e/ou as consequências sem compará-los, procedendo a um inventário dos custos e/ou observando os efeitos, sejam positivos ou negativos, mas separadamente, sem que se estabeleça uma razão de custo-efetividade (Drummond et al., 2005).

A efetividade de uma intervenção pode ser medida a partir de vários indicadores, de mortalidade, morbidade e qualidade de vida (QV), entre outros, principalmente quando se trata de portadores de condições clínicas crônicas.

O conceito de QV começou a ser aplicado à saúde a partir da década de 1970 (Favorato et al., 2006), sendo fatores integrantes o diagnóstico correto, o tratamento adequado e, principalmente, a satisfação do usuário. Segundo Minayo et al. (2000), a QV apoia-se na compreensão das necessidades humanas fundamentais, materiais e espirituais e tem seu foco principal no conceito de promoção da saúde.

Considerando-se essa abordagem, diversos instrumentos foram elaborados com o objetivo de mensurar a QV. Alguns permitem a obtenção de valores sobre o estado de saúde das pessoas de uma maneira genérica, independente do problema ou da doença específica, dentre os quais o *Euroqol* (EQ-5D), o *Short Form* 36 (SF-36), o *Health Survey Instrument* e o *Sickness Impact Profile* (SIP) (Bergner et al., 1976; Ferreira, 1998; Rabin & Charro, 2001).

O SF-36 foi traduzido e adaptado transculturalmente para o português brasileiro, com o objetivo de avaliar a QV de pacientes com artrite reumatoide, mostrando-se adequado às condições socioeconômicas e culturais do país (Ciconelli et al., 1999).

No sentido de fornecer ferramentas de gestão para o incentivo e/ou a reformulação dos SRT, este estudo buscou analisar os custos e avaliar a QV de moradores de residências terapêuticas e de pacientes hospitalizados portadores de doenças mentais.

PROCEDIMENTOS METODOLÓGICOS

Trata-se de um estudo exploratório de corte transversal com avaliação econômica parcial (Drummond et al., 2005) dos SRT e hospitais psiquiátricos (HP) no município do Recife, Pernambuco, em 2010-2011, utilizando-se a perspectiva analítica do Sistema Único de Saúde (SUS) e horizonte temporal de 12 meses.

No Recife, em 2011, a rede de serviços substitutivos à internação psiquiátrica totalizava 17 CAPS e 17 SRT, distribuídos em cinco dos seis Distritos Sanitários (DS), dos quais foram selecionados 11, por terem mais de 2 anos de funcionamento, para compor a amostra deste estudo. Nesse ano, ainda estavam em funcionamento cinco HP, todos conveniados ao SUS e prestando serviço ao município, e todos foram incluídos.

A população de estudo foi constituída por moradores dos SRT e pacientes dos HP de ambos os sexos, sendo os primeiros egressos de HP que foram fechados com a implantação da Política Nacional de Saúde Mental. Definiu-se como critério de inclusão o fato de ter condições emocionais e intelectuais para entender e responder ao questionário e residir ou estar hospitalizado há mais de 2 anos. Todos os participantes tinham o mesmo diagnóstico (F20), e fez-se o pareamento por sexo na proporção de um morador e um paciente (1:1).

Os dados de custos dos SRT foram coletados nos meses de abril e maio de 2011, de maneira retrospectiva, em documentos fornecidos pela Central de Custos da Secretaria de Saúde do Recife, referente ao ano de 2009. Foram apurados os custos diretos: profissionais lotados nos SRT e da supervisão municipal, alimentação, medicamentos, aluguel da moradia, água, luz, telefone e tributos.

A técnica de custeio praticada pelo município é de absorção total, e analisou-se o custo médio por item, obtendo-se o custo médio total mensal da amostra dos SRT em conjunto e individualmente, o custo médio *per capita* por Distrito e o custo médio *per capita* para o município. Os custos de implantação dos SRT não foram incorporados à análise, apenas os de manutenção.

Como os HP são privados conveniados ao SUS, utilizou-se como referência de custo o pagamento mensal efetuado pelo município no ano de 2009. Esses recursos financeiros são transferidos fundo a fundo do Ministério da Saúde ao município. Os valores das diárias de cada hospital foram instituídos na Portaria/GM 52, de 20 de janeiro de 2004, que estabeleceu critérios de remuneração dos procedimentos de atendimento em HP, com a recomposição das diárias hospitalares.

Os dados relativos à QV foram coletados entre abril e junho de 2011, utilizando-se o instrumento SF-36 Brasil (Ciconelli, 1999), composto por 36 itens, distribuídos em oito escalas ou domínios: capacidade funcional, aspectos físicos, dor, estado geral de saúde, vitalidade, aspectos sociais, aspectos emocionais e saúde mental, que podem ser agrupados em dois conceitos de saúde física e mental. Apresenta um escore que varia de 0 – correspondente ao pior estado/morte – a 100 – o melhor estado – e foi analisado utilizando-se o *software* EpiInfo para o cálculo de média e desvio padrão, o teste *t* de Student para a diferença de médias entre grupos independentes e a análise de variância (ANOVA) com significação estatística no nível de $p < 0,05$.

Este projeto foi aprovado pelo Comitê de Ética em Pesquisa do Instituto de Medicina Integral Prof. Fernando Figueira – IMIP, número 2154-11, com a anuência da Secretaria Municipal de Saúde de Recife-PE para concessão dos dados financeiros e permissão para entrevistar os moradores dos SRT e dos HP.

RESULTADOS

Foram entrevistados 32 moradores dos SRT e 32 pacientes de HP, dos quais 58,3% eram do sexo masculino.

Na Tabela 3.2.1 encontram-se expostos os resultados de QV. Os moradores dos SRT apresentaram maior pontuação média por domínio em comparação aos pacientes dos HP. Os maiores escores foram obtidos pelos moradores dos SRT nos domínios "saúde mental", "vitalidade" e "aspectos sociais", enquanto os pacientes dos HP apresentaram escores maiores nos domínios "capacidade funcional" e "saúde mental". As menores pontuações apresentadas nas duas populações foram nos domínios "aspectos físicos" e "dor". Os pacientes hospitalizados ficaram com pontuação < 50 em seis domínios – "aspectos físicos", "dor", "estado geral de saúde", "vitalidade", "aspectos sociais" e "saúde mental" – enquanto os moradores dos SRT apresentaram escore > 50 em todos os domínios.

Observou-se que o sexo feminino apresentou maior escore nos domínios "saúde mental", "vitalidade" e "aspectos sociais" nos SRT, diferentemente dos pacientes psiquiátricos, cujos domínios com maiores escores foram obtidos no sexo masculino, nos domínios "capacidade funcional" e "saúde mental" (dados não apresentados em tabela).

Na Tabela 3.2.2 são apresentados os resultados dos custos médios mensais dos SRT – o custo de um morador dos SRT foi de R$ 942,51.

Para manter cada paciente nos HP, o município desembolsa mensalmente R$ 1.098,48, e as diferenças observadas são em função do valor das diárias de cada um (Tabela 3.2.3).

Tabela 3.2.1 Média e desvio padrão de qualidade de vida segundo cada domínio do SF-36 em uma população de moradores de Serviços de Residências Terapêuticas (SRT) e de Hospitais Psiquiátricos (HP) conveniados ao SUS, no município de Recife, 2011

Tipo de serviço	SRT		HP		Teste estatístico
Domínios	Média	DP	Média	DP	p
CF	58,97	26,27	50,28	19,51	$p = 0,1382$*
AF	54,21	30,27	43,28	18,64	$p = 0,0962$**
Dor	55,31	17,70	43,20	15,88	$p = 0,0055$
EGS	60,25	16,36	47,47	16,84	$p = 0,0024$
VIT	64,68	17,31	45,00	16,80	$p = 0,0000$
AS	64,45	16,53	48,30	13,50	$p = 0,0001$
LAE	58,33	23,94	50,00	18,93	$p = 0,1276$
SM	68,00	15,00	49,21	16,56	$p = 0,0000$

* Teste t de Student.
**Kruskal-Wallis.
DP: desvio padrão; CF: capacidade funcional; AF: aspectos físicos; EGS: estado geral de saúde; VIT: vitalidade; AS: aspectos sociais; LAE: limitações por aspectos emocionais; SM: saúde mental.

Tabela 3.2.2 Tabela demonstrativa do custo médio por SRT e média *per capita* por morador – Recife-PE

Residências terapêuticas por DS/n° de moradores	Custo médio mensal da casa (R$)	Custo médio mensal por morador (R$)
DS II (mista I – 8 moradores)	5.539,21	692,40
DS II (mista II – 8 moradores)	6.394,90	799,36
DS II (feminina – 6 moradoras)	6.945,20	1.157,53
DS II (masculina – 6 moradores)	5.014,81	835,80
DS III (masculina – 6 moradores)	5.101,17	850,19
DS III (feminina – 5 moradoras)	4.505,32	901,06
DS IV (masculina – 6 moradores)	6.995,86	1.165,83
DS IV (feminina – 6 moradoras)	7.399,14	1.233,19
DS V (mista – 6 moradores)	6.351,24	1.058,54
DS V (masculina – 6 moradores)	4.958,45	826,41
DS VI (feminina – 6 moradoras)	6.698,10	837,26
Custo médio do município por morador	–	**942,51**

Fonte: Central de Custos da Prefeitura do Recife/PE – valores relativos ao ano de 2009.

Tabela 3.2.3 Demonstrativo das diárias pagas aos hospitais psiquiátricos e custo médio mensal *per capita* por paciente internado

Hospitais Psiquiátricos	Diária (R$)	Custo médio *per capita* (R$)
Hospital 1	42,25	1.267,56
Hospital 2	38,71	1.161,18
Hospital 3	38,71	1.161,18
Hospital 4	32,34	970,29
Hospital 5	31,08	1.267,56
Custo médio mensal *per capita*		**1.098,48**

Fonte: Central de Custos da Prefeitura do Recife/PE – valores relativos ao ano de 2009.

DISCUSSÃO

Este estudo observou que os custos para o SUS com pacientes psiquiátricos moradores dos SRT foi inferior aos pagamentos efetuados aos HP, verificando-se que existe uma economia *per capita* mensal para o SUS de R$ 155,97, o que representa R$ 129.143,16 de custo poupado por ano. Ressalte-se que os custos dos HP não foram calculados diretamente porque a perspectiva analítica adotada não foi a do SUS, tendo sido utilizado o repasse do valor monetário do sistema público.

Quanto à QV, o instrumento utilizado evidenciou melhores escores entre os moradores dos SRT, > 50, em todos os domínios, enquanto os pacientes dos HP apresentaram índices abaixo dessa média na maioria dos domínios. Talvez os resultados estejam relacionados com o projeto terapêutico elaborado pela equipe dos SRT, que estimula a ampliação da inserção social e autonomia nas atividades cotidianas, domésticas, pessoais e de convívio social.

Por outro lado, a hospitalização por longo espaço de tempo conduz a progressiva perda da condição de sujeito, com diminuição das habilidades pessoais e sociais, da vontade, passando a ficar alheia/alienada, perdendo o senso crítico e até a capacidade de sentir dor, o que pode ser uma consequência iatrogênica da institucionalização (Silva, 2003). Vários estudos analisaram os processos de subordinação e desumanização a que estão submetidos os "doentes mentais" nos HP (Santos Júnior & Silveira, 2009; Vidal, Bandeira & Gontijo, 2008), enquanto outros mostram que portadores de transtornos mentais, ao serem inseridos nos SRT, podem readquirir várias dessas capacidades, mediante a reconstrução de sua identidade (Oliveira et al., 2011).

Os achados desta pesquisa oferecem indicações de melhores escores na qualidade de vida obtidos pelos moradores dos SRT, principalmente quanto à vitalidade e aos aspectos sociais. No entanto, há uma possível limitação neste estudo, a qual diz respeito à não validação do instrumento SF-36, que, apesar de genérico, multidimensional e de fácil administração, ainda não foi testado em pacientes psiquiátricos no Brasil, porém os entrevistados demonstraram compreender as perguntas e responderam com precisão.

Outra limitação do estudo foi o pequeno tamanho da amostra de cada população, a qual não permite a generalização dos resultados.

Os SRT respondem por parte dos serviços extra-hospitalares do Brasil; no entanto, o número de dispositivos, até o presente, ainda está aquém da necessidade do país. Vale ressaltar que a criação de novos serviços não significa maior ônus para os cofres públicos, havendo apenas a transferência de gastos hospitalares para os novos serviços e, considerando os resultados desta pesquisa, o custo mensal de um morador de um SRT é inferior ao que é desembolsado pelo SUS para custear um paciente hospitalizado em longa permanência.

Com relação aos custos com a manutenção dos serviços, não houve inclusão de custos pessoais dos moradores, pacientes e familiares, o que limita os resultados quanto a uma perspectiva mais ampla. Futuros modelos de avaliação econômica serão úteis para definições mais precisas quanto à eficiência alocativa dos recursos públicos destinados a esses serviços, incorporando outros gastos, bem como os danos sofridos pelos pacientes nos hospitais.

A análise dos dados permite fornecer informações para os gestores no sentido de ampliar o número de SRT e assim melhorar a qualidade de vida de centenas de pacientes que ainda permanecem internados.

Referências

Bergner M, Bobbitt RA, Kressel S, Pollard WE, Gilson BS, Morris JR. The Sickness Impact Profile: conceptual formulation and methodology for the development of a health status measure. Int J Health Services 1976; 6(3):393-415.

Brasil. Ministério da Saúde. Gabinete do Ministro. Legislação em Saúde Mental. Portaria/GM nº 106 de 11 de fevereiro de 2000. Brasília. O Ministério. Disponível em: http://portal.saude.gov.br/portal/saude/cidadao/visualizar_texto.cfm?idtxt=23119. [Acesso em: junho de 2011]

Brasil. Ministério da Saúde. Residências Terapêuticas: o que são, para que servem. Secretaria de Atenção à Saúde. Departamento de Ações Programáticas Estratégicas. Coordenação Nacional de Saúde Mental, Brasília, 2004.

Ciconelli RM, Ferraz MB, Santos W, Meinão I, Quaresma MR. Tradução para língua portuguesa e validação do questionário genérico de avaliação de qualidade de vida SF (Brasil SF-36). Rev Bras Reumatol 1999; 39(3):143-50.

Delgado PG, Schechtman A, Amestalden AF et al. Reforma Psiquiátrica no Brasil: Política de Saúde do SUS. In: Mello MF, Mello AAF, Kohn R [Orgs.]. Epidemiologia da saúde mental no Brasil. Porto Alegre: Artmed, 2007:39-79.

Drummond MF, Sculpher MJ, Torrance GW, O'Brien BJ, Stoddart GL. Methods for the economic evaluation in health care program. 3. ed. Oxford: Oxford Medical Publications, Oxford University Press, 2005.

Favorato MECS, Favarato D, Hueb WA, Aldrighi JM. Qualidade de vida de doença arterial coronária: comparação entre gêneros. Rev Assoc Med Bras 2000; 52(4).230-41.

Ferreira PL. A medição dos estados de saúde: criação da versão portuguesa do MOS SF-36 [Documento de Trabalho 2]. Coimbra, Portugal: Centro de Estudo e Investigação da Universidade de Coimbra, 1998. Disponível em: https://estudogeral.sib.uc.pt/jspui/bitstream/10316/9969/1/RD199802.pdf. [Acesso em: junho de 2011].

Furtado JP. Avaliação da situação atual dos Serviços Residenciais Terapêuticos no SUS. Ciênc Saúde Coletiva 2006; 11(3):785-95.

Gonçalves S, Fagundes P, Lovisi G, Lima LA. Avaliação das limitações no comportamento social em pacientes psiquiátricos de longa permanência. Ciênc Saúde Coletiva 2001; 6(1):105-13.

Mângia EF, Rosa CA. Desinstitucionalização e serviços residenciais terapêuticos. Rev Ter Ocup 2002; 13(2):71-7.

Minayo MCS, Hartz ZMA, Buss PM. Qualidade de vida e saúde: um debate necessário. Ciênc Saúde Coletiva 2000; 5(1):7-18.

Oliveira WF, Padilha CS, Oliveira CM. Um breve histórico do movimento pela Reforma Psiquiátrica no Brasil contextualizando o conceito de desinstitucionalização. Saúde Debate 2011; 35(57):577-86.

Pitta AMF, Silva Filho JF, Souza GW et al. Determinantes da qualidade de serviços de saúde mental nos municípios brasileiros: estudos da Satisfação com os resultados das atividades desenvolvidas por pacientes, familiares e trabalhadores dos serviços. J Bras Psiquiatr 1995; 9(44):441-52.

Rabin R, Charro F. EQ-SD: a measure of health status from the EuroQol Group. Ann Med 2001; 33(5):337-43.

Sancho GL, Vargens JMC. Avaliação econômica em Saúde na esfera de atenção à saúde. Ciênc Saúde Coletiva 2009; 14(Supl. 1):1513-21.

Santos Junior HPO, Silveira MFA. Práticas de cuidados produzidos no serviço de residências terapêuticas: percorrendo os trilhos de retorno à sociedade. Rev Esc Enferm USP 2009; 43(4):788-79

Silva JPL. A desinstitucionalização e o processo de reformulação da assistência psiquiátrica no Rio de Janeiro no período 1995-2000: Monitoração de resultados de uma política pública utilizando dados de inquérito epidemiológico associados a registros administrativos. [Dissertação]. Fundação Oswaldo Cruz. Rio de Janeiro, 2003:96. Disponível em: http://www.arca.fiocruz.br/bitstream/icict/5228/2/551.pdf. [Acesso em: dezembro de 2013].

Vanni T, Luz PM, Ribeiro RA, Novaes HMD, Polanczyk CA. Avaliação econômica em saúde: aplicações em doenças infecciosas. Cad de Saúde Pública 2009; 25(12):2543-52.

Vidal CEL, Bandeira M, Gontijo ED. Reforma Psiquiátrica e Serviços Residenciais Terapêuticos. J Bras Psiquiatr 2008; 57(1):70-9.

3.3 Cobertura do Sistema de Informação sobre Mortalidade: Métodos Utilizados para Avaliação

Bárbara de Queiroz Figueiroa
Lygia Carmen de Moraes Vanderlei
Paulo Germano de Frias

INTRODUÇÃO

Os eventos vitais são utilizados, há muito tempo, para subsidiar diferentes interesses. Na Grécia e Roma antigas, auxiliavam especialmente questões administrativas referentes ao pagamento de impostos e prestação de serviços militares. Já nos séculos XVII e XVIII, na Inglaterra, os registros vitais assumiram um caráter demográfico e epidemiológico a partir das contribuições de Graunt e Willian Farr, respectivamente (Laurenti et al., 2008; Mello Jorge et al., 2009).

No Brasil, as iniciativas de sistematização dos dados sobre os eventos vitais surgiram a partir da criação do Instituto Brasileiro de Geografia e Estatística (IBGE) em 1938, o qual apenas na década de 1970 se tornou responsável pela divulgação desses eventos, a partir das informações disponibilizadas pelo registro civil, sem referir, entretanto, a causa de óbito (Senna, 2009; Waldvogel et al., 2008).

Com o reconhecimento da importância das informações sobre mortalidade para o acompanhamento da situação de saúde e a implantação de ações específicas, houve a necessidade de obtenção de dados mais confiáveis no país. Para suprir carências das informações obtidas por meio do registro civil e servir como um dos sistemas nacionais de vigilância epidemiológica, o Sistema de Informação sobre Mortalidade (SIM) foi criado em 1975. Sua implantação possibilitou o avanço nas estatísticas de mortalidade a partir da padronização de registros dos dados de óbito por meio da Declaração de Óbito (DO) (Becker, 1982).

A DO passou a ser instrumento oficial de coleta de dados para o SIM, impressa em três vias pré-numeradas e distribuída pelo Ministério da Saúde (MS), que estabeleceu os fluxos e prazos de seu encaminhamento e as normas quanto a seu preenchimento e processamento (Brasil, 2001).

Desde seu surgimento, o SIM vem sendo aprimorado por meio da base jurídica legal, aliada à capacitação de recursos humanos e à incorporação da tecnologia da informação, visando, primordialmente, fornecer dados de boa qualidade, com regularidade e cobertura adequadas, para auxiliar a elaboração dos diagnósticos sobre a situação de saúde da população, possibilitando a tomada de decisão baseada em evidência (Becker, 1982; Brasil, 2001, 2003, 2009; Mello Jorge et al., 2007; Senna, 2009).

A necessidade de informações confiáveis e de qualidade tornou-se crescente a partir do processo de descentralização da produção das informações demandada pelo avanço da implantação do Sistema Único de Saúde (SUS), que promoveu a redefinição dos papéis entre os entes federados (Almeida, 1998).

Esse processo ressignificou o papel da gestão municipal, que passou a ser corresponsável pelos indicadores sociossanitários da população adstrita. Esse fato demandou o conhecimento de informações que possibilitassem a identificação do perfil epidemiológico para planejamento e avaliação das ações locais (Almeida et al., 2009; Branco, 2001).

Contudo, em algumas regiões do país, especialmente no Norte e Nordeste, os gestores encontram problemas com as limitações impostas pelas coberturas incompletas dos eventos vitais, acarretando distorções quanto à magnitude e à fidedignidade dos indicadores (Andrade & Szwarcwald, 2007; Haraki et al., 2005).

A precariedade dos dados apresenta-se como um dos obstáculos para o monitoramento dos problemas de importância para a saúde pública de maneira efetiva. Para que seja alcançado esse objetivo, o SIM deve ser avaliado periodicamente para melhoria de sua qualidade, eficiência e utilidade (CDC, 2001).

AVALIAÇÃO DO SISTEMA DE INFORMAÇÃO SOBRE MORTALIDADE

A Organização Pan-Americana da Saúde (OPAS) propõe a avaliação da qualidade dos dados produzidos, de seu uso contínuo e da facilidade de operacionalização nas diversas fases, desde a coleta e análise até a infraestrutura necessária para o funcionamento do sistema. Essa ação reflete a preocupação com a melhoria das informações produzidas a partir dos sistemas de informação (Lima et al., 2009).

Certos da importância da avaliação dos Sistemas de Informações em Saúde (SIS) a fim de identificar a fidedignidade e as limitações das informações produzidas, os CDC (2001) propuseram um modelo de avaliação composto por etapas e atividades a serem desenvolvidas considerando os atributos: simplicidade, flexibilidade, qualidade do dado, aceitabilidade, sensibilidade, especificidade, representatividade, oportunidade e estabilidade. Ressaltam, contudo, que as atividades não poderão ser utilizadas universalmente para todos os sistemas, visto que, a depender do método, objetivos e escopo do (SIS), alguns atributos terão mais prioridade em detrimento de outros.

Considerando a evolução do SIM, as avaliações brasileiras têm utilizado distintos focos e abordagens metodológicas para ampliar o conhecimento da diversidade de estágios em que este se encontra nas unidades federadas do país, levando-se em conta que é um dos sistemas nacionais de informação que detêm o maior número de avaliações quanto a confiabilidade, completitude e cobertura (Lima et al., 2009).

No que diz respeito à avaliação da confiabilidade dos registros, alguns estudos compararam os dados constantes na DO com outras fontes de informação, identificando a qualidade de preenchimento dos instrumentos (Cordeiro et al., 1999; Drumond Jr. et al., 1999; Niobey et al., 1990; Simões & Reichenheim, 2001; Theme Filha et al., 1999; Vanderlei et al., 2002); quanto à completitude, as pesquisas identificaram o grau em que os registros constam no sistema por meio da proporção de campos da DO que estão em branco e/ou ignoradas (Almeida et al., 2006; Barros et al., 2001; Heckmann et al., 1989; Laurenti et al., 2000; Pereira & Castro, 1981; Romero & Cunha, 2006) e, com relação à cobertura do SIM, ao longo de seus 35 anos de implantação, houve avanços significativos em seus registros (Laurenti et al., 2005; Mello Jorge et al., 2009; Senna, 2009).

Contudo, falhas na captação dos óbitos ainda persistem e se devem a diversos fatores que contribuem para o sub-registro ao SIM, como deficiência de acesso aos serviços de saúde, dispersão populacional de áreas rurais e presença de cemitérios não oficiais (Carvalho, 1997; Oliveira & Pereira, 1997).

Esses problemas têm colaborado para dificultar o uso dos dados disponibilizados no sistema. Segundo os critérios estabelecidos pela Rede Interagencial de Informação para a Saúde (Ripsa, 2009), apenas sete estados brasileiros e o Distrito Federal (DF) podem conhecer a situação de saúde de sua população a partir dos dados disponíveis no SIM, pelo fato de apresentarem cobertura de captação de óbitos ≥ 90% em relação ao estimado pelo IBGE (Brasil, 2011).

Para o conjunto dos estados independente da cobertura do SIM, o MS estimula o monitoramento por meio da razão simples entre o número de óbitos captados pelo sistema e o estimado pelo IBGE (Brasil, 2001; Paes, 2005). Entretanto, nas Unidades da Federação (UF) que não apresentam cobertura satisfatória, especialmente aquelas localizadas nas regiões Norte e Nordeste, os perfis epidemiológicos obtidos apresentam inadequações quanto à magnitude e à qualidade das informações (Andrade & Szwarcwald, 2007).

Tendo em vista a importância de estatísticas vitais fidedignas e a relevância dos problemas supracitados, vêm se conduzindo no Brasil diversas técnicas, utilizando diferentes metodologias, para identificar o grau em que os óbitos estão registrados no sistema (Lima et al., 2009), destacando-se o relacionamento entre registros (Rafael et al., 2011; Schmid & Silva, 2011), método amplamente utilizado para avaliação da cobertura do SIM. Os Quadros 3.3.1 e 3.3.2 apresentam exemplos do uso dessa técnica.

Quadro 3.3.1 Exemplo de avaliação da cobertura do sistema de informações a partir de relacionamento entre registros

Identificam-se as dificuldades de utilização dos dados sobre óbitos infantis em algumas regiões do Brasil, em especial do Norte e Nordeste, uma vez que apresentam coberturas incompletas do SIM, o que possibilita distorções nas análises de saúde. Destaca que os Sistemas de Informações Hospitalares (SIH) foram capazes de captar óbitos não localizados no SIM e traz como exemplo estudos prévios que relatam melhoria da cobertura dos óbitos fetais e neonatais precoces a partir do SIH, em maior escala nas duas regiões supracitadas. Considerando a problemática exposta, o estudo buscou analisar os registros dos óbitos fetais e infantis de residentes do Maranhão ocorridos em 2008 nas bases de dados do SIM e SIH para estimar o sub-registro desses óbitos. Foram inclusos também dados de parturientes contidos no SIH, cujo produto da concepção foi um natimorto ou nascido vivo que morreu logo ao nascer. Foi realizado *linkage* probabilístico entre as duas bases de dados que permitiu localizar óbitos no SIH não informados ao SIM. Como resultados foram identificados sub-registros de óbitos infantis na base de dados do SIM, que se comporta de maneira heterogênea em relação ao porte populacional dos municípios. Diferentemente, os registros sobre natimortos sub-registrados no SIM foi maior do que o de óbitos infantis independentemente do porte populacional. A metodologia aplicada possibilitou a correção dos coeficientes da mortalidade infantil por componente etário e do coeficiente de mortalidade fetal.

Fonte: Rafael RAA, Ribeiro VS, Cavalcante MCV, Santos AM, Simões VMF. Relacionamento probabilístico: recuperação de informações de óbitos infantis e natimortos em localidade no Maranhão, Brasil. Cad Saúde Pública 2011; 27(7):1371-9.

Quadro 3.3.2 Exemplo de avaliação da cobertura do sistema de informações sobre eventos vitais por meio do relacionamento entre registros entre diferentes bancos de dados utilizando o método de captura-recaptura

Reflete-se sobre o método da captura-recaptura para estimativa de nascidos vivos e identificação do sub-registro em determinadas populações. Foram pareados os registros das bases de dados do SINASC e do IBGE, correspondentes ao segundo e terceiro trimestres de 2006 por microrregiões de residência da mãe. Para estimar o número de nascidos vivos em cada base de dados foram aplicados modelos matemáticos elaborados para utilização em populações fechadas, sendo preciso considerar os pressupostos da técnica para utilização dessa metodologia. O estudo observou que a variável idade da mãe interfere na identificação de nascidos vivos pelo Registro Civil e a probabilidade de captura dos eventos nessa base de dados foi menor do que a do SINASC, que demonstrou maior probabilidade de captação em todas as microrregiões. A metodologia foi útil para identificar o sub-registro, entretanto, por falha no preenchimento de algumas variáveis nos registros do IBGE, em especial o número da Declaração de Nascido Vivo (DN), tornou-se difícil o relacionamento entre as bases de dados, considerando o caráter determinístico do mesmo. Os autores ressalvam que, no caso de sobreposição entre duas bases de dados, recomenda-se que, após o relacionamento determinístico, se proceda ao relacionamento probabilístico entre essa nova base e outras que podem ser utilizadas para essa técnica. Concluiu-se que a metodologia mostrou-se viável para estimar e identificar o sub-registro de nascidos vivos para o âmbito de agregação geográfica menor e aponta possibilidades de conhecimento da cobertura dos sistemas de informações sobre eventos vitais para as microrregiões e municípios, superando as limitações impostas por técnicas demográficas indiretas.

Fonte: Schmid B, Silva NN. Estimação de sub-registro de nascidos vivos pelo método de captura e recaptura, Sergipe. Rev Saúde Pública 2011; 45(6):1088-98.

É possível também avaliar a cobertura do sistema mediante a consistência de indicadores da própria base de dados, por meio de metodologia que possibilita a identificação pela observação do Coeficiente Geral de Mortalidade Padronizado por Idade (CGMP) dos municípios (Andrade & Szwarcwald, 2007) (Quadro 3.3.3).

Outros estudos utilizaram estimativas baseadas em técnicas demográficas indiretas para os estados e verificaram que a cobertura do SIM melhorou entre os anos de 1990 e 2000, observando que a captação de óbitos desse sistema superou os registros dos eventos dispostos pelo IBGE (Paes, 2005; Paes & Albuquerque, 1999) (Quadro 3.3.4).

Apesar das numerosas iniciativas para definir o grau da cobertura do SIM, em particular no âmbito municipal, as dificuldades metodológicas persistem (Frias et al., 2008; Simões, 1999). Por isso, os pesquisadores seguem em busca do método mais adequado que identifique o sub-registro do SIM para esse nível de desagregação geográfica. O método de busca ativa de eventos vitais em múltiplas fontes surge como boa alternativa para o problema no âmbito local (Campos et al., 2010; Cunha et al., 2011; Figueiroa et al., 2013; Frias et al., 2005, 2008). Alguns estudos se limitaram a municípios de menor porte populacional, onde geralmente são identificadas maiores falhas na captação de óbitos pelo SIM, que podem estar

Quadro 3.3.3 Exemplo de avaliação da cobertura do sistema de informações através da consistência de indicadores da própria base de dados

---

Discute-se a necessidade de obtenção de dados com qualidade, que apresentem boa cobertura e subsidiem o cálculo dos indicadores de saúde, em especial do Coeficiente de Mortalidade Infantil (CMI), indicador amplamente utilizado para analisar a situação de saúde da população. Salienta as dificuldades na obtenção da completitude das coberturas dos sistemas de informações vitais através da utilização das técnicas demográficas de mensuração indireta por não contemplarem a possibilidade de monitorar os indicadores em caráter contínuo e por apresentarem distorções quando aplicadas no âmbito de desagregação geográfica maior. É definida a utilização de critérios propostos para avaliar a adequação das informações em estudo prévio (Szwarcwald et al., 2002). Pretendeu-se observar a adequação das informações do SINASC e do SIM e verificar a viabilidade de utilização desses dados para o cálculo do CMI, considerando porte populacional do município e região geográfica, no período de 2000 a 2002. Entre os cinco indicadores analisados, o CMGP foi utilizado para avaliar a magnitude de captação dos óbitos pelo SIM. Os resultados apontaram para desigualdades socioespaciais, observando-se maior adequação no Centro-Sul para os municípios de maior porte populacional; o SINASC obteve a melhor avaliação; o SIM necessita reduzir a subnotificação e melhorar a qualidade do preenchimento da causa de óbito para que as informações orientem adequadamente as ações de saúde.

Fonte: Andrade CLT, Szwarcwald CL. Desigualdades sócio-espaciais da adequação das informações de nascimentos e óbitos do Ministério da Saúde, Brasil, 2000-2002. Cad Saúde Pública. 2007; 23:1207-16.

Quadro 3.3.4 Exemplo de avaliação da cobertura do sistema de informações utilizando estimativas baseadas em técnicas indiretas

---

É destacada a importância das estatísticas vitais na produção dos indicadores de saúde em um contexto reduzido de produções científicas que identifiquem seu desempenho em âmbito nacional, que pode estar relacionado com dificuldades impostas pela heterogeneidade das regiões e UF, devido a fatores diversos que influenciam a qualidade, a regularidade e a boa cobertura dos registros vitais. Por essas limitações, alguns estudos fazem uso das estimativas indiretas para tentar conhecer a cobertura dos eventos vitais, incluindo as fontes oficiais de divulgação desses registros, IBGE e MS. Buscou-se calcular a cobertura dos óbitos ocorridos em 2000, por UF de residência, comparando os dados divulgados pelo IBGE e pelo MS, distribuídos por sexo e grupos etários, estratificados por quinquênio, verificando-se a média no triênio 1999, 2000 e 2001, com população estimada a partir do censo demográfico de 2000. Para estimar as coberturas, utilizou-se técnica demográfica indireta baseada em pressupostos que atendiam às necessidades do estudo. As coberturas foram observadas levando em consideração critérios estabelecidos para fornecer maiores confiabilidade, consistência e precisão, classificadas através do estudo prévio (Paes & Albuquerque, 1999). Evidenciou-se que no ano 2000 a cobertura dos registros de óbitos do MS foi maior do que a do IBGE; a cobertura foi classificada no mínimo como "satisfatória" para todos os estados do Sul, Sudeste, Centro-Oeste e parte do Nordeste. Os demais estados, a partir do Piauí em direção ao Norte, foram classificados como "regular", exceto para Roraima. A cobertura dos óbitos manteve-se mais completa para os homens. Conclui-se que, mantendo-se a tendência, as coberturas ultrapassarão 80% para a população adulta até 2010, em todas as UF, e com a consolidação das coberturas para o Sul-Sudeste do país já se poderia pensar em aproveitamento das estatísticas vitais para a construção de indicadores de mortalidade sem usar os artifícios indiretos usuais.

Fonte: Paes NA. Avaliação da cobertura dos registros de óbitos dos Estados brasileiros em 2000. Rev Saúde Pública 2005; 39:882-90.

relacionadas com a insuficiência na assistência médica (Cunha et al., 2011) (Quadro 3.3.5); outros avaliaram municípios de porte maior, que apresentam melhores informações sobre eventos vitais (Figueiroa et al., 2013) (Quadro 3.3.6), provavelmente relacionadas com a maior proximidade com a Região Metropolitana, que geralmente dispõe de maior número de médicos (Machado et al., 2006).

Quadro 3.3.5 Exemplo de avaliação da cobertura do sistema de informações a partir da busca de eventos vitais em municípios de pequeno porte

Identificou-se a subnotificação de óbitos ao SIM em 10 municípios de menor porte populacional localizados na macrorregião Nordeste de Minas Gerais e selecionados por amostra probabilística simples. Foi utilizada a estratégia de busca ativa de óbitos em múltiplas fontes de informação: cartórios, cemitérios, estabelecimento de saúde, Estratégia Saúde da Família (ESF), considerando a ocorrência em 2007. Os óbitos localizados por meio da busca ativa foram confrontados com a base de dados do SIM estadual e do MS para identificar a falta de notificação no sistema. Para o cálculo da subnotificação considerou-se a proporção de óbitos não informados ao SIM em relação ao total de óbitos notificados e não informados ao sistema. Observou-se subnotificação de 26,5% e 18,9% em relação à base de dados do SIM estadual e federal, respectivamente. Os cartórios, estabelecimentos de saúde e a ESF apresentaram-se como as fontes mais importantes para identificação de óbitos não notificados. O estudo discute as limitações da utilização dos dados disponíveis no sistema considerando a existência de subnotificação de óbitos ao SIM. Chama atenção para a não localização das DO de quase 50% dos óbitos identificados na busca ativa e reitera a probabilidade de não emissão do formulário, inclusive em fontes oficiais de notificação, como os hospitais. Concluiu-se que a busca ativa de óbitos em múltiplas fontes é uma estratégia que deve ser utilizada para intensificar a cobertura do SIM, permitindo, desse modo, que seus dados sejam utilizados para o cálculo dos indicadores de saúde.

Fonte: Cunha CC, Campos D, França EB. Uso da busca ativa de óbitos na avaliação do Sistema de Informações sobre Mortalidade em Minas Gerais, Brasil. Epidemiol Serv Saúde 2011; 20:275-86.

Quadro 3.3.6 Exemplo de avaliação da cobertura do sistema de informações a partir da busca de eventos vitais em municípios de grande porte

Foi proposta a análise da cobertura do SIM de um município de grande porte populacional com informações vitais adequadas e, para tanto, foram utilizados dados sobre óbitos ocorridos em 2008 disponíveis no SIM, acrescidos daqueles não captados pelo sistema coletados em múltiplas fontes pela Pesquisa de Busca Ativa de Óbitos e Nascimentos no Nordeste e Amazônia Legal. Além da cobertura do sistema, observada por meio da razão entre os óbitos não informados ao SIM e a soma destes aos captados pelo sistema, o estudo analisou o perfil sociodemográfico e identificou as principais fontes de busca ativa, os locais de ocorrência e instituição responsável pela emissão da DO dos eventos ausentes no SIM. Os resultados revelam as limitações para utilização dos dados diretos do sistema, considerando as falhas na notificação dos óbitos, especialmente nas regiões Norte e Nordeste, acrescidos da pouca disponibilidade de métodos adequados para expressar a cobertura, o que dificulta o monitoramento e a avaliação das ações de saúde por meio dos dados disponíveis no SIM, particularmente no âmbito municipal. Concluiu-se que a busca ativa é uma importante estratégia para conhecer a cobertura do SIM em municípios de grande porte populacional, além de viabilizar o conhecimento de dificuldades na operacionalização do sistema, sinalizando para mudanças no processo de trabalho.

Fonte: Figueiroa BQ, Vanderlei LC, Frias PG, Carvalho PI, Szwarcwald CL. Análise da cobertura do Sistema de Informações sobre Mortalidade em Olinda, Pernambuco, Brasil. Cad Saúde Pública 2013; 29(3):475-84.

A utilização do método "análise descritiva – indicadores de distintos bancos de dados" apresenta-se como outra possibilidade para avaliação da cobertura do SIM e se desenvolve por meio da comparação da frequência de eventos entre distintos bancos de dados (Correa & Assunção, 2003; Lima et al., 2009) (Quadro 3.3.7).

Finalmente, a análise da cobertura por meio da evolução da série temporal (Barros et al., 1985), apesar de menos usual, também se revelou uma alternativa para avaliação dessa dimensão de qualidade do sistema (Quadro 3.3.8).

Quadro 3.3.7 Exemplo de avaliação de cobertura do sistema de informações utilizando o método de análise descritiva dos indicadores de distintos bancos de dados

São analisadas as dificuldades de notificação dos acidentes de trabalho fatais e discute-se que a problemática está relacionada a um conjunto de fatores combinados, entre os quais a fragilidade na qualidade, fidedignidade e boa cobertura dos dados oficiais sobre acidentes de trabalho. Objetivou comparar três bases de dados diferentes para identificar informação sobre óbitos relacionados ao trabalho e, para tanto, utilizaram-se dados do SIM, do Sistema de Informação em Acidentes de Trabalho, do SUS (SIAT-SUS) e do Sistema de Comunicação de Acidente de Trabalho, do Instituto Nacional de Seguro Social (INSS) de residentes no município de Belo Horizonte, Minas Gerais, com ocorrência no ano de 1999. O estudo observou a existência de subnotificação de óbitos relacionados ao trabalho no SIM, quando comparado à base de dados do INSS. Aponta que a subnotificação é provavelmente maior, considerando que, na época, ainda não haviam sido agregadas as pensões solicitadas após 1999 de falecidos nesse período. O estudo também apontou para subnotificação de óbitos nas outras bases de dados pesquisadas e infere que problemas relacionados à obtenção de dados referentes à morbimortalidade relacionada ao trabalho são atribuídos, em parte, a fragilidades no sistema de vigilância de acidentes e doenças do trabalho.

Fonte: Correa PRL, Assunção AA. A subnotificação de mortes por acidentes de trabalho: estudo de três bancos de dados. Epidemiologia e Serviços de Saúde 2003; 12(4):203-12.

Quadro 3.3.8 Exemplo de avaliação de cobertura do sistema de informações a partir da evolução da série temporal

É relatada a importância dos indicadores de mortalidade perinatal e infantil para conhecer a condição de vida da população, entretanto, ressalta-se que o sub-registro de nascimentos, óbitos perinatais e infantis, especialmente nos países em desenvolvimento, é um fator que traz limitações para a confiabilidade das estatísticas oficiais. Foi proposto avaliar os registros dos eventos vitais supracitados por meio de um estudo longitudinal prospectivo que acompanha 6.011 crianças nascidas em 1982 no município de Pelotas, dividido em duas fases: a primeira, perinatal, foi realizada em três etapas: hospitalar, onde se buscou informações por meio de entrevista com as mães e, no caso de óbito infantil, procurou-se reclassificar a causa de óbito por meio do prontuário; visitas domiciliares para uma amostra representativa da população do estudo; revisão dos atestados de óbito e certidões de nascimento. A segunda fase, acompanhamento das crianças, foi dividida em duas etapas: a primeira, realizada no início de 1983 para avaliação antropométrica, localizou 81% das crianças nascidas no período de janeiro a abril de 1982 com idade média de 12 meses. Na segunda etapa, realizada no início de 1984, foram visitadas todas as residências em área urbana do município, além de uma amostra de 20% de crianças, residentes em área rural, com a finalidade de coletar informações sobre as crianças, agora na faixa etária de 12 a 27 meses de idade. Em caso de identificação de óbito, tanto a DO como o prontuário (quando de ocorrência hospitalar) eram localizados em ambas as etapas de acompanhamento das crianças. Além disso, a ocorrência dos óbitos foi monitorada por meio da revisão periódica dos prontuários hospitalares mediante o contato semanal com esses estabelecimentos, e atestados enviados a Secretaria de Saúde do Estado e aos cartórios de registro civil do município. O estudo identificou 42,1% de sub-registro de óbitos no período perinatal, 47,8% dos quais foram classificados como fetais, e observou ainda o sub-registro de 24% de óbitos infantis.

Fonte: Barros FC, Victoria CG, Teixeira AMB, Filho MP. Mortalidade perinatal e infantil em Pelotas, Rio Grande do Sul: nossas estatísticas são confiáveis? Cad Saúde Pública 1985; 1(3):448-58.

Conclui-se que desde a criação do SIM, com a posterior reforma sanitária brasileira, representada pela implantação do SUS e seus princípios e diretrizes, dentre eles a descentralização do sistema, torna-se cada vez mais imperioso o fornecimento de informações de ótima qualidade com cobertura adequada, auxiliando o planejamento e a execução de ações de saúde no nível local.

São muitos os avanços dos registros do SIM desde então, permanecendo importantes desafios, historicamente mais evidentes nas regiões Norte e Nordeste, à medida que a cobertura se amplia, sendo prioritária sua avaliação periódica, aumentando a eficiência e a qualidade de modo a promover o conhecimento da situação de saúde da população a partir de dados diretos disponibilizados pelo sistema.

Referências

Almeida MF. Descentralização de sistemas de informação e o uso das informações a nível municipal. Inf Epidemiol SUS 1998; 7(3):27-33.

Almeida MF, Alencar GP, Novaes HMD, Ortiz LP. Sistemas de informação e mortalidade perinatal: conceitos e condições de uso em estudos epidemiológicos. Rev Bras Epidemiol 2006; 9:56-68.

Almeida MF, Alencar GP, Schoeps D. Sistema de Informação sobre Nascidos Vivos – SINASC: uma avaliação de sua trajetória. In: A experiência brasileira em sistemas de informação em saúde. Produção e disseminação sobre saúde no Brasil. Brasília: Ministério da Saúde, 2009: 11-37.

Andrade CLT, Szwarcwald CL. Desigualdades sócio-espaciais da adequação das informações de nascimentos e óbitos do Ministério da Saúde, Brasil, 2000-2002. Cad Saúde Pública 2007; 23:1207-16.

Barros FC, Victoria CG, Teixeira AMB, Filho MP. Mortalidade perinatal e infantil em Pelotas, Rio Grande do Sul: nossas estatísticas são confiáveis? Cad Saúde Pública 1985; 1(3):448-58.

Barros MDA, Ximenes R, Lima MLC. Preenchimento de variáveis nas declarações de óbitos por causas externas de crianças e adolescentes no Recife, de 1979 a 1995. Cad Saúde Pública 2001; 17:71-8.

Becker AR. Ministério da Saúde – Subsistema de Informações sobre Mortalidade. In: Anais III Encontro Nacional da Associação Brasileira de Estudos Populacionais, 1982, Vitória, ES. São Paulo: ABEP, 1982:589-94. [acesso em 10 de janeiro de 2011]. Disponível em: http://www.abep.nepo.unicamp.br/docs/anais/pdf/1982/T82V1A101.pdf.

Branco MAF. Informação em saúde como elemento estratégico para a gestão. In: Gestão Municipal de Saúde: textos básicos. Brasília: Ministério da Saúde, 2001:163-9.

Brasil. Conselho Nacional de Saúde. Vigilância em Saúde – parte 1. 1 ed. Brasília: CONASS; 2011. 320 p (Coleção Para Entender a Gestão do SUS 2011, 5,I).

Brasil. Ministério da Saúde. Fundação Nacional de Saúde. Manual de procedimentos do Sistema de Informação sobre Mortalidade. Brasília: Ministério da Saúde/Fundação Nacional de Saúde, 2001.

Brasil. Ministério da Saúde. Secretaria de Vigilância em Saúde. Portaria nº 20, de 3 outubro de 2003. Regulamenta a coleta de dados, fluxo e periodicidade de envio das informações sobre óbitos e nascidos vivos para os Sistemas de Informações em saúde – SIM e SINASC. Diário Oficial da União [DOU]. Brasília, 9 de outubro de 2003; Seção 1, n. 196, p. 71.

Brasil. Ministério da Saúde. Secretaria de Vigilância em Saúde. Portaria nº 116, de 11 de fevereiro de 2009. Regulamenta a coleta de dados, fluxo e periodicidade de envio das informações sobre óbitos e nascidos vivos para os Sistemas de Informações em Saúde sob gestão da Secretaria de Vigilância em Saúde. Diário Oficial da União [DOU]. Brasília, 12 de fevereiro de 2009.

Campos D, França E, Loschi RH, Souza, MFM. Uso da autópsia verbal na investigação de óbitos com causa mal definida em Minas Gerais, Brasil. Cad Saúde Pública 2010; 26(6):1221-33.

Carvalho DM. Grandes sistemas nacionais de saúde: revisão e discussão da situação atual. Inf Epidemiol SUS 1997; 6(4):7-45.

Centers for Disease Control and Prevention. Guidelines for Evaluation Public Health Surveillance Systems, 2001.

Cordeiro R, Olivencia Peñaloza ER, Cardoso CF et al. Validade das informações ocupação e causa básica em declarações de óbito de Botucatu, São Paulo. Cad Saúde Pública 1999; 15:719-28.

Correa PRL, Assunção AA. A subnotificação de mortes por acidente de trabalho: estudo de três bancos. Epidemiol Serv Saúde 2003; 12:203-12.

Cunha CC, Campos D, França EB. Uso da busca ativa de óbitos na avaliação do Sistema de Informações sobre Mortalidade em Minas Gerais, Brasil. Epidemiol Serv Saúde 2011; 20:275-86.

Drumond Jr. ML, Margarida MTA, Freitas M, Nitrini TMV, Shibao K. Avaliação da qualidade das informações de mortalidade por acidentes não especificados e eventos com intenção indeterminada. Rev Saúde Pública 1999; 33:273-80.

Figueiroa BQ, Vanderlei LC, Frias PG, Carvalho PI, Szwarcwald CL. Análise da cobertura do Sistema de Informações sobre Mortalidade em Olinda, Pernambuco, Brasil. Cad Saúde Pública 2013; 29(3):475-84.

Frias PG, Pereira PMH, Andrade CLT, Szwarcwald CL. Sistema de Informações sobre Mortalidade: estudo de caso em municípios com precariedade dos dados. Cad Saúde Pública 2008; 24(10):2257-66.

Frias PG, Vidal SA, Pereira PMH, Lira PIC, Vanderlei LC. Avaliação da notificação de óbitos infantis ao Sistema de Informações sobre Mortalidade: um estudo de caso. Rev Bras Saúde Matern Infant 2005; 5(Suppl 1):S43-52.

Haraki CAC, Gotlieb SLD, Laurenti R. Confiabilidade do Sistema de Informações sobre Mortalidade em município do sul do Estado de São Paulo. Rev Bras Epidemiol 2005; 8(1):19-24.

Heckmann IC, Canani LH, Sant'Anna UL, Bordin R. Análise do preenchimento de declarações de óbitos em localidade do Estado do Rio Grande do Sul, 1987. Rev Saúde Pública 1989; 23:292-7.

Laurenti R, Mello Jorge MHP, Gotlieb SLD. Mortalidade segundo causas: considerações sobre a fidedignidade dos dados. Rev Panam Salud Publica 2008; 23(5):349-56.

Laurenti R, Mello Jorge MHP, Gotlieb SLD. Mortes maternas no Brasil: análise do preenchimento de variável da declaração de óbito. Inf Epidemiol SUS 2000; 9:43-50.

Laurenti R, Mello Jorge MHP, Lebrão ML, Gotlieb SLD, Almeida, MF. Estatísticas vitais: contando os nascimentos e as mortes [editorial]. Rev Bras Epidemiol 2005; 8(2):108-10.

Lima CRA, Schramm JMA, Coeli CM, Silva MEM. Revisão das dimensões de qualidade dos dados e métodos aplicados na avaliação dos sistemas de informação em saúde. Cad Saúde Pública 2009; 25(10):2095-109.

Machado MH, Moysés NMN, Oliveira ES (Orgs.) Trabalhadores de saúde em números. Vol.. 2. Rio de Janeiro: Fiocruz, 2006.

Mello Jorge MH, Laurenti R, Gotlieb SLD. Análise da qualidade das estatísticas vitais brasileiras: a experiência de implantação do SIM e do SINASC. Ciênc Saúde Colet 2007; 12(3):643-54.

Mello Jorge MHP, Laurenti R, Gotlieb SLD. O Sistema de Informações sobre Mortalidade – SIM: concepção, implantação e avaliação. In: A experiência brasileira em sistemas de informação em saúde. Produção e disseminação sobre saúde no Brasil. Vol. 1. Brasília: Ministério da Saúde, 2009:71-96.

Niobey FML, Cascão AM, Duchiade MP, Sabrosa PC. Qualidade do preenchimento de atestados de óbitos de menores de um ano na Região Metropolitana do Rio de Janeiro. Rev Saúde Pública 1990; 24:311-8.

Oliveira H, Pereira IPA. Estatísticas de mortalidade e nascidos vivos: considerações sobre os principais problemas. Inf Epidemiol SUS 1997; 6:15-9.

Paes NA, Albuquerque MEE. Avaliação da qualidade dos dados populacionais e cobertura dos registros de óbitos para as regiões brasileiras. Rev de Saúde Pública 1999; 33(1):33-43.

Paes NA. Avaliação da cobertura dos registros de óbitos dos Estados brasileiros em 2000. Rev de Saúde Pública 2005, 39(6):882-90.

Pereira MG, Castro ES. Avaliação do preenchimento de declarações de óbitos: Brasília, DF (Brasil),1977-1978. Rev Saúde Pública 1981; 15:14-9.

Rafael RAA, Ribeiro VS, Cavalcante MCV, Santos AM, Simões VMF. Relacionamento probabilístico: recuperação de informações de óbitos infantis e natimortos em localidade no Maranhão, Brasil. Cad Saúde Pública 2011; 27(7):1371-9.

Rede Interagencial de Informações para a Saúde (Ripsa). Indicadores e dados básicos para a saúde (IDB), 2009. [acesso em 15/jun/2011]. Disponível em: http://tabnet.datasus.gov.br/cgi/idb2009/matriz.htm.

Romero DE, Cunha CB. Avaliação da qualidade das variáveis sócio-econômicas e demográficas dos óbitos de crianças menores de um ano registrados no Sistema de Informações sobre Mortalidade do Brasil (1996/2001). Cad Saúde Pública 2006; 22:673-81.

Schmid B, Silva NN. Estimação de sub-registro de nascidos vivos pelo método de captura e recaptura, Sergipe. Rev Saúde Pública 2011; 45(6):1088-98.

Senna MCM. Sistema de Informações sobre Mortalidade (SIM). In: A experiência brasileira em sistemas de informação em saúde. Produção e disseminação sobre saúde no Brasil. Vol. 2. Brasília: Ministério da Saúde, 2009:87-105.

Simões CC. Estimativas da mortalidade infantil por microrregião e municípios. Brasília: Ministério da Saúde, 1999.

Simões EMS, Reichenheim ME. Confiabilidade das informações de causa básica nas declarações de óbito por causas externas em menores de 18 anos no Município de Duque de Caxias, Rio de Janeiro, Brasil. Cad Saúde Pública 2001; 17:521-31.

Theme Filha MM, Silva RI, Noronha CP. Mortalidade materna no município do Rio de Janeiro, 1993 a 1996. Cad Saúde Pública 1999; 15:397-403.

Vanderlei LC, Arruda BKG, Frias PG, Arruda S. Avaliação da qualidade de preenchimento das declarações de óbito em unidades terciária de atenção à saúde materno-infantil. Inf Epidemiol SUS 2002; 11(1):7-14.

Waldvogel BC, Ferreira CEC, Camargo ABM, Jordani MS, Ortiz LP. Base unificada de nascimentos e óbitos no estado de São Paulo. Instrumento para aprimorar os indicadores de saúde. São Paulo Perspect 2008; 22(1):5-18.

3.4 Avaliação da Completitude dos Instrumentos de Investigação do Óbito Infantil

Simone Fonseca Caetano
Lygia Carmen de Moraes Vanderlei
Paulo Germano de Frias

INTRODUÇÃO

Importância da qualidade da informação

O interesse na avaliação da qualidade da informação em saúde vem ganhando cada vez mais evidência no Brasil, em virtude de sua importância para o planejamento e a gestão de recursos, na fundamentação das decisões sobre medidas de promoção da saúde e de ações de prevenção e controle de doenças no indivíduo e em populações (Oliveira et al., 2009).

No entanto, para o enfrentamento dos vários problemas de saúde, seja de morbidade, seja de mortalidade, as políticas públicas necessitam de uma base de informação confiável, fidedigna e acessível aos dados coletados, de modo a possibilitar a formulação de indicadores e estudos epidemiológicos que contribuam para a construção de um perfil da saúde mais próximo da realidade da população (Andrade & Szwarcwald, 2007; Mendonça et al., 2010; Oliveira, 2009).

O Brasil dispõe de um conjunto de sistemas nacionais de informação de interesse para a saúde, destacando-se, entre os de maior abrangência e de uso mais frequente, o Sistema de Informação sobre Mortalidade (SIM). Esse sistema foi implantado em 1975 com o objetivo de captar dados sobre os óbitos no país para fornecer informações sobre mortalidade a todas as instâncias do Sistema Único de Saúde (SUS), e a declaração de óbito (DO) passou a se constituir no documento-base de coleta de dados desse sistema (Mello Jorge et al., 2010).

A mortalidade infantil é considerada um importante parâmetro para avaliação das condições de vida e saúde de uma população, sendo o Coeficiente de Mortalidade Infantil (CMI), relacionado com a morte de nascidos vivos no primeiro ano de vida, um dos mais relevantes indicadores epidemiológicos utilizados internacionalmente (Victora et al., 2011).

Contudo, o país apresenta limitações quanto ao uso dos indicadores de mortalidade infantil (Andrade & Szwarcwald, 2007), principalmente nas regiões Norte e Nordeste, em razão das deficiências na qualidade dos dados (Szwarcwald et al., 2002) decorrentes, entre outras questões, da precariedade no preenchimento da DO, da ocorrência de sepultamentos clandestinos, da existência de subnotificação dos óbitos, da cobertura insuficiente dos serviços de saúde e dos sistemas de informação (Costa & Frias, 2011; Figueiroa et al., 2013; Paes, 2005).

Vigilância do óbito infantil e investigação: contextualização

Apesar do declínio observado em todo o mundo, o óbito infantil ainda é um desafio para a saúde pública brasileira, pois os níveis atuais persistem elevados em alguns estados e regiões, configurando desigualdades regionais e que se reproduzem no âmbito municipal (Victora et al., 2011).

Dentre as diversas propostas do Governo Federal para o enfrentamento da mortalidade infantil, foi editado em 2004 o Pacto pela Redução da Mortalidade Materna e Neonatal, que identificou a necessidade do fortalecimento da vigilância dos óbitos nos estados e municípios (Victora et al., 2011), com a publicação do primeiro *Manual dos Comitês de Prevenção do Óbito Infantil e Fetal* (Brasil, 2004), seguida do segundo manual, que propôs um novo instrumento de investigação de óbitos infantis (Brasil, 2009). Esse instrumento é composto de variáveis sobre registros do atendimento na atenção básica (Estratégia Saúde da Família [ESF] ou Unidade Básica de Saúde [UBS]), urgência/emergência, hospitais, domicílio, Sistema de Verificação do Óbito (SVO) e Instituto de Medicina Legal (IML), ampliando as informações do caso investigado ao reproduzir o percurso assistencial da gestação ao óbito infantil (Frias et al., 2002).

Enquanto prática da vigilância do óbito, as investigações se apresentam como fontes adicionais de informações, pois podem fornecer dados

Avaliação da Completitude dos Instrumentos de Investigação do Óbito Infantil

sobre acesso, adequação e qualidade dos serviços, além de possibilitarem estimativas sobre sua efetividade (Frias et al., 2002; Mello Jorge et al., 2010b; Venâncio & Paiva, 2010). A estratégia de efetivação da vigilância do óbito proposta, além de conferir visibilidade aos elevados CMI no país, contribui para melhorar o registro dos óbitos e possibilitar a adoção de medidas para prevenção de óbitos evitáveis pelos serviços de saúde (Brasil, 2010).

Considerando que as fichas de investigação são mais uma ferramenta para a aproximação real do perfil da mortalidade infantil contendo informações complementares às existentes no SIM e no Sistema de Informação sobre Nascidos Vivos (SINASC), e levando em conta a inexistência de estudos que a analisem, pretende-se avaliar a completitude das fichas de investigação do óbito infantil em um município do Nordeste brasileiro.

PERCURSO METODOLÓGICO

O estudo foi realizado no município de Arapiraca, segundo mais populoso do estado de Alagoas, Região Nordeste, com população de 214.006 habitantes e área de 356,2km². A rede de saúde é composta de 194 estabelecimentos, sendo 57 públicos (55 municipais e dois estaduais). Dentre esses, 33 são unidades de atenção básica, representando, em 2008, uma cobertura de 61,4% para a ESF e 76,4% incluindo o Programa de Agentes Comunitários de Saúde (PACS).

Realizou-se um estudo avaliativo, descritivo, sobre a completitude das variáveis contidas nos instrumentos de investigação dos óbitos, considerando todos os óbitos não fetais de menores de 1 ano residentes em Arapiraca, independente do peso ao nascer, e registrados no SIM municipal e estadual. Por completitude compreende-se a proporção de variáveis preenchidas. A coleta foi realizada a partir de dados secundários obtidos das fichas de investigação de óbitos não fetais ocorridos no período de outubro de 2009, em que o município passou a adotar as novas fichas de investigação preconizadas (Brasil, 2010), estendendo-se a dezembro de 2010.

Utilizaram-se como instrumentos as fichas de investigação de óbito, que contêm elementos referentes à assistência ao pré-natal, à gestação e ao parto da mulher, informações sobre a assistência hospitalar e a doença que levou à morte da criança. As fichas são compostas de: serviço ambulatorial (ESF ou UBS), serviço hospitalar, domicílio (entrevista domiciliar), SVO ou IML. A finalização dessas investigações anteriores é sintetizada por meio da ficha-síntese, recomendações e conclusões (Brasil, 2009).

O preenchimento da ficha de investigação depende do percurso assistencial realizado pela gestante, parturiente e criança menor de 1 ano. A depender dessa condição, o investigador poderá utilizar uma ou mais fichas descritas. O Quadro 3.4.1 mostra a estrutura das fichas de investigação por blocos específicos e variáveis componentes.

As informações foram processadas no Epi-Info versão 3.4.2, estruturado com base nas fichas de investigação. Para cada variável foi tabulado e calculado o percentual de completitude, considerando também como categoria o preenchimento em branco e ignorado.

Os dados são apresentados de maneira agregada por blocos de variáveis de cada ficha de investigação do óbito, domiciliar, hospitalar, ambu-

Quadro 3.4.1 Instrumentos utilizados para investigação do óbito infantil

Instrumentos	Blocos	Variáveis
Ficha de Investigação de Óbito Infantil – Serviço de Saúde Ambulatorial (I1)	Identificação	Nome da criança e da mãe, nº da DO, data do óbito, nº da DNV, D-N, sexo, peso, id. ao óbito, nº do cartão SUS, Equipe/PACS/PSF, Centro de Saúde, Distrito Sanitário
	Assistência pré-natal	Nome do serviço de saúde, CNES, tipo de serviço, id.e nº gestacional, gravidez anterior, tipos de partos, alto risco, acompanhada PN de risco, acompanhamento pela atenção básica, internação, quantas vezes, semanas de gestação, patologias/fatores de risco, medicação, quadro da assistência PN, vacinação tétano, visita domiciliar, exames no PN, responsável pela investigação
	Assistência à criança: centro de saúde, consultório, serviço de urgência/ emergência	Acompanhamento e tipo do serviço de saúde, nº atendimentos, aleitamento materno, exclusivo ou misto, quanto tempo, serviços ambulatoriais, vacinação, acompanhamento especial, visitas domiciliares, causas dos óbitos registrados, data encerramento, responsável pela investigação
Ficha de Investigação de Óbito Infantil – Serviço de Saúde Hospitalar (I2)	Identificação	Nome da criança e da mãe, nº da DO, data do óbito, nº da DNV, DN, sexo, peso, idade, estabelecimento de saúde, tipo de hospital/maternidade
	Assistência ao parto	Data, horas e tipo do parto, profissional, tempo de bolsa rota, líquido amniótico, intercorrência materna, id. gestacional, nº de gestações, filhos NV, patologias/fatores de risco, medicação, estabelecimento parto, tipo de hospital, data de internação, partograma, nº de avaliações maternas e fetais, medicação, cesárea, anestesia, métodos de alívio de dor
	Assistência hospitalar ao recém-nascido após o nascimento	Peso, assistência à criança, procedimentos no RN, APGAR, classificação do RN, hipoglicemia, VDRL+ da mãe, imunoglobulina, internação do bebê, evolução diária, UTI, tempo, diagnóstico, procedimentos, propedêutica, transferência do RN, medicamento, procedimento ou conduta, setor de ocorrência, data e horas do óbito, necropsia, causas do óbito, responsável investigação, profissão

(*Continua*)

Quadro 3.4.1 Instrumentos utilizados para investigação do óbito infantil (*continuação*)

Instrumentos	Blocos	Variáveis
Ficha de Investigação de Óbito – Entrevista domiciliar (I3)	Identificação	Nome da criança e da mãe, nº da DO, data do óbito, nº da DNV, DN, sexo, peso, idade, nº do cartão SUS, equipe, Centro de Saúde/USB, Distrito Sanitário, endereço e município de residência, bairro
	Características da mãe e da família	Nome do entrevistado, relação com a criança, quantas pessoas, quantos cômodos, torneiras, fumante, idade e escolaridade da mãe, cor da pele da criança, gravidez anterior, tipo e data do parto, NV, cuidador da criança, gravidez planejada
	Gestação e pré-natal	Informação sobre métodos contraceptivos, meses de gestação, quantas consultas PN, mãe vacina tétano, quantas doses, grupo sanguíneo e fator Rh, local PN, tipo, maternidade de referência, avaliação do PN, preenchimento do cartão PN, transcrição do cartão/caderneta PN, tratamento
	Assistência ao parto	Gestante procurou atendimento, início sinais e atendimento, rompimento e aparência da bolsa d'água, tempo da gravidez, parto realizado no hospital indicado PN, lista cronológica das maternidades, transporte e tempo para parto, acompanhante na sala de parto, batidas do coração do bebê, avaliação da mãe
	Informações sobre o atendimento da criança na maternidade	O bebê chorou, ficou com a mãe, mamou, o bebê teve problema, ficou internado, ficou na UTI, quanto tempo levou entre a indicação e a internação na UTI, ocorreu transferência, duração, acompanhamento mãe/familiar, alta com quantos dias de vida
	Informações sobre a criança que teve alta da maternidade	Obteve alta do hospital, mamou, idade do bebê, uso de mamadeira, acompanhamento da criança, último atendimento, dados do cartão, vacinação, último peso, alta da maternidade
	Informações sobre a doença que levou à morte	Percepção da mãe/família sobre a doença da criança, quanto tempo de doença, serviços de saúde procurados, tipo de serviço, opinião sobre o serviço, causa do óbito da criança, data da entrevista, responsável pela investigação
Ficha de coleta de dados de Laudo de Necropsia (IF4)	Identificação	Nome da criança, nome da mãe, nº da DO, data do óbito, sexo, nº do laudo, data de emissão, município de ocorrência, causas da morte, descrição do caso para guia policial, exame macroscópico, exame microscópico, data da conclusão, responsável pela investigação
Ficha de Investigação de Óbito Infantil e Fetal – Síntese, conclusões e recomendações (IF5)	Identificação	Nome da criança e mãe, nº da DO, data do óbito, nº da DNV, data de nascimento, sexo, peso, idade ao óbito, idade gestacional, faixa etária ao óbito, idade e escolaridade da mãe, município de residência e ocorrência, resumo do caso, fontes de informações, estabelecimento e tipo de saúde, id. gestacional, estabelecimento e tipo do local do parto, partograma, teste VDRL, acompanhamento da AB, tipo de estabelecimento, vacinação, alteração/correção da causa do óbito, causa básica, alteração/correção da DO, quais campos e que alterações, alteração/correção da DNV, problemas identificados, evitabilidade do óbito, classificação, data da conclusão, responsável

Quadro 3.4.2 Classificação do grau de preenchimento

Grau de preenchimento	% do grau de preenchimento
Excelente	95,0 ou >
Bom	85,0 a 94,9
Regular	70,0 a 84,9
Ruim	50,0 a 69,9%
Muito ruim	< 50,0

latorial e a ficha-síntese. Os percentuais de cada bloco foram encontrados a partir do conjunto de variáveis que o compõem.

Para avaliação do grau de completitude das distintas fichas utilizou--se um sistema de escores baseado em outros estudos (Romero & Cunha, 2006), que o classifica como: excelente (variável com 95% ou mais de preenchimento), bom (85% a 94,9%), regular (70% a 84,9%), ruim (50% a 69,9%) ou muito ruim (< 50%). Considerou-se a completitude das variáveis estudadas por bloco e ficha específica. O Quadro 3.4.2 descreve a classificação adotada quanto ao grau de preenchimento.

O estudo foi submetido ao Comitê de Ética em Pesquisas do Instituto de Medicina Integral Prof. Fernando Figueira – IMIP (nº 2.164/2011) e obteve permissão municipal através de Carta de Anuência.

RESULTADOS

No período estudado, o município apresentou 81 óbitos não fetais de menores de 1 ano de acordo com os dados disponibilizados pelo SIM federal. Desses, 54,32% foram investigados por meio da ficha domiciliar e apenas 8,64% e 7,41% em ambulatório e hospital, respectivamente. A ficha-síntese exibiu o menor percentual de preenchimento (3,70%), enquanto foi inexistente para as fichas de SVO/IML.

No que se refere à completitude da ficha de investigação domiciliar, verificaram-se poucas variáveis com critério excelente de preenchimento: *nome da criança, nome da mãe, data do óbito* e *relação com a criança falecida*. No Quadro 3.4.3 observam-se os blocos de melhor preenchimento – *assistência ao parto* (87,01%) e *características da mãe e da família* (86,96%) – e o pior resultado foi encontrado no bloco de *informações sobre a criança que teve alta da maternidade* (40,06%).

Nas fichas hospitalares, observou-se que o melhor preenchimento ocorreu no bloco de *identificação do óbito* (98,18%). As informações sobre a *assistência hospitalar ao recém-nascido* apresentaram a pior completitude das variáveis (54,68%), enquanto o bloco da *assistência ao parto* apresentou preenchimento regular (73,2%) (Quadro 3.4.3).

Quanto à completitude das variáveis na ficha ambulatorial, de modo geral não foi verificado um bom preenchimento: das 34 variáveis, apenas 29,41% obtiveram critério excelente. Com relação ao grau de preenchimento dos blocos, apresentaram critério regular os de *identificação* (83,03%) e de *assistência pré-natal* (80,0%), enquanto o bloco da *assistência à criança* apresentou preenchimento ruim (56,06%) (Quadro 3.4.3).

A ficha-síntese recomendações e conclusões apresentou critério de completitude regular (75,64%) (Quadro 3.4.3). Das 26 variáveis, 42,31% foram consideradas de completitude muito ruim e ruim, salientando-se que as variáveis *partograma* e *vacinação* não foram preenchidas.

O grau de preenchimento global de cada ficha de investigação foi considerado regular, com proporções de preenchimento de 70,34%, 71,95% e

Quadro 3.4.3 Grau de preenchimento das fichas de investigação por bloco de variáveis

Ficha de investigação	Nº de variáveis preenchidas por bloco		% de variáveis preenchidas (total)	Critérios de preenchimento
Ambulatório	Identificação	10	83,03	regular
	Assistência pré-natal	15	80,00	regular
	Assistência à criança	09	56,06	ruim
	TOTAL	34	70,34	regular
Hospitalar	Identificação	11	98,18	excelente
	Assistência ao parto	18	73,20	regular
	Assistência hospitalar	18	54,68	ruim
	TOTAL	47	71,95	regular
Entrevista domiciliar	Identificação	09	85,35	bom
	Características da mãe e família	15	86,96	bom
	Gestação e pré-natal	11	77,90	regular
	Assistência ao parto	07	87,01	bom
	Atendimento da criança na maternidade	10	75,00	regular
	Informações sobre a criança que teve alta da maternidade	08	40,06	muito ruim
	Informações sobre a doença que levou à morte	07	70,13	regular
	TOTAL	67	76,12	regular
Síntese	**TOTAL**	26	75,64	regular

76,12% nas fichas ambulatorial, hospitalar e domiciliar, respectivamente. Pela análise dos blocos do universo das fichas de investigação, destaca-se que apenas um deles foi muito ruim, o relacionado com *informações sobre a criança que teve alta da maternidade* da ficha domiciliar, e outro foi classificado como excelente no bloco *identificação* da ficha hospitalar (Quadro 3.4.3).

CONSIDERAÇÕES FINAIS

Os resultados do estudo evidenciaram que as fichas de investigação do óbito infantil apresentaram preenchimento incipiente, o que compromete a qualidade da informação sobre esses eventos e revela obstáculos no processo de implantação desses instrumentos propostos desde 2009 (Brasil, 2009).

Também foi observado que o número de óbitos de menores de 1 ano que consta no aplicativo do SIM é maior do que o número de fichas preenchidas conforme a elegibilidade. O baixo preenchimento das fichas de investigação no município é acrescido da falta de investigação de todos os casos, a exemplo do preenchimento de apenas três fichas-síntese, o que auxiliaria a análise, a interpretação das circunstâncias do óbito e as recomendações realizadas (Brasil, 2009).

Dentre os fatores associados ao inadequado preenchimento das fichas, sobressaem-se as dificuldades na obtenção dos dados pelo município. As barreiras podem estar relacionadas com a burocratização no acesso dos investigadores aos serviços de saúde, o pequeno comprometimento e participação das equipes de saúde na realização da investigação do óbito ou a desarticulação entre os envolvidos na vigilância do evento, desde a captação até a discussão do caso (Brasil, 2010; Mello Jorge et al., 2010b; Romero & Cunha, 2006; Santana, 2012; Venâncio & Paiva, 2010).

Outra possível explicação para o atraso e/ou os obstáculos no processo investigativo reside no método de investigação adotado pelo município, que reproduziu de imediato aquele da portaria ministerial, sem o devido monitoramento sistemático (Brasil, 2010).

A insuficiência de investimentos do município para captar informações dos serviços de saúde pode estar implicada no baixo percentual de preenchimento das fichas hospitalares e ambulatoriais, o que está relacionado com a deficiência de profissionais qualificados para o trabalho investigativo na rede nos distintos níveis assistenciais, assim como com dificuldades na obtenção dos prontuários médicos e/ou sua deficiente qualidade (Formigli et al., 1996; Mansano et al., 2004; Santana et al., 2011).

Outro fator que dificulta a continuidade da investigação do caso é o desconhecimento do percurso da criança antes de vir a óbito (Frias et al., 2002). Além disso, o não preenchimento das fichas e/ou a não realização da investigação em ambiente hospitalar pode ser decorrente da falha na incorporação de investigações por local de ocorrência na rotina dos hospitais e na Secretaria Municipal de Saúde da capital do estado.

Merece destaque a contradição entre o incipiente preenchimento das variáveis relacionadas com a *assistência à criança* e o bom desempenho das variáveis de *assistência pré-natal,* uma vez que as políticas públicas do país historicamente privilegiaram a atenção materno-infantil, com a implantação de programas simultaneamente na década de 1980 (Frias et al., 2009), apontando para a necessidade da melhoria do preenchimento das fichas relacionadas com a criança no nível municipal. Entretanto, esperava-se o excelente preenchimento de variáveis de identificação, confirmando a melhora observada em outros instrumentos de coleta de dados ao longo dos anos (Costa & Frias, 2011; Soares et al., 2007).

Quando comparado às demais fichas de investigação, o maior número de fichas domiciliares preenchidas e com melhor grau de completitude provavelmente está associado à alta cobertura da ESF no município que integra, mesmo parcialmente, as atividades de vigilância do óbito como parte do processo de trabalho (Brasil, 2004; Mathias et al., 2008; Vidal et al., 2003).

O preenchimento adequado dessas variáveis é de extrema importância em razão da contribuição que a investigação domiciliar do óbito infantil presta para a compreensão dos eventos associados à morte da criança, gerando recomendações compatíveis com sua evitabilidade (Frias et al., 2002; Mathias et al., 2008; Santana et al., 2011).

A ausência de preenchimento das fichas SVO e IML pode refletir a centralização desses serviços na capital, assim como a falta de entendimento dos profissionais de saúde quanto ao encaminhamento dos óbitos à necropsia (Medina et al., 2000).

Um achado preocupante no estudo foi o baixo percentual de fichas--síntese encontrado no aplicativo do SIM federal, o que revela dificuldades por parte da Vigilância do Óbito Municipal na consolidação e análise dos casos e reflete o insuficiente conhecimento ou valorização dessa ação para o encerramento do caso e a geração de recomendações imprescindíveis para evitar a ocorrência de novos eventos (Brasil, 2009).

No desfecho deste estudo, identificou-se que a aplicação das fichas de investigação do óbito de menores de 1 ano não está sendo efetiva no município, a despeito dos limites quanto ao pequeno número de casos ocorridos e investigados.

A mudança operacional da vigilância do óbito no município, em consonância com o manual publicado em 2009 (Brasil, 2009), que responsabilizou a vigilância epidemiológica como coordenadora do processo investigativo, quando desde o ano 2000 era realizado pelo Comitê de Prevenção do Óbito Infantil, pode ter contribuído para o mau preenchimento das fichas nessa fase inicial de implantação (Brasil, 2004).

No estágio atual de implantação da vigilância do óbito infantil, recomenda-se cautela quanto aos processos de trabalho para não burocratizá-los, tornando-os cartoriais, como evidenciado em outros contextos institucionais (Medina et al., 2000). Além disso, a implantação de Núcleos Hospitalares de Epidemiologia é uma boa alternativa para minimizar os problemas relacionados com a deficiência de informações geradas no âmbito hospitalar (Siqueira et al., 2011).

Finalmente, destaca-se que a vigilância do óbito adequadamente conduzida pode trazer benefícios incontestáveis relacionados com a melhoria da qualidade das informações (Caetano et al., 2013), com repercussões sobre o SIM e o SINASC, o monitoramento e a avaliação da prestação dos serviços de saúde, com ênfase no processo formativo de trabalhadores e gestores do SUS. Também é imprescindível a definição de projetos de intervenção direcionados às famílias que perderam seus filhos, com o objetivo de evitar novas ocorrências.

Referências

Andrade CLT, Szwarcwald CL. Desigualdades sócio-espaciais da adequação das informações de nascimentos e óbitos do Ministério da Saúde, Brasil, 2000-2002. Cad Saúde Pública 2007; 23:1207-16.

Brasil. Ministério da Saúde. Secretaria de Atenção à Saúde. Departamento de Ações Programáticas Estratégicas. Manual dos Comitês de Prevenção do Óbito Infantil e Fetal. Brasília: Ministério da Saúde, 2004. 60p.

Brasil. Ministério da Saúde. Secretaria de Vigilância em Saúde. Secretaria de Atenção à Saúde. Manual de Vigilância do Óbito Infantil e Fetal e do Comitê de Prevenção do Óbito Infantil e Fetal. 2. ed. Brasília: Ministério da Saúde, 2009.

Brasil. Ministério da Saúde. Portaria MS/GM nº 72, de 11 de janeiro de 2010. Estabelece que a vigilância do óbito infantil e fetal é obrigatória nos serviços de saúde (públicos e privados) que integram o Sistema Único de Saúde (SUS). Diário Oficial da União, Poder Executivo, Brasília, DF, 11 de janeiro de 2010.

Caetano SF, Vanderlei LCM, Frias PG. Avaliação da completitude dos Instrumentos de Investigação do Óbito Infantil no município de Arapiraca, Alagoas. Cad Saúde Coletiva 2013; 21:309-17.

Costa JMBS, Frias PG. Avaliação da completitude das variáveis da declaração de óbitos de menores de um ano residentes em Pernambuco, 1997-2005. Ciênc Saúde Coletiva 2011; 16(Supl. 1):1267-74.

Figueiroa BQ, Vanderlei LCM, Frias PG, Carvalho PI, Szwarcwald CL. Análise da cobertura do Sistema de Informações sobre Mortalidade em Olinda, Pernambuco, Brasil. Cad Saúde Pública 2013; 29:475-84.

Frias PG, Lira PIC, Vidal AS, Vanderlei LC. Vigilância de óbitos infantis como indicador de efetividade do sistema de saúde – estudo em um município do interior do Nordeste brasileiro. J Pediatr 2002; 78:509-16.

Frias PG, Mullachery PH, Giugliani ERJ. Políticas de Saúde direcionadas às crianças brasileiras: breve histórico com enfoque na oferta de serviços de saúde. In: Ministério da Saúde (ed.) Saúde Brasil 2008: 20 anos do Sistema Único de Saúde no Brasil. Brasília: Ministério da Saúde 2009;85-110.

Formigli VLA, Vieira-da-Silva LM, Cerdeira AJP et al. Avaliação da atenção à saúde através da investigação de óbitos infantis. Cad Saúde Pública 1996; 12(Supl. 2):33-41.

Mansano NH, Mazza VA, Soares, VMN, Araldi MAR, Cabral VLM. Comitês de Prevenção da Mortalidade Infantil no Paraná, Brasil: implantação e operacionalização. Cad Saúde Pública 2004; 20:329-32.

Mathias TAF, Assunção NA, Silva GF. Óbitos infantis investigados pelo Comitê de Prevenção da Mortalidade Infantil em região do Estado do Paraná. Rev Esc Enf USP 2008; 42:445-53.

Medina MG, Aquino R, Carvalho LB. Avaliação da Atenção Básica: construindo novas ferramentas para o SUS. Div Saúde Debate 2000; 21:15-28.

Mello Jorge MHP, Laurenti R, Gotlieb SLD. Avaliação dos Sistemas de Informação em Saúde no Brasil. Cad Saúde Coletiva 2010a; 18:07-18.

Mello Jorge MHP, Laurenti R, Nubila HBV. O óbito e sua investigação. Reflexões sobre alguns aspectos relevantes. Rev Bras Epidemiol 2010b; 13:56-76.

Mendonça FM, Drumond E, Cardoso AMP. Problemas no preenchimento da Declaração de Óbito: estudo exploratório. Rev Bras Est Pop 2010; 27:285-95.

Oliveira MEP, Soares MRAL, Costa MCN, Mota ELA. Avaliação da completitude dos registros de febre tifóide notificados no Sinan pela Bahia. Epidemiol Serv Saúde 2009; 18:219-26.

Paes N. Avaliação da cobertura dos registros de óbitos dos estados brasileiros em 2000. Rev Saúde Pública 2005; 39:882-90.

Romero DE, Cunha CB. Avaliação da qualidade das variáveis socioeconômicas e demográficas dos óbitos de crianças menores de um ano registrados no Sistema de Informações sobre Mortalidade do Brasil (1996/2001). Cad Saúde Pública 2006; 22:673-84.

Santana IP, Santos JM, Costa JR, Oliveira RR, Orlando MHF, Mathias TAF. Aspectos da mortalidade infantil, conforme informações da investigação do óbito. Acta Paul Enf 2011; 24:556-62.

Santana M, Aquino R, Medina MG. Efeito da Estratégia da Saúde da Família na vigilância dos óbitos infantis. Rev Saúde Pública 2012; 46:59-67.

Siqueira FNT, Vanderlei LCM, Mendes MFM. Avaliação do Subsistema Nacional de Vigilância Epidemiológica Hospitalar no estado de Pernambuco, Brasil. Epidemiol Serv Saúde 2011;

20:307-16.

Soares JAS, Horta FMB, Caldeira AP. Avaliação da qualidade das informações em declarações de óbitos infantis. Rev Bras Saúde Matern Infant 2007; 7:289-95.

Szwarcwald CL, Leal MC, Andrade CLT, Souza Jr PRB. Estimação da mortalidade infantil no Brasil: o que dizem as informações sobre óbitos e nascimento do Ministério da Saúde? Cad Saúde Pública 2002; 18:1725-36.

Venâncio SI, Paiva R. O processo de implantação dos Comitês de Investigação do Óbito Infantil no Estado de São Paulo. Rev Bras Saúde Matern Infant 2010; 10:369-75.

Victora CG, Aquino EML, Leal MC, Monteiro CA, Barros FC, Szwarcwald CL. Maternal and child health in Brazil: progress and challenges. Lancet 2011; 377(9780):1863-76.

Vidal AS, Frias PG, Barreto FMP, Vanderlei LCM, Felisberto E. Óbitos infantis evitáveis em hospital de referência estadual do Nordeste brasileiro. Rev Bras Saúde Matern Infant 2003; 3:281-9.

3.5 Matriz de Autoavaliação: Uma Proposta para Avaliação de Unidade de Pronto Atendimento

Greciane Soares da Silva
Luciana Santos Dubeux
Isabella Samico
Eronildo Felisberto

INTRODUÇÃO

As deficiências na resolubilidade e na qualidade oferecida nos serviços, aliadas à dificuldade de mudança nos hábitos culturais e crenças da população, estão entre os motivos que levam o usuário a buscar a assistência médica onde exista porta aberta. Nesse sentido, os itinerários estabelecidos pelo usuário na busca pela assistência à saúde rompem a hierarquia dos serviços no Sistema Único de Saúde (SUS), estabelecida nos níveis primário, secundário e terciário, comprometendo, por vezes, a qualidade desses serviços (Dornas & Ferreira, 2003; Marques & Lima, 2007).

Em consequência, o aumento da demanda na rede de média complexidade e nas urgências e emergências é um fenômeno reconhecido por gestores, profissionais de saúde e pela população (Santos & Santo, 2014). Com impacto negativo para os usuários, constitui um motivo de crítica ao modelo assistencial à saúde, causando problemas de difícil gerenciamento (Santos et al., 2003).

Estudos realizados em diferentes regiões do país têm evidenciado problemas na utilização de serviços de saúde de referência, como inadequação do perfil da demanda para unidades de emergência relacionada com diversos aspectos, como faixa etária, procedência, procura do serviço (espontânea/referenciada), tipo de assistência (ambulatorial/internação, clínico/cirúrgico) e tipo de agravo. Com isso são ocasionados excesso de demanda, acúmulo de tarefas, sobrecarga profissional e aumento dos custos hospitalares, o que, em muitos casos, indica a fragilidade no atendimento às necessidades de saúde dos usuários nos demais níveis de atenção (Carret et al., 2007; Lago et al., 2010; Lega & Mengoni, 2008; Oliveira et al., 2009; Scott et al., 2009; Simons et al., 2010).

A crescente procura por atendimento no nível terciário é possivelmente oriunda da incapacidade resolutiva dos serviços básicos e secundários de saúde em resolver as carências no primeiro atendimento em cuidado em saúde. Muitas vezes, os hospitais e serviços de urgência e emergência são considerados pelos usuários locais de maior resolubilidade, de mais fácil acessibilidade e de atendimento mais rápido e oportuno (Lega & Mengoni, 2008; Oliveira et al., 2009; Scott et al., 2009).

Como intervenção para problemas complexos, como a atenção às urgências, ações públicas de saúde têm sido desenvolvidas com vistas à consolidação de redes e sistemas integrados com foco na descentralização das políticas setoriais entre os três entes federados (Nascimento & Costa, 2009; Solla, 2006).

Como componentes pré-hospitalares fixos da Rede de Atenção às Urgências (RAU) encontram-se as Unidade de Pronto Atendimento (UPA), que se configuram como unidades de saúde não hospitalares com complexidade intermediária, visando estabelecer a relação das unidades básicas de saúde/saúde da família com a rede hospitalar. No processo de regionalização, sua integração ao Serviço de Atendimento Móvel de Urgência (SAMU) e à atenção básica diferencia esse equipamento dos demais serviços de pronto atendimento (Brasil, 2008, 2009, 2011a, 2011b; Santos et al., 2003).

As UPA têm como atribuição: assistência à demanda em tempo integral, classificação de risco dos usuários, resolução dos casos de média complexidade e estabilização dos casos graves, além do fornecimento de retaguarda às unidades de atenção básica. Devem contar com estrutura física, recursos humanos e tecnologia compatíveis com a atuação na assistência à saúde da população (Brasil, 2009; Santos et al., 2003). Constituem-se como unidades de primeiro contato dos usuários com o sistema de saúde, embora sejam direcionadas à assistência aos casos de urgência. Podem ser resolutivas ou podem atuar como referência para internação hospitalar, por meio do SAMU e da Regulação Médica, ou redirecionar para a atenção básica (Brasil, 2009; Santos et al., 2003).

No entanto, considerando a persistente desorganização da demanda aos serviços hospitalares e a reorientação da Política Nacional de Atenção às Urgências, incluindo as UPA como elemento constituinte e inovador da RAU, torna-se oportuna a estruturação de um sistema de avaliação que fortaleça o desenvolvimento de estudos locorregionais e em âmbito nacional. Nesse sentido, evidencia-se a necessidade de consenso sobre o problema que as UPA pretendem equacionar, as atividades previstas para resolvê-lo, os componentes envolvidos na lógica dessa intervenção (se coerentes com a literatura) e a pertinência do elenco de critérios e indicadores para avaliação das UPA.

Partindo dessas premissas, apresentamos, neste capítulo, uma proposta de matriz de autoavaliação para avaliação de UPA. Essa matriz é decorrente de um estudo de avaliabilidade ou pré-avaliação desenvolvido em cinco UPA da Região Metropolitana do Recife, no período de fevereiro a junho de 2011, por meio da seguinte pergunta: como uma UPA pode ser avaliada em suas ações visando à melhoria do serviço? As etapas do estudo contemplaram a descrição das atividades desenvolvidas pela intervenção, a delimitação da lógica de desenvolvimento da intervenção (modelo lógico), tendo como fase final a elaboração da matriz de autoavaliação, e perguntas avaliativas (Silva, 2011; Silva et al., 2012).

No contexto do estado de Pernambuco, essas unidades têm inserção na RAU, buscando contribuir com a redução da morbimortalidade por casos de natureza clínica, cirúrgica ou traumática, além de diminuir a demanda aos hospitais de maior complexidade. Em 2014, estavam em funcionamento 15 unidades que integram a RAU estadual, distribuídas na Região Metropolitana do Recife e na Região Agreste, sob administração indireta de cinco organizações sociais distintas, desde o ano de 2010 (Pernambuco, 2014).

ESTUDO DE AVALIABILIDADE OU PRÉ-AVALIAÇÃO

Os estudos de pré-avaliação ou avaliabilidade podem ser importantes para o planejamento das avaliações, podendo consistir na etapa inicial do processo avaliativo, com vistas ao maior entendimento dos interessados sobre a intervenção e à identificação das possibilidades de autoavaliação (Thurston & Ramaliu, 2005).

Esse tipo de estudo foi idealizado na década de 1970, por Joseph Wholey, como um método de análise direcionado à gestão orientada para resultados e à avaliação orientada para a gestão. Não tem o objetivo de informar se uma intervenção/programa pode ou não ser avaliada(o), mas está pronta(o) para ser desenvolvida(o) por resultados e que mudanças são necessárias à gestão. Maximizam-se as oportunidades e potencialidades de julgamento, além de contribuir para a maior utilidade dos estudos avaliativos (Bezerra et al., 2012; Vedung, 2005).

Uma pré-avaliação pode ser desenvolvida em qualquer etapa da intervenção/programa, não sendo um procedimento técnico aplicado apenas no início da avaliação. Como resultados de um estudo de avaliabilidade esperam-se: a descrição da intervenção/programa, o consenso entre os interessados sobre a intervenção/programa, a identificação de questões avaliativas e a delimitação da matriz de avaliação (Vanderheyden et al., 2006).

PROPOSTA DA MATRIZ DE AUTOAVALIAÇÃO PARA UNIDADES DE PRONTO ATENDIMENTO

A matriz de autoavaliação é uma ferramenta que pode ser utilizada para avaliação rápida, podendo subsidiar ação para a gestão com agilidade, uma vez que tem seu foco na identificação do problema, nas perguntas avaliativas, nas fontes de evidência, na análise (Bursztyn & Ribeiro, 2005; Felisberto et al., 2010) e na elaboração de matrizes avaliativas. Em uso, auxilia gestores e profissionais envolvidos na intervenção a avaliarem a implementação de medidas que visem: (a) identificar problemas; (b) viabilizar recursos disponíveis para intervir; (c) caracterizar fatores que impedem ou facilitam a execução de intervenções; e (d) desenvolver mecanismos para avaliação e resposta a problemas críticos (Felisberto et al., 2008; Oliveira et al., 2010). Após esses passos, os envolvidos na avaliação adequarão a matriz e a pontuação a seus objetivos.

A proposta da matriz para autoavaliação de UPA tem como objetivo auxiliar as avaliações formativas nessas unidades, com características de uma metodologia rápida com objetividade, rapidez, simplicidade, resposta imediata e baixo custo, possibilitando a participação de todos os níveis de decisão. As avaliações formativas são realizadas com a percepção dos pontos fortes e fracos, envolvendo o máximo de beneficiados pelo projeto e visando, principalmente, à melhoria da intervenção (Patton, 2004).

A elaboração dessa proposta teve por base a matriz de critérios e indicadores submetida à análise de vários níveis de decisão por meio da Conferência de Consenso, uma técnica mista realizada em três etapas, as quais possibilitam a preservação do anonimato e a discussão aberta entre os participantes (Reis et al., 2010). Foram adicionados outros indicadores considerados de relevância para o monitoramento e a avaliação das UPA.

O desenho da matriz de autoavaliação foi subsidiado pela análise dos seguintes documentos normativos: Portaria GM/MS 1.020/2009, Portaria GM 1.863/2003, Portaria GM/MS 2.048/2002, Política Nacional de Urgência, contrato de gestão entre o estado de Pernambuco e a Fundação Professor Martiniano Fernandes – IMIP Hospitalar e relatórios mensais das UPA, além das contribuições e reflexões dos informantes-chave e da matriz de análise e julgamento elaborada a partir dos resultados da Conferência de Consenso (Silva, 2011; Silva et al., 2012). Os informantes-chave corresponderam aos gestores e profissionais das unidades, sendo quatro coordenadores de UPA, quatro médicos, dois enfermeiros e quatro assistentes sociais, além de dois especialistas em avaliação, estes últimos selecionados pela inserção nas áreas de gestão e avaliação e também pela produção científica sobre o tema em questão (Filho & Figueiredo, 2009). A seleção dos profissionais médicos, enfermeiros e assistentes sociais aconteceu a partir da consulta aos coordenadores das UPA, sendo selecionados os profissionais não envolvidos com a gestão.

Na primeira etapa da Conferência de Consenso, cada participante recebeu, por meio eletrônico, o projeto consolidado com os objetivos do estudo e o Termo de Consentimento Livre e Esclarecido (TCLE), as informações sobre a Conferência de Consenso, o texto com instruções para preenchimento da matriz e um *link* individual com direcionamento do participante para uma página virtual contendo a matriz com dimensões, subdimensões, critérios e indicadores elaborados à luz do modelo lógico das UPA (Silva, 2011; Silva et al., 2012). Para cada componente da matriz, o participante atribuiu uma nota de 0 a 10 de acordo com o grau de importância para avaliação da UPA, podendo ainda acrescentar critérios, indicadores e/ou comentários que julgasse relevantes. A nota 0 foi considerada sem importância ou indicativa de exclusão devendo, portanto, ser obrigatoriamente justificada pelo participante.

Na segunda etapa foi realizado um encontro presencial com os informantes-chave para discutir o consolidado das respostas da etapa anterior, possibilitando reflexões à luz das experiências e dos conhecimentos vividos e acumulados de cada um. Ao final dessa discussão, foi formada uma nova matriz com as notas e sugestões dos participantes.

Na terceira etapa, a matriz e o consolidado das informações discutidas na segunda etapa foram submetidos a todos os informantes-chave com a intenção de se obter o consenso a respeito do produto da etapa anterior, propiciando maior aproximação com os conhecimentos, as experiências e sugestões daqueles que não puderam comparecer à segunda etapa.

As respostas das três etapas foram armazenadas individualmente em uma base de dados para análise posterior. O sistema gerenciador de banco de dados utilizado foi o MySQL versão 4.1.22, e o *site* foi desenvolvido utilizando PHP versão 5.0 e Adobe Flash versão 8.0. Após a consolidação das respostas, foram calculados a média aritmética e o desvio padrão para classificação dos componentes da matriz quanto à importância e ao consenso, respectivamente. Os pontos de corte usados na classificação foram 7 para a média e 3 para o desvio padrão, com base nos pontos de corte utilizados por Reis et al. (2010). Desse modo, as dimensões, as subdimensões, os critérios e os indicadores foram enquadrados em quatro grupos: (a) consensualmente importantes: desvio padrão < 3, indicando grau de consenso elevado, e média $\geq$ 7, indicando grau de importância elevado; (b) consensualmente pouco importantes: desvio padrão < 3 e média < 7, indicando baixo grau de importância; (c) importantes com dissenso: média $\geq$ 7 e desvio padrão $\geq$ 3, indicando que prevaleceu a discordância entre os informantes-chave; (d) pouco importantes com dissenso: média < 7 e desvio padrão $\geq$ 3. Os resultados desse consenso, incluindo os demais achados do estudo de avaliabilidade, são apresentados em outras publicações (Silva, 2011; Silva et al., 2012).

A matriz de autoavaliação é composta por 42 critérios e 77 indicadores relacionados com os componentes "estrutura" e "processo", constituindo três dimensões e nove subdimensões distribuídas respectivamente como segue:

1. **Assistência à saúde** (17 critérios/32 indicadores): atendimento de urgência e procedimentos diagnósticos.
2. **Gestão** (13 critérios/33 indicadores): gestão administrativa, gestão financeira e gestão da qualidade.
3. **Integração interinstitucional** (12 critérios/12 indicadores): atuação complementar à atenção básica às urgências, SAMU 192, unidades de apoio diagnóstico-terapêutico e unidades hospitalares. Também são elementos constituintes da matriz: o somatório dos pontos esperados

dos indicadores, o somatório dos pontos observados dos indicadores, a relação entre o somatório dos pontos observados e o somatório dos pontos máximos, a pontuação para o estabelecimento do gradiente de implantação (grau de implantação observado) e a descrição da base teórica utilizada. Os pontos atribuídos às dimensões, subdimensões, critérios e indicadores foram definidos com base nos resultados do consenso com os informantes-chave, como também de adaptação das *checklists* "Institucionalização da Avaliação" e "Modelo de Avaliação CIPP (*context, input, process, and product evaluation*)", ambas propostas por Stufflebeam (2004, 2007), e "Avaliação da Capacidade Organizacional", de Volkov & King (2007).

A pontuação máxima que cada dimensão poderá alcançar é o resultado da soma dos critérios de cada subdimensão ($\sum$ dos pontos dos critérios). Da mesma maneira, a pontuação máxima de cada critério corresponderá ao somatório dos indicadores a ele correspondentes ($\sum$ dos pontos dos indicadores). A maior pontuação foi atribuída à dimensão "assistência à saúde" (500 pontos), seguida da dimensão "gestão" (490 pontos), e com menor pontuação estiveram os critérios e indicadores relacionados com a dimensão "integração interinstitucional", com 480 pontos.

Para determinação da classificação do grau de implantação (GI), os pontos de corte foram atribuídos a partir de adaptação do utilizado no estudo de Samico et al. (2005), considerando também os aspectos relacionados com a coerência, a clareza e a objetividade, as metas contratualizadas entre UPA e Secretaria Estadual de Saúde de Pernambuco e as observações da equipe dos especialistas envolvidos na Conferência de Consenso. O GI pode ser imputado para cada critério, para cada subdimensão, para cada uma das três dimensões, globalmente para o conjunto das dimensões e/ou segundo os componentes "estrutura" e "processo".

A matriz de autoavaliação proposta para UPA é apresentada por dimensão nos Quadros 3.5.1 a 3.5.3.

CONSIDERAÇÕES FINAIS

Por ter sido construída à luz das fases de uma pré-avaliação, a matriz de autoavaliação proposta apresenta maiores consistência e validade interna. Outra vantagem é que seus critérios e indicadores foram consensuados com os interessados na intervenção. Quando o modelo

Quadro 3.5.1 Matriz de autoavaliação para Unidades de Pronto Atendimento – Pernambuco – Brasil, 2011

			DIMENSÃO: Assistência à Saúde (500 pontos)				
SUBDIMENSÃO	CRITÉRIO	INDICADOR COM PONTUAÇÃO MÁXIMA	$\sum$ dos pontos esperados dos indicadores	$\sum$ dos pontos observados dos indicadores	($\sum$ dos pontos observados/$\sum$ dos pontos esperados) × 100	GRAU DE IMPLANTAÇÃO OBSERVADO Implantado Parcialmente implantado Não implantado	BASE TEÓRICA
		ESTRUTURA					
Atendimento de urgência (250 pontos)	Setor de pronto atendimento	Adequação da sala de recepção/espera segundo normas vigentes (3)	18	—	—		Estudo de Avaliabilidade (Silva, 2011; Silva et al., 2012)
		Adequação dos sanitários do setor de pronto atendimento segundo normas vigentes (3)					
		Adequação da sala de classificação de risco segundo normas vigentes (3)					
		Adequação da sala de atendimento social segundo normas vigentes (3)					
		Adequação da sala para exame indiferenciado segundo normas vigentes (3)					
		Adequação do depósito para material de limpeza do setor de pronto atendimento segundo normas vigentes (3)					
	Setor de atendimento de urgência	Adequação da área externa para desembarque de ambulância segundo normas vigentes (5)	19	—	—		
		Adequação da sala de urgência segundo normas vigentes (6)					
		Adequação da área para guarda de macas/cadeiras de rodas segundo normas vigentes (4)					
		Adequação do depósito de material de limpeza do setor de atendimento de urgência segundo normas vigentes (4)					

Atendimento de urgência (250 pontos)

Setor de observação						
	Adequação do posto de enfermagem/serviços segundo normas vigentes (11)	21	—	—		Estudo de Avaliabilidade (Silva, 2011; Silva et al., 2012)
	Adequação da sala coletiva para leitos de observação com os respectivos banheiros para pacientes internos segundo normas vigentes (10)	21	—	—		
Estruturação do serviço de acolhimento a pacientes e familiares	Estrutura adequada do serviço de acolhimento segundo normas vigentes (21)	21	—	—		
Leitos de observação suficientes	Número de leitos de observação segundo normas vigentes (21)	21	—	—		
Médicos plantonistas	Número de médicos por plantão segundo normas vigentes (20)	20	—	—		
Enfermeiros plantonistas	Número de enfermeiros por plantão segundo normas vigentes (21)	21	—	—		
Assistentes sociais plantonistas	Número de assistentes sociais por plantão segundo normas vigentes (21)	21	—	—		

PROCESSO

Realização de consultas de clínica médica	Porcentagem do número de consultas/mês especificado em contrato segundo normas vigentes (22)	22	—	—		Estudo de Avaliabilidade (Silva, 2011; Silva et al., 2012)
Realização de consultas de clínica pediátrica	Porcentagem do número de consultas/mês especificado em contrato segundo normas vigentes (22)	22	—	—		
Atendimentos e procedimentos de enfermagem	Porcentagem do número de consultas/mês especificado em contrato segundo normas vigentes (22)	22	—	—		
Estabilização clínica	Realização de estabilização clínica segundo normas vigentes (22)	22	—	—		

(Continua)

Quadro 3.5.1 Matriz de autoavaliação para Un dades de Pronto Atendimento – Pernambuco – Brasil, 2011 (*continuação*)

SUBDIMENSÃO	CRITÉRIO	INDICADOR COM PONTUAÇÃO MÁXIMA	∑ dos pontos esperados dos indicadores	∑ dos pontos observados dos indicadores	(∑ dos pontos observados/∑ dos pontos esperados) × 100	GRAU DE IMPLANTAÇÃO OBSERVADO Implantado Parcialmente implantado Não implantado	BASE TEÓRICA
para DIMENSÃO								

DIMENSÃO: Assistência à Saúde (500 pontos)

SUBDIMENSÃO	CRITÉRIO	INDICADOR COM PONTUAÇÃO MÁXIMA	∑ dos pontos esperados dos indicadores	∑ dos pontos observados dos indicadores	(∑ dos pontos observados/∑ dos pontos esperados) × 100	GRAU DE IMPLANTAÇÃO OBSERVADO	BASE TEÓRICA
		ESTRUTURA					
Procedimentos diagnósticos (250 pontos)	Setor de apoio diagnóstico e terapêutico	Adequação da sala de eletrocardiografia segundo normas vigentes (7)	49	—	—		Estudo de Avaliabilidade (Silva, 2011; Silva et al., 2012)
		Adequação da sala de sutura/curativos segundo normas vigentes (7)					
		Adequação da sala de gesso/imobilização de fraturas segundo normas vigentes (7)					
		Adequação da sala de inalação coletiva segundo normas vigentes (7)					
		Adequação da sala de aplicação de medicamentos/reidratação segundo normas vigentes (7)					
		Adequação das salas de exames de radiologia geral segundo normas vigentes (7)					
		Adequação do laboratório de processamento (câmara escura) segundo normas vigentes (7)					
		PROCESSO					
	Realização de raios X	Porcentagem do número de consultas/mês segundo normas vigentes (52)	52	—	—		Estudo de Avaliabilidade (Silva, 2011; Silva et al., 2012)
	Realização de exames laboratoriais	Porcentagem do número de consultas/mês segundo normas vigentes (50)	50	—	—		
	Realização de eletrocardiograma	Porcentagem do número de consultas/mês segundo normas vigentes (51)	51	—	—		
	Classificação de risco no serviço	Percentual dos casos classificados quanto ao risco segundo normas vigentes (48)	48	—	—		

Proposta de Classificação e Parâmetros: implantado: 80% a 100%; parcialmente implantado: 60% a 79%; não implantado ≤ 59%.

Quadro 3.5.2 Matriz de autoavaliação para Unidades de Pronto Atendimento – Pernambuco – Brasil, 2011

			DIMENSÃO: Gestão (490 pontos)					
SUBDIMENSÃO	CRITÉRIO	INDICADOR COM PONTUAÇÃO MÁXIMA		$\sum$ dos pontos esperados dos indicadores	$\sum$ dos pontos observados dos indicadores	($\sum$ dos pontos observados/$\sum$ dos pontos esperados) × 100	GRAU DE IMPLANTAÇÃO OBSERVADO Implantado Parcialmente implantado Não implantado	BASE TEÓRICA
		ESTRUTURA						
Gestão administrativa (160 pontos)	Setor de apoio administrativo	Adequação da sala de direção segundo normas vigentes (8)		30	—	—		Estudo de Avaliabilidade (Silva, 2011; Silva et al., 2012)
		Adequação do arquivo médico segundo normas vigentes (8)						
		Adequação da sala administrativa/informática/ponto/protocolo segundo normas vigentes (7)						
		Adequação do posto policial segundo normas vigentes (7)						
	Setor de apoio técnico e logístico	Adequação da área de distribuição (farmácia) segundo normas vigentes (2)		30	—	—		
		Adequação da área para armazenamento de materiais e equipamentos segundo normas vigentes (2)						
		Adequação da sala de armazenamento e distribuição de materiais esterilizados segundo normas vigentes (2)						
		Adequação da copa de distribuição segundo normas vigentes (1)						
		Adequação do refeitório de funcionários segundo normas vigentes (1)						
		Adequação do almoxarifado segundo normas vigentes (1)						
		Adequação da sala de armazenagem de roupa limpa segundo normas vigentes (2)						
		Adequação da sala de armazenagem de roupa suja segundo normas vigentes (1)						
		Adequação da sala para equipamentos de geração de energia elétrica alternativa segundo normas vigentes (2)						

(Continua)

Quadro 3.5.2 Matriz de autoavaliação para Unidades de Pronto Atendimento – Pernambuco – Brasil, 2011 (*continuação*)

			DIMENSÃO: Gestão (490 pontos)					
SUBDIMENSÃO	CRITÉRIO	INDICADOR COM PONTUAÇÃO MÁXIMA		$\sum$ dos pontos esperados dos indicadores	$\sum$ dos pontos observados dos indicadores	$\sum$ dos pontos observados/$\sum$ dos pontos esperados) $\times$ 100	GRAU DE IMPLANTAÇÃO OBSERVADO Implantado Parcialmente implantado Não implantado	BASE TEÓRICA
		ESTRUTURA						
Gestão administrativa (160 pontos)	Setor de apoio técnico e logístico	Adequação da área para gases (cilindros) segundo normas vigentes (2)						Estudo de Avaliabilidade (Silva, 2011; Silva et al., 2012)
		Adequação da sala para guarda temporária de cadáveres segundo normas vigentes (2)						
		Adequação da área externa para embarque de carro funerário segundo normas vigentes (2)						
		Adequação do quarto de plantão para funcionários segundo normas vigentes (2)						
		Adequação dos banheiros para funcionários segundo normas vigentes (2)						
		Adequação do vestiário para funcionários segundo normas vigentes (2)						
		Adequação dos sanitários para funcionários e acompanhantes segundo normas vigentes (2)						
		Adequação da sala para armazenamento temporário de resíduos segundo normas vigentes (1)						
		Adequação do abrigo externo de resíduos segundo normas vigentes (1)						

		PROCESSO	Estudo de Availabilidade (Silva, 2011; Silva et al., 2012)	Estudo de Availabilidade (Silva, 2011; Silva et al., 2012)	Estudo de Availabilidade (Silva, 2011; Silva et al., 2012)	Adaptado de Stufflebeam, 2004, 2007	Adaptado de Volkov & King, 2007
Gestão administrativa (160 pontos)	Protocolos de atendimento clínico	Adoção de protocolos de atendimento clínico (34)	34	—	—		
	Protocolos de triagem	Adoção de protocolos de triagem (34)	34	—	—		
	Protocolos de procedimentos administrativos	Adoção de protocolos de procedimentos administrativos (32)	32	—	—		
Gestão financeira (162 pontos)	Recursos financeiros	Aplicação de recursos financeiros (162)	162	—	—		
Gestão de qualidade (168 pontos)	Realização de pesquisa da satisfação do usuário	Envio da pesquisa de satisfação do usuário (23)	23				
	Resolução de queixas	Percentual de resolução de queixas (21)	21				
	Profissionais capacitados	Percentual de funcionários capacitados no Programa de Educação Permanente (24)	24				
	Resposta rápida às necessidades de avaliação	A UPA estabelece e mantém um mecanismo de resposta rápida para atender às necessidades de avaliação de emergência (25)	25				
	Bases de dados funcionais	A UPA estabelece e mantém bases de dados funcionais, incluindo sistemas de informação computadorizados (30)	30				
	Recursos para práticas avaliativas	A UPA fornece recursos suficientes para o desempenho de práticas avaliativas, como estrutura, recursos, equipamentos e *software* (20)	20				
	Educação continuada	A UPA desenvolve atividades de educação continuada através das quais as pessoas interagem em torno da avaliação dos processos e resultados (25)	25				

Proposta de Classificação e Parâmetros: implantado: 80% a 100%; parcialmente implantado: 60% a 79%; não implantado: ≤ 59%.

SUBDIMENSÃO	CRITÉRIO	INDICADOR COM PONTUAÇÃO MÁXIMA	∑ dos pontos esperados dos indicadores	∑ dos pontos observados dos indicadores	(∑ dos pontos observados/∑ dos pontos esperados) ×100	GRAU DE IMPLANTAÇÃO OBSERVADO Implantado Parcialmente implantado Não implantado	BASE TEÓRICA
		PROCESSO					
Atuação complementar à atenção básica às urgências (127 pontos)	Prestação de atendimento médico aos casos referenciados da Atenção Básica	Realização do atendimento (22)	22	—	—		Estudo de Avaliabilidade (Silva, 2011; Silva et al., 2012)
	Prestação de atendimento médico à noite	Realização do atendimento (23)	23	—	—		
	Prestação de atendimento médico nos finais de semana	Realização do atendimento (21)	21	—	—		
	Prestação de atendimento de enfermagem aos casos referenciados da Atenção Básica	Realização do atendimento (21)	21	—	—		
	Prestação de atendimento de enfermagem à noite	Realização do atendimento (23)	23	—	—		
	Prestação de atendimento de enfermagem nos finais de semana	Realização do atendimento (22)	22	—	—		

DIMENSÃO: Integração Interinstitucional (480 pontos)

Matriz de Autoavaliação: uma Proposta para Avaliação de Unidade de Pronto Atendimento — 255

(Continua)

PROCESSO

Estudo de Avaliabilidade (Silva, 2011; Silva et al., 2012)

SAMU 192 (116 pontos)				
Realização de atendimento médico aos pacientes atendidos pelo SAMU 192	Realização do atendimento (31)	31	—	—
Solicitação de atendimento médico sempre que a gravidade/complexidade dos casos ultrapassar a capacidade instalada da Unidade	Realização do atendimento (27)	27	—	—
Realização de atendimento de enfermagem aos pacientes atendidos pelo SAMU 192	Realização do atendimento (30)	30	—	—
Solicitação de atendimento de enfermagem sempre que a gravidade/complexidade dos casos ultrapassar a capacidade instalada da Unidade	Realização do atendimento (28)	28	—	—

Quadro 3.5.3 Matriz de autoavaliação para Unidades de Pronto Atendimento – Pernambuco – Brasil, 2011 (*continuação*)

SUBDIMENSÃO	**CRITÉRIO**	**INDICADOR COM PONTUAÇÃO MÁXIMA**	**∑ dos pontos esperados dos indicadores**	**∑ dos pontos observados dos indicadores**	**(∑ dos pontos observados/∑ dos pontos esperados) × 100**	**GRAU DE IMPLANTAÇÃO OBSERVADO** Implantado Parcialmente implantado Não implantado	**BASE TEÓRICA**
Unidades de apoio diagnóstico-terapêutico (116 pontos)	**PROCESSO**						
	Integração com unidades de apoio diagnóstico de outros níveis de complexidade assistencial	Realização da integração (116)	116	—	—		Estudo de Avaliabilidade (Silva, 2011; Silva et al., 2012)
Unidades hospitalares (121 pontos)	**PROCESSO**						
	Encaminhamentos dos casos não resolvidos	Realização dos encaminhamentos (121)	121	—	—		Estudo de Avaliabilidade (Silva, 2011; Silva et al., 2012)

DIMENSÃO: Integração Interinstitucional (480 pontos)

Proposta de Classificação e Parâmetros: implantado: 80% a 100%; parcialmente implantado: 60% a 79%; não implantado: ≤ 59%.

de avaliação é desenvolvido com a participação dos interessados, torna-se uma ferramenta potencializadora, aumentando a capacidade de superar dificuldades e promovendo maior integração interdisciplinar na equipe (Bursztyn & Ribeiro, 2005). Ainda, a fundamentação teórico-científica associada a métodos de consenso propiciou uma adequação à realidade local.

No tocante a esse aspecto, cabe salientar o papel indutor que ferramentas dessa natureza proporcionam no sentido de um processo mais participativo. Oportunizam-se momentos de reflexão e aprendizagem sobre os diversos aspectos implicados na intervenção e explicitam-se opiniões, valores, compreensões e práticas. A participação ativa favorece o propósito da utilidade de processos avaliativos, embora esse propósito ainda seja percebido como um desafio, muitas vezes de difícil alcance, tendo em vista a complexidade de aspectos envolvidos na implementação das intervenções e na tomada de decisões (Figueiró et al., 2012; Patton, 2004).

A matriz em questão possibilita a acomodação com diferentes valorações para outros contextos de implantação das UPA, sobretudo porque essas unidades se constituem em uma intervenção nacional, com possíveis inflexões locais. O gestor deverá, junto aos principais envolvidos de sua equipe, adaptar o problema às perguntas avaliativas e identificar a coerência na adaptação da matriz, de modo que venha a melhor atender à realidade local. Essa flexibilidade confere à matriz de autoavaliação a possibilidade de ser adequada ao monitoramento e à avaliação (Felisberto et al., 2008; Oliveira et al., 2010). Nessa direção, as UPA poderão fazer reformulações de acordo com o que se pretende avaliar ou mesmo diante de adequações da intervenção no mesmo contexto.

A matriz de autoavaliação poderá contribuir para as ações do cotidiano das UPA, sendo relevante no julgamento sobre as informações analisadas e favorecendo não apenas as avaliações formativas, mas também abrindo questionamentos úteis a futuras pesquisas avaliativas.

Reconhecendo a matriz de autoavaliação como um dos recursos metodológicos para análise de dados, avigoramos a necessidade de mais discussões sobre os componentes dessa ferramenta, uma vez que os diferentes contextos exigem adequações mais próximas às realidades locais. Outro ponto a ser considerado diante da flexibilidade da matriz é a inserção de novos componentes, como os tipos de coleta de dados, as fontes de evidência e metas, entre outros. Para tanto, é preciso o envolvimento de vários atores dos diferentes níveis de decisão da intervenção.

Referências

Bezerra LCA, Alves CKA, Reis YAC et al. Identificação e caracterização dos elementos constituintes de uma intervenção: pré-avaliação da política ParticipaSUS. Ciênc Saúde Coletiva 2012; 17:883-900.

Brasil. Ministério da Saúde. Portaria nº 1.020 de 13 de maio de 2009: Estabelece diretrizes para a implantação do componente pré-hospitalar fixo (Unidades de Pronto Atendimento – UPA). Diário Oficial da União, 2009

Brasil. Ministério da Saúde. Portaria nº 1.600, de 7 de julho de 2011: Reformula a Política Nacional de Atenção às Urgências e Institui a Rede de Atenção às Urgências no Sistema Único de Saúde (SUS). Diário Oficial da União (DOU). Brasília, DF, 2011a.

Brasil. Ministério da Saúde. Portaria nº 1.601, de 7 de julho de 2011: Estabelece diretrizes para a implantação do componente Unidades de Pronto Atendimento (UPA 24h) e o conjunto de serviços de urgência 24 horas da Rede de Atenção às Urgências, em conformidade com a Política Nacional de Atenção às Urgências. Diário Oficial da União (DOU). Brasília, DF, 2011b.

Brasil. Ministério da Saúde. Portaria nº 2.922, de 2 de dezembro de 2008: Propõe a implantação/adequação de Unidades de Pronto Atendimento – UPA. Diário Oficial da União, 2008.

Bursztyn I, Ribeiro JM. Avaliação participativa em programas de saúde: um modelo para o Programa de Saúde do Adolescente. Cad Saúde Pública 2005; 21(2):404-16.

Carret MLV, Fassa AC, Kawachi I. Demand for emergency health service: factors associated with inappropriate use. BMC Health Serv Res (online) 2007; 7:131.

Dornas Júnior G, Ferreira JM. Informações de Unidades de Pronto Atendimento: possibilidades de uso como sentinelas da atenção básica à saúde. Revista de Informática Pública 2003; 5(1):27-48.

Felisberto E, Freese E, Bezerra LCA, Alves CKA, Samico I. Análise da sustentabilidade de uma política de avaliação; o caso da atenção básica do Brasil. Cad Saúde Pública 2010; 20(6):1079-95.

Felisberto E, Freese E, Natal S, Alves CKA. Contribuindo com a institucionalização da avaliação em saúde: uma proposta de auto-avaliação. Cad Saúde Pública 2008; 24(9):2091-102.

Figueiró AC, Hartz Z, Samico I, Cesse EAP. Usos e influência da avaliação em saúde em dois estudos sobre o Programa Nacional de Controle da Dengue. Cad Saúde Pública 2012; 28(11):2095-105.

Lago LM, Martins JJ, Schneider DG et al. Itinerario terapéutico de los usuarios de uma urgência hospitalar. Ciênc Saúde Coletiva 2010; 15(Supl. 1):1283-91.

Lega F, Mengoni A. Why non-urgent patients choose emergency over primary care services? Empirical evidence and managerial implications. Health Policy 2008; 88:326-38.

Marques GQ, Lima MADS. Demandas de usuários a um serviço de pronto atendimento e seu acolhimento ao sistema de saúde. Rev Latino-Am Enfermagem 2007; 15(1):13-9.

Nascimento VB, Costa IMC. PSF, descentralização e organização de serviços de saúde no Brasil. In: Cohn A (org.) Saúde da família e SUS: convergência e dissonâncias. Rio de Janeiro: CEDEC, 2009:67-92.

Oliveira GN, Silva MFN, Araújo IEM, Filho MAC. Perfil da população atendida em uma unidade de emergência referenciada. Rev Latino-Am Enfermagem 2011; 19(3):548-56.

Oliveira LGD, Natal S, Felisberto E, Alves CKA, Santos EM. Modelo de avaliação do programa de controle da tuberculose. Ciênc Saúde Coletiva 2010; 15:997-1008.

Oliveira LH, Mattos RA, Souza AIS. Cidadãos peregrinos: os "usuários" do SUS e os significados de sua demanda a prontos-socorros e hospitais no contexto de um processo de reorientação do modelo assistencial. Ciênc Saúde Coletiva 2009; 14(5):1929-38.

Patton MQ. Utilization-focused evaluation: the new century text. 3. ed. Thousand Oaks: Sage, 2004.

Pernambuco. Secretaria de Saúde do Estado de Pernambuco. Secretaria Executiva de Atenção à Saúde. Unidades de Pronto Atendimento – UPA. Recife: Secretaria de Saúde do Estado de Pernambuco, 2014. Disponível em: http://portal.saude.pe.gov.br/unidades-de--saude-e-servicos/secretaria-executiva-de-atencao-saude/upas. [Acesso em: 16 de maio de 2014].

Reis YAC, Cesse EAP, Freese E. Consensos sobre o papel do gestor estadual na regionalização da assistência à saúde no Sistema Único de Saúde. Rev Bras Saúde Matern Infan 2010; 10(Supl. 1):S157-72.

Samico I, Hartz ZMA, Felisberto E, Carvalho EF. Atenção à saúde da criança: uma análise do grau de implantação e da satisfação de profissionais e usuários em dois municípios do Estado de Pernambuco, Brasil. Rev Bras Saúde Matern Infan 2005; 5:229-40.

Santos CAS, Santo EE. Análise das causas e consequências da superlotação dos serviços de emergências hospitalares: uma revisão bibliográfica. Revista Saúde e Desenvolvimento 2014; 5(3):31-44.

Santos JS, Scarpelinis S, Brasileiro SLL, Ferraz CA, Dallora MELV, Sá MFS. Avaliação do modelo de organização da Unidade de Emergência do HCFMRP-USP, adotando, como referência, as políticas nacionais de atenção às urgências e de humanização. Medicina (Ribeirão Preto) 2003; 36:498-515.

Scott DR, Batal HA, Majeres S, Adams JC, Dale R, Mehler PS. Access and care issues in urban urgent care clinic patients. BMC Health Serv Res (online) 2009; 9:222.

Silva GS, Samico I, Dubeux LS, Felisberto E. Redes de atenção às urgências e emergências: pré-avaliação das Unidades de Pronto Atendimento (UPAs) em uma região metropolitana do Brasil. Rev Bras Saúde Matern Infan 2012; 12(4):445-58.

Silva GS. Avaliação das Unidades de Pronto Atendimento (UPA): um Estudo de Avaliabilidade. 2011. 89 f. Dissertação (Mestrado) – Instituto de Medicina Integral Prof. Fernando Figueira – IMIP, Recife, 2011.

Simons DA, Monlleó IL, Simons AS, Araújo Júnior JL. Adequação da demanda de crianças e adolescentes atendidos na unidade de Emergência em Maceió, Alagoas, Brasil. Rev Bras Saúde Matern Infan 2010; 10(1):59-67.

Solla JJSP. Avanços e limites da descentralização no SUS e o "pacto de gestão". Rev Baiana Saúde Pública 2006; 30:332-48.

Stufflebeam DL. O modelo CIPP para avaliação. In: Instituto Fonte, organizador. Introdução à avaliação de programas sociais. São Paulo: Instituto Fonte, 2004 (coletânea de textos).

Stufflebeam DL. Strategies for institutionalizing evaluation. 2007. Western Michigan University: The Evaluation Center. Disponível em: http://www.wmich.edu/evalctr/archive_checklists/cippchecklist_mar07.pdf. [Acesso em: 18 de abril de 2011].

Thurston WE, Ramaliu A. Evaluability assessment of a survivors of torture program: Lessons learned. Canadian Journal of Program Evaluation 2005; 20(2):1-25.

Vanderheyden L, Verhoef M, Scott C, Pain K. Evaluability assessment as a tool for research network development: experiences of the complementary and alternative medicine education and research network of Alberta, Canada. Canadian Journal of Program Evaluation 2006; 21(1):63-82.

Vedung E. Pre-evaluation. In:____. Public policy and program evaluation. New Jersey: Transaction Publishers, 2005:157-64.

Volkov B; King J. A checklist for building organizational evaluation capacity 1. 2007. Western Michigan University: The Evaluation Center. Disponível em: <http:www.wmich.edu/evalctr/archive_checklists/ecb.pdf>. [Acesso em: 12 de abril de 2011].

3.6 Instrumento Avaliativo para Programas de Residência Multiprofissional em Saúde

Tereza Cristina A. Bezerra
Maria Leopoldina P. Falcão
Paulo Sávio A. de Goes
Eronildo Felisberto
Ana Coelho de Albuquerque

INTRODUÇÃO

A ordenação e a formação de recursos humanos na área da saúde estão regulamentadas pela Lei 8.080/1990, o que é reforçado por deliberações da XII Conferência Nacional de Saúde (2003), que propõe a formulação de uma política de formação para os profissionais de saúde com o objetivo de implementar mudanças no processo de ensino na pós-graduação com financiamento público e participação do controle social (Brasil, 1990, 2004).

Com a implantação do Sistema Único de Saúde (SUS), propõe-se que a atenção básica se torne sua instância ordenadora, o que trouxe para o centro das discussões, em 1994, o Programa Saúde da Família, hoje Estratégia Saúde da Família (ESF), que tem como objetivo a reorientação do modelo assistencial de saúde. No novo modelo, assim como houve a mudança do centro de abordagem do indivíduo para a família, o desenvolvimento das práticas em saúde passou de ações técnicas individuais para ação integral com equipe multiprofissional. Esse trabalho compartilhado, considerado um avanço desenvolvido em algumas práticas sanitárias, tornou-se um dos principais pressupostos da ESF (Brasil, 2002).

Entretanto, o ensino na maioria das faculdades da área da saúde ainda privilegia o modelo de saúde disciplinar, priorizando a formação especializada, sendo organizado sob a égide flexneriana e, consequentemente, de maneira fragmentada e compartimentalizada, impedindo o aluno de ter uma visão geral do paciente. Ao mesmo tempo, verifica-se a grande defasagem existente entre o que se ensina nos cursos de graduação e o que se observa na realidade dos serviços de saúde. Esse cenário é predominante, apesar de segmentos importantes das Instituições de Educação Superior (IES) terem participado ativamente da construção do SUS (Campos & Foster, 2008; Campos et al., 2008).

Durante a implantação do Programa Saúde da Família e sua consequente expansão para todo o país, destacando-se na agenda nacional de saúde como a estratégia de atenção primária, ficou ainda mais evidente a necessidade de um novo perfil profissional, dentro de um contexto de valorização da família pelas políticas públicas, ressurgindo, desse modo, a reflexão sobre a atenção às famílias (Heimann & Mendonça, 2005). Contudo, constata-se a pouca disponibilidade de profissionais com formação e qualificação adequadas para atuarem com competência nessa proposta, considerando a complexidade do processo saúde-doença em toda sua dimensão, e várias estratégias de aproximação entre as políticas de saúde e educação têm sido adotadas (Brasil, 2006). Em 2003, o Ministério da Saúde (MS), articulado com o Ministério da Educação (MEC), criou a Secretaria de Gestão do Trabalho e da Educação na Saúde (SGTES), que tem como um dos pilares a formação e o desenvolvimento de recursos humanos para a saúde, envolvendo o nível técnico, a graduação e a pós-graduação (Brasil, 2005, 2010; Campos et al., 2008).

Iniciativas de formação e qualificação de profissionais vêm sendo desenvolvidas pelas Secretarias Estaduais e Municipais de Saúde, instituições formadoras e Ministérios da Saúde e da Educação, na tentativa de reverter a escassez desses agentes técnicos no mercado de trabalho com perfil capaz de promover mudanças, disponibilizando profissionais com formação tanto no ensino/serviço como no sistema de saúde, adequando-os às necessidades da sociedade e à operacionalização do SUS (Gil et al., 2002).

Entre as atividades colocadas em prática para a mudança do perfil desses profissionais, encontram-se: Curso Introdutório em Saúde da Família, Cursos de Especialização em Saúde da Família, Polos de Capacitação Regionais, Normas e Manuais Técnicos do Ministério da Saúde, Programa de Interiorização dos Trabalhadores de Saúde (PITS), Aprender – SUS, Programa Nacional de Reorientação da Formação Profissional em Saúde (PRÓ-SAÚDE), Programa de Educação para o Trabalho em Saúde (PET-SAÚDE) e Programa de Residência Multiprofissional em Saúde (RMS) (Brasil, 2010a).

Nesse contexto, a Residência Multiprofissional em Saúde é considerada uma das principais alternativas de formação técnica para o SUS, apresentando uma perspectiva teórica e pedagógica convergente com seus princípios e diretrizes e promovendo não só o contato entre o trabalho e a formação, mas também possibilitando mudanças do modelo técnico-assistencial, em virtude de seu caráter multidisciplinar e da disponibilidade de espaços estratégicos para as mudanças nos cenários de formação e das práticas de saúde, ou seja, ensino-serviço, humanização da atenção e ampliação da concepção da integralidade (Brasil, 2006; Nascimento & Oliveira, 2010).

A Residência Multiprofissional possibilita uma aprendizagem em equipe dentro da realidade dos serviços de saúde, em que o processo de trabalho pode ser construído e reconstruído no cotidiano da ESF, articulando o conhecimento interdisciplinar e a prática multiprofissional e intersetorial (Nascimento & Oliveira, 2010).

Com a rápida expansão do Programa Saúde da Família, o MS financiou, em 2002, por meio de recursos do REFORSUS (Reforço à Reorganização do SUS), 19 Residências Multiprofissionais em Saúde da Família que, apesar de terem formatos diversificados, se orientavam dentro da mesma perspectiva de trabalhar integradamente com todas as profissões da saúde (Brasil, 2006). No entanto, as Residências Multiprofissionais e em Área Profissional da Saúde surgiu oficialmente com a promulgação da Lei 11.129, de 2005, sendo orientadas a partir das necessidades e realidades locais e regionais, abrangendo as profissões da área da saúde, como Biomedicina, Ciências Biológicas, Educação Física, Enfermagem, Farmácia, Fisioterapia, Fonoaudiologia, Medicina Veterinária, Nutrição, Odontologia, Psicologia, Serviço Social e Terapia Ocupacional (Brasil, 2005a; Ibanez et al., 2006). Posteriormente, a Portaria Interministerial 506, de 24 de abril de 2008, definiu a Residência Multiprofissional como: "ensino de pós-graduação *lato sensu* destinado às profissões que se relacionam com a saúde, sob a forma de curso de especialização caracterizado por ensino em serviço, sob a orientação de profissionais de elevada qualificação ética e profissional, com carga horária de sessenta horas semanais" (Brasil, 2008).

Destaca-se que em 2006 a Residência Multiprofissional em Saúde da Família (médicos, enfermeiros e dentistas) foi desmembrada em Residência Médica em Medicina de Família e Comunidade e Residência Multiprofissional em Saúde da Família, sendo a primeira específica para o profissional médico e a segunda para as demais categorias da saúde. As Residências Médicas têm sua certificação garantida, como curso de Residência, pela Comissão Nacional de Residência Médica (CNRM), enquanto as demais profissões da área da saúde que integram a Residência Multiprofissional têm sua certificação como curso de Especialização, embora a carga horária cumprida e o custo sejam compatíveis com a Residência Médica. Dessa maneira, percebe-se que os Programas de Residência Multiprofissional em Saúde têm grandes desafios a serem alcançados, entre os quais se destacam: conseguir sua regulamentação, definir claramente sua inserção no SUS e buscar fontes estáveis de financiamento (Brasil, 2006).

Considerando a dimensão dessas questões, e sendo a implantação de uma cultura avaliativa imprescindível para o redirecionamento real das políticas na área de recursos humanos para a saúde, este capítulo apresenta uma proposição de um instrumento avaliativo com vistas a contribuir com o aprimoramento dos Programas de Residência Multiprofissional em Saúde, com foco na Estratégia Saúde da Família.

CARACTERIZANDO O OBJETO

Com a implantação do SUS, a questão dos recursos humanos passa a ser um dos principais desafios tanto na formação como na qualificação, sendo esse desafio ainda maior quando se trata da ESF. Essa questão tem sido motivo de preocupação para formadores, gestores e trabalhadores da saúde, motivando vários estudos e análises ao longo dos últimos anos e tornando cada vez mais evidente a necessidade de mudança na formação profissional, com o objetivo de garantir a atenção integral à saúde da população (Mendonça et al., 2010).

Essa preocupação é reforçada por autores que apontam que um dos principais problemas com a implantação da ESF está relacionado com a carência de profissionais, em termos quantitativos e qualitativos, para atuação nesse novo modelo assistencial que exige o trabalho em equipe. O despreparo dos profissionais recém-formados para atuarem na complexidade inerente ao sistema de saúde e de compreenderem sua gestão e a ação do controle da sociedade sobre o setor é uma constatação frequente (Campos & Belisário, 2001; Ceccim & Bilibio, 2001).

Ao mesmo tempo que a formulação e a criação do SUS propõem uma nova lógica para os processos de cuidado e produção de vida, a maioria de nossas instituições de ensino ainda privilegia o modelo de saúde disciplinar, desconsiderando os aspectos psicossociais e vivenciais dos problemas de saúde, que envolvem conhecimento de vida, história, política e organização do sistema de saúde. Por muitos anos, a formação na área da saúde reproduziu uma visão centrada nas técnicas biomédicas, impedindo o aluno de ter uma visão geral do paciente.

Apesar de toda preocupação e discussão sobre o tema formação de recursos humanos, a gestão pública ainda não conseguiu resolver os graves problemas que atingem essa área e que interferem negativamente no desenvolvimento do SUS. Na prática, o que se vê ainda hoje são propostas de capacitação de trabalhadores para a ESF a partir da perspectiva técnica de cada área (Silva et al., 2008). É necessário modificar a atuação fragmentada e compartimentalizada para uma atuação interdisciplinar, alterando os perfis profissionais de modo a alcançar a estratégia da atenção integral à saúde, para que cada cidadão se sinta acolhido, protegido e atendido em suas necessidades (Ceccim & Armani, 2001).

O trabalho em equipe, visando à interdisciplinaridade, tem sido foco de atenção na formação e qualificação de profissionais, sendo importantes a interação e a troca de conhecimentos a partir de princípios éticos e respeito nas relações entre profissionais de saúde e usuários dos serviços, com a intenção de construir um novo conhecimento que tenha impacto na resolução dos problemas, mais humanista, com foco na integralidade (Nascimento & Oliveira, 2010; Seiffert, 2005).

Com a expansão da ESF e a ampliação da oferta de postos de trabalho de profissionais com perfil que possa atuar atendendo à clínica integrada no trabalho de equipes multiprofissionais, ficaram cada vez mais evidenciadas as contradições entre o sistema de atenção e a formação em saúde, reforçando a necessidade de adequação desta última. A implementação da formação dos profissionais em uma perspectiva teórico-pedagógica, articulando os conhecimentos adquiridos na formação inicial da graduação com a complexidade dos determinantes que se inter-relacionam na vida e nos cuidados diretos aos indivíduos e às famílias em seu ambiente social, é considerada o principal objetivo da residência em saúde por área profissional e/ou multiprofissional. Preveem-se, assim, mudanças nas práticas assistenciais de saúde, facilitando o trabalho em equipe e a troca de saberes (Gil, 2005). A residência multiprofissional em saúde fundamenta-se na interdisciplinaridade como facilitadora da construção de um conhecimento ampliado de saúde, que precisa compreender os desafios de trabalhar a coletividade, visualizando as dimensões objetivas e subjetivas dos sujeitos (Nunes, 2005).

O Governo Federal publicou a Medida Provisória 238/2005 como etapa fundamental para garantir a regulamentação da residência na área da saúde para todas as profissões, excetuando a categoria médica. Essa foi convertida, ainda no mesmo ano, na Lei 11.129/2005, que instituiu a Residência em Área Multiprofissional da Saúde, definida como modalidade de ensino de pós-graduação *lato sensu*, e criou, no âmbito do Ministério da Educação, a Comissão Nacional de Residência Multiprofissional em Saúde (CNRMS), cuja organização e funcionamento foram disciplinados em ato conjunto dos ministros de Estado da Educação e da Saúde (Brasil, 2005a, 2005b).

Entretanto, a despeito das normatizações existentes e em permanente aprimoramento, ainda não se encontram disponíveis uma metodologia e instrumentos formais para a avaliação dos Programas de Residência Multiprofissional em Saúde com foco na ESF. Nesse sentido, com vistas ao aprimoramento do processo de sua qualificação, elaborou-se um instrumento avaliativo para o Programa de Residência Multiprofissional em Saúde com foco na ESF, considerando os princípios e as diretrizes definidas pelos Ministérios da Saúde e da Educação.

METODOLOGIA UTILIZADA

O modelo utilizado neste estudo foi do tipo avaliativo, descritivo e exploratório, com vistas ao desenvolvimento de um instrumento de avaliação. O estudo foi desenvolvido em duas fases: a fase I foi constituída pela construção e validação do modelo lógico e de uma matriz de indicadores para avaliação das Residências Multiprofissionais em Saúde com foco na ESF, enquanto a fase II consistiu na elaboração do instrumento de avaliação propriamente dito. O estudo foi aprovado pelo Comitê de Ética em Pesquisa do Instituto de Medicina Integral Prof. Fernando Figueira (IMIP) sob o nº 2.155/11. Todos os participantes do estudo assinaram Termo de Consentimento Livre e Esclarecido.

O trabalho foi desenvolvido no Instituto de Medicina Integral Prof. Fernando Figueira (IMIP), a partir do Núcleo Coordenador do Programa de Residência Multiprofissional em Saúde, o qual é vinculado à Diretoria de Ensino. O IMIP é uma entidade filantrópica, situada no município do Recife, Pernambuco, que atua nas áreas de assistência, ensino e produção do conhecimento científico. Foram selecionados e analisados documentos e recomendações oficiais, nacionais e internacionais, referentes à implantação e ao financiamento da Residência Multiprofissional em Saúde (RMS), com foco na ESF. Na análise dos documentos foram extraídas as seguintes informações: problemas, possíveis causas e consequências do problema, objetivo esperado da RMS, público-alvo, recursos, operações, ações, produtos, resultados e fatores relevantes do contexto. O modelo lógico foi construído utilizando a estrutura apresentada no Quadro 3.6.1.

Um processo de validação bem definido e documentado fornece evidências objetivas de que o método proposto é adequado ao uso pretendido. É recomendado que o planejamento e a execução da validação sigam uma metodologia aceita. Neste estudo, para validação do modelo lógico e matriz de indicadores, foi utilizada a Técnica de Grupo de Consenso ou Nominal (Goes et al., 2006; Jones & Hunter, 1996; Uchoa et al., 2008). A validação dos instrumentos desenvolvidos aconteceu em duas rodadas: na primeira foi enviada, via digital, uma primeira proposta de modelo e de matriz de indicadores aos *experts*, para as considerações iniciais; a segunda ocorreu em reunião presencial, na qual todos os convidados estavam presentes.

Onze atores, envolvidos com o Programa de Residência Multiprofissional em Saúde e com estratégias formativas do SUS, foram convidados para participar da reunião de consenso. Destes, dez aceitaram participar das duas fases do estudo: um gestor municipal, um coordenador acadêmico, dois preceptores municipais, um gestor estadual, um aluno da residência multiprofissional, um egresso da RMS e três tutores. O grupo se caracterizou pela multiprofissionalidade e foi composto por médico, fonoaudiólogo, fisioterapeuta, assistente social, enfermeira, psicólogo e cirurgiã-dentista. Na reunião presencial, após a apresentação do consolidado das considerações iniciais sobre o modelo lógico e a matriz de indicadores, o processo de construção se deu na seguinte sequência processual: (i) realizou-se uma rodada de discussão sobre as respostas colocadas pelos participantes, indicador por indicador, na qual cada *expert* verbalizou sua opinião ao grupo, a fim de que fosse clarificada e avaliada; (ii) cada integrante do grupo, silenciosamente e de maneira independente, revisou sua avaliação inicial e votou presencialmente acerca de suas ideias sobre o modelo lógico e a matriz de indicadores propostos, avaliando-os em ter-

Quadro 3.6.1 Modelo lógico do Programa de Residência Multiprofissional em Saúde da Família

DIMENSÃO	ATIVIDADES			PRODUTOS	RESULTADO FINAL
GESTÃO DO PROGRAMA	Revisão dos documentos normativos do Programa de Residência Multiprofissional em Saúde (PRMS) em nível federal (MS/MEC) Reunião/discussão do corpo docente do PRMS e instituições parceiras Concessão de anuência pelos municípios parceiros Vinculação do PRMS a uma Instituição de Ensino Superior (IES)			Projeto Político Pedagógico Construído e Aprovado	**PROFISSIONAIS QUALIFICADOS PARA O SAÚDE DA FAMÍLIA**
	Seleção dos candidatos ao PRMS Reprodução de material didático Divulgação sistemática de notas Emissão de frequências, certificados e declarações Utilização do Sistema de Informação Gerencial dos Programas de Residência (Sigresidência)			Escolaridade Acadêmica Implantada	
	Identificação e contratação do supervisor do PRMS Elaboração do regimento interno da FRMS Implantação e participação na Comissão de Residência Multiprofissional (COREMU) Identificação dos tutores/preceptores e suas respectivas responsabilidades Definição do número de bolsas/categorias para alunos do programa Monitoramento de pagamentos de bolsas Acompanhamento dos egressos do PRMS Apresentação de relatório final das atividades			Secretaria Acadêmica Implantada	
ESTRUTURA ORGANIZACIONAL		**FÍSICA**	Biblioteca com acervo apropriado Salas de aula Auditórios Ambulatórios clínicos por especialidades Laboratório de informática Recursos audiovisuais Monitoramento dos equipamentos e infraestrutura das Unidades Básicas de Saúde	Provimento de Infraestrutura e apoio Logístico Físico	
		HUMANA	Quantitativo adequado de apoio técnico Número de preceptores e tutores com qualificação adequada Supervisores do programa	Preceptores Qualificados atuando sob Supervisão	
		FINANCEIRA	Identificação da fonte pagadora do PRMS Pagamento das bolsas de residentes Definição do financiamento de bolsas para pagamento de preceptores/tutores	Sustentabilidade Financeira Garantida	
		VIVÊNCIA TEÓRICA	Formação e capacitação de tutores/preceptores (educação permanente) Coerência pedagógica entre o projeto do programa de residência e as disciplinas oferecidas Construção de competências multi e específicas para docentes e residentes Construção de habilidades multiprofissionais e específicas para docentes e residentes	Estabelecimento do Marco Teórico voltado para a Estratégia Saúde da Família	
		VIVÊNCIA PRÁTICA	Articulação entre os serviços (cenário de práticas) e conteúdo teórico Diversificação das atividades didáticas	Competência e habilidades consolidadas para atuação no Saúde da Família	

		AVALIAÇÃO	Modelos de avaliação adotados
			  Formativo
			  Somativo
				Modelo de Avaliação Implantado	

mos qualitativos, de acordo com a pertinência e importância de cada indicador (classificando-os como indispensável, necessário ou dispensável), e em termos quantitativos, atribuindo aos mesmos indicadores notas entre 0 e 6 (Quadro 3.6.2); (iii) tomou-se a decisão final determinada a partir das respostas mais votadas, que passaram a constituir o consenso do grupo.

Após o processo de validação de indicadores, foi construído o instrumento de avaliação, que consistiu em um questionário estruturado que refletia os indicadores da matriz consensuada (Quadro 3.6.3). O instrumento, composto pelas três dimensões anteriormente definidas, resultou em um questionário estruturado, composto por 42 perguntas avaliativas, sendo 39 do tipo Likert (com cinco itens de respostas, sendo um item de neutralidade), duas do tipo índice (dicotômica) e uma de múltipla escolha, para validação cruzada das respostas. A análise desse instrumento deve ser feita a partir da multiplicação do número de questões tipo Likert pelo valor do item na escala (1 a 5), ou seja, a avaliação máxima será igual a 39×5, podendo atingir valores entre 39 e 195 (Likert, 1932).

A interpretação dos resultados é dada a partir dos seguintes parâmetros: os programas que atingirem escores ≥ 136, ou seja, obtiverem 70% das respostas do escore máximo, serão considerados implantados; entre 135 e 98, serão considerados parcialmente implantados, correspondendo à faixa de 50% a 70% do escores máximo das questões, e aqueles < 97 serão considerados não implantados, correspondendo a uma faixa < 50% das questões.

RESULTADOS

A grande maioria dos indicadores consensuados mostrou-se compatível com o modelo lógico proposto, atendendo aos objetivos da avaliação, haja vista que não foram sugeridas grandes alterações na matriz. Na

Quadro 3.6.2 Avaliação quantitativa dos indicadores da matriz

Mediana	Valores	Classificação
Adequada	4 a 6	Importante Muito importante Importantíssimo
Intermediária	3	Média importância
Baixa	0 a 2	Sem importância Quase sem importância Pouca importância

Quadro 3.6.3 Matriz de indicadores para avaliação do programa de Residência Multiprofissional em Saúde da Família

DIMENSÃO I: GESTÃO DO PROGRAMA		
INDICADORES	**AVALIAÇÃO QUALITATIVA**	**AVALIAÇÃO QUANTITATIVA**
I-a – Consulta de documentos normativos do Programa de Residência Multiprofissional em Saúde da Família (PRMSF) em nível nacional, para possíveis adequações	☐ Indispensável ☐ Necessário ☐ Dispensável	☐ 1 ☐ 4 ☐ 2 ☐ 5 ☐ 3 ☐ 6
I-b – Discussão do PRMSF com tutores, preceptores e instituições parceiras a fim de implantar e desenvolver o programa	☐ Indispensável ☐ Necessário ☐ Dispensável	☐ 1 ☐ 4 ☐ 2 ☐ 5 ☐ 3 ☐ 6
I-c – Firmação de Termo de Cooperação Técnica entre os municípios parceiros e a Instituição de Ensino Superior (IES)	☐ Indispensável ☐ Necessário ☐ Dispensável	☐ 1 ☐ 4 ☐ 2 ☐ 5 ☐ 3 ☐ 6
I-d – Vinculação do PRMSF a uma IES	☐ Indispensável ☐ Necessário ☐ Dispensável	☐ 1 ☐ 4 ☐ 2 ☐ 5 ☐ 3 ☐ 6
I-e – Seleção pública dos candidatos ao PRMSF	☐ Indispensável ☐ Necessário ☐ Dispensável	☐ 1 ☐ 4 ☐ 2 ☐ 5 ☐ 3 ☐ 6
I-f – Integração do PRMSF com o Programa de Residência Médica de Medicina de Família e Comunidade	☐ Indispensável ☐ Necessário ☐ Dispensável	☐ 1 ☐ 4 ☐ 2 ☐ 5 ☐ 3 ☐ 6
I-g – Realização de avaliação sistemática do PRMSF com participação de tutores, preceptores, residentes, municípios e instituições parceiras	☐ Indispensável ☐ Necessário ☐ Dispensável	☐ 1 ☐ 4 ☐ 2 ☐ 5 ☐ 3 ☐ 6
I-h – Garantir o acesso de material didático do PRMSF por diversas mídias	☐ Indispensável ☐ Necessário ☐ Dispensável	☐ 1 ☐ 4 ☐ 2 ☐ 5 ☐ 3 ☐ 6
I-i – Emissão de frequências, certificados e declarações dos residentes do PRMSF	☐ Indispensável ☐ Necessário ☐ Dispensável	☐ 1 ☐ 4 ☐ 2 ☐ 5 ☐ 3 ☐ 6
I-j – Utilização do Sistema de Informação Gerencial dos Programas de Residências/Sigoresidência	☐ Indispensável ☐ Necessário ☐ Dispensável	☐ 1 ☐ 4 ☐ 2 ☐ 5 ☐ 3 ☐ 6
I-k – Identificação e contratação de coordenador com qualificação e experiência para o PRMSF	☐ Indispensável ☐ Necessário ☐ Dispensável	☐ 1 ☐ 4 ☐ 2 ☐ 5 ☐ 3 ☐ 6
I-l – Elaboração, aprovação e seguimento sistemático do regimento interno do PRMSF, com a participação de tutores, preceptores, residentes, municípios e instituições parceiras	☐ Indispensável ☐ Necessário ☐ Dispensável	☐ 1 ☐ 4 ☐ 2 ☐ 5 ☐ 3 ☐ 6
I-m – Identificação de tutores e preceptores qualificados e com experiência para o PRMSF, a partir dos critérios definidos na portaria 1.111/2005	☐ Indispensável ☐ Necessário ☐ Dispensável	☐ 1 ☐ 4 ☐ 2 ☐ 5 ☐ 3 ☐ 6
I-n – Possui critérios definidos para o número de vagas do PRMSF por categoria profissional	☐ Indispensável ☐ Necessário ☐ Dispensável	☐ 1 ☐ 4 ☐ 2 ☐ 5 ☐ 3 ☐ 6

(Continua)

Quadro 3.6.3 Matriz de indicadores para avaliação do programa de Residência Multiprofissional em Saúde da Família (*continuação*)

DIMENSÃO I: GESTÃO DO PROGRAMA (*Continuação*)		
INDICADORES	**AVALIAÇÃO QUALITATIVA**	**AVALIAÇÃO QUANTITATIVA**
I-o – Monitoramento do pagamento de bolsas aos residentes do PRMSF	☐ Indispensável ☐ Necessário ☐ Dispensável	☐ 1 ☐ 4 ☐ 2 ☐ 5 ☐ 3 ☐ 6
I-p – Implantação e participação permanente na Comissão de Residência Multiprofissional (COREMU)	☐ Indispensável ☐ Necessário ☐ Dispensável	☐ 1 ☐ 4 ☐ 2 ☐ 5 ☐ 3 ☐ 6
I-q – Acompanhamento dos residentes egressos do PRMSF	☐ Indispensável ☐ Necessário ☐ Dispensável	☐ 1 ☐ 4 ☐ 2 ☐ 5 ☐ 3 ☐ 6
I-r – Apresentação de relatório final de atividades do biênio do PRMSF aos Ministérios da Saúde e Educação, municípios e instituições parceiras	☐ Indispensável ☐ Necessário ☐ Dispensável	☐ 1 ☐ 4 ☐ 2 ☐ 5 ☐ 3 ☐ 6
DIMENSÃO II: ESTRUTURA ORGANIZACIONAL		
II-a – Existência de biblioteca com acervo apropriado	☐ Indispensável ☐ Necessário ☐ Dispensável	☐ 1 ☐ 4 ☐ 2 ☐ 5 ☐ 3 ☐ 6
II-b – Existência de salas de aula e auditórios	☐ Indispensável ☐ Necessário ☐ Dispensável	☐ 1 ☐ 4 ☐ 2 ☐ 5 ☐ 3 ☐ 6
II-c – Existência de ambulatórios, ofertados por categoria profissional, para as atividades práticas do PRMSF	☐ Indispensável ☐ Necessário ☐ Dispensável	☐ 1 ☐ 4 ☐ 2 ☐ 5 ☐ 3 ☐ 6
II-d – Existência de laboratório de informática e equipamentos audiovisuais	☐ Indispensável ☐ Necessário ☐ Dispensável	☐ 1 ☐ 4 ☐ 2 ☐ 5 ☐ 3 ☐ 6
II-e – Monitoramento dos equipamentos e infraestrutura das Unidades Básicas de Saúde de ensino	☐ Indispensável ☐ Necessário ☐ Dispensável	☐ 1 ☐ 4 ☐ 2 ☐ 5 ☐ 3 ☐ 6
II-f – Existência de equipe de apoio logístico aos tutores, preceptores e residentes do PRMSF	☐ Indispensável ☐ Necessário ☐ Dispensável	☐ 1 ☐ 4 ☐ 2 ☐ 5 ☐ 3 ☐ 6
DIMENSÃO III: PROCESSO PEDAGÓGICO		
III-a – Garantia sistemática de educação permanente para tutores e preceptores do PRMSF	☐ Indispensável ☐ Necessário ☐ Dispensável	☐ 1 ☐ 4 ☐ 2 ☐ 5 ☐ 3 ☐ 6
III-b – Articulação entre o Projeto Pedagógico do PRMSF e os conteúdos trabalhados – teóricos e práticos	☐ Indispensável ☐ Necessário ☐ Dispensável	☐ 1 ☐ 4 ☐ 2 ☐ 5 ☐ 3 ☐ 6
III-c – Construção de habilidades baseadas nas competências multiprofissionais para tutores, preceptores e residentes do PRMSF	☐ Indispensável ☐ Necessário ☐ Dispensável	☐ 1 ☐ 4 ☐ 2 ☐ 5 ☐ 3 ☐ 6

(*Continua*)

Quadro 3.6.3 Matriz de indicadores para avaliação do programa de Residência Multiprofissional em Saúde da Família (*continuação*)

DIMENSÃO III: PROCESSO PEDAGÓGICO (*Continuação*)			
INDICADORES	**AVALIAÇÃO QUALITATIVA**	**AVALIAÇÃO QUANTITATIVA**	
III-d – Construção de habilidades baseadas nas competências específicas, por categoria profissional, para tutores, preceptores e residentes do PRMSF	☐ Indispensável ☐ Necessário ☐ Dispensável	☐ 1 ☐ 2 ☐ 3	☐ 4 ☐ 5 ☐ 6
III-e – Diversificação das atividades didáticas, utilizando a metodologia problematizadora como eixo do aprendizado	☐ Indispensável ☐ Necessário ☐ Dispensável	☐ 1 ☐ 2 ☐ 3	☐ 4 ☐ 5 ☐ 6
III-f – Utilização de avaliação processual formativa das atividades dos residentes	☐ Indispensável ☐ Necessário ☐ Dispensável	☐ 1 ☐ 2 ☐ 3	☐ 4 ☐ 5 ☐ 6
III-g – Utilização de avaliação somativa (uso de portfólio)	☐ Indispensável ☐ Necessário ☐ Dispensável	☐ 1 ☐ 2 ☐ 3	☐ 4 ☐ 5 ☐ 6
III-h – Inserção dos residentes do PRMSF em unidades de saúde que recebem alunos da graduação	☐ Indispensável ☐ Necessário ☐ Dispensável	☐ 1 ☐ 2 ☐ 3	☐ 4 ☐ 5 ☐ 6

dimensão I, Gestão do Programa, o indicador que apresentou maior percentual de consenso, tanto na avaliação quantitativa como na qualitativa (88,9%), foi o indicador I-e (seleção pública dos candidatos ao PRMPSF). Quanto ao indicador de menor consenso, não se encontrou uma concentração em nenhum deles na avaliação quantitativa; na qualitativa, entretanto, foi considerado o indicador I-d (vinculação do PRMPSF a uma Instituição de Ensino Superior – IES).

Na dimensão II, Estrutura Organizacional, os indicadores que apresentaram maior percentual de consenso na avaliação quantitativa foram II-b (existência de salas de aula e auditórios) e II-f (existência de equipe de apoio logístico aos docentes e residentes do programa), ambos com 55,6%. Quanto ao de menor percentual, também não se encontrou uma concentração em nenhum indicador. Já na avaliação qualitativa, o de maior percentual de consenso (77,8%) foi o II-d (existência de laboratório de informática e equipamentos audiovisuais). Os indicadores de menor percentual de consenso foram os indicadores II-a (existência de biblioteca com acervo apropriado), II-b (existência de salas de aula e auditórios) e II-e (monitoramento dos equipamentos e infraestrutura das unidades básicas de saúde), todos considerados necessários, com 55,6%. Na dimensão III, Processo Pedagógico, os indicadores que apresentaram maior percentual de consenso ocorreram tanto na avaliação quantitativa como na qualitativa: III-a (oferta de educação permanente para tutores e preceptores do programa) e III-e (articulação entre cenário de práticas e conteúdo técnico), ambos com 77,8%. Houve um equilíbrio em relação ao menor percentual de consenso entre os demais indicadores dessa dimensão na quantitativa, enquanto na qualitativa destacou-se o indicador III-h (utilização de avaliação somativa – uso de portfólio), considerado indispensável e necessário por 44,4% dos entrevistados.

Durante a reunião de consenso, os 10 atores envolvidos no processo avaliativo puderam interagir, debater e reavaliar suas respostas em relação à realizada anteriormente, por envio em meio digital. O debate presencial contribuiu efetivamente para o aperfeiçoamento dos indicadores da matriz inicial pelo grupo de acordo com sua relevância em cada uma das três dimensões, sendo alguns reformulados, excluídos ou incluídos. Na dimensão I, dos 18 indicadores originais da matriz, nove tiveram seu texto reformulado, um indicador novo foi incluído e oito indicadores foram mantidos. Dos nove que tiveram sua redação reformulada, sete não tiveram o conteúdo de sua capacidade avaliativa modificado, tendo melhorado apenas seu entendimento semântico. No entanto, em dois dos que tiveram seu texto modificado, ocorreu alteração de sua capacidade avaliativa original a fim de torná-los mais abrangentes. O grupo propôs, ainda, a inclusão de um novo indicador relacionado com a integração dos PRMSF à Residência Médica em Medicina de Família e Comunidade.

Na dimensão II, o grupo expressou o maior consenso entre as proposições, reformulando a redação de apenas dois indicadores, não alterando sua capacidade avaliativa. Na dimensão III, dos oito indicadores originais, cinco foram reformulados e tiveram alteração de sua capacidade avaliativa, o que os tornou mais abrangentes, e um novo indicador foi proposto, relacionado com a inserção dos residentes do PRMSF em unidades de saúde de ensino que recebem alunos da graduação. Destaca-se ainda que o indicador da matriz original III-e (articulação entre cenários de práticas e conteúdo teórico) foi considerado já contemplado no indicador III-b (articulação entre o Projeto Pedagógico e os conteúdos trabalhados) pelo grupo de especialistas.

O estudo possibilitou a construção de um instrumento validado por técnica de consenso de *experts* (Quadro 3.6.4), para avaliação e discriminação se uma estratégia de formação nos moldes do PRMPSF contempla ou não os princípios e valores da atenção básica previstos pelo SUS.

Quadro 3.6.4 Instrumento de avaliação para o Programa de Residência Multiprofissional em Saúde da Família

DIMENSÃO I: GESTÃO DO PROGRAMA	
1. Considerando os documentos normativos relativos ao PRMSF, a equipe que estruturou o Projeto da Residência:	☐ Consultou todos os documentos normativos (Portarias, comunicados, informes) elaborados pelos Ministérios da Saúde e da Educação; ☐ Consultou quase todos os documentos normativos (Portarias, comunicados, informes) elaborados pelos Ministérios da Saúde e da Educação; ☐ Consultou apenas os documentos essenciais para elaboração do Projeto da Residência; ☐ Consultou apenas a PORTARIA INTERMINISTERIAL Nº 1.077, DE 12 DE NOVEMBRO DE 2009; ☐ Não consultou nenhum documento normativo (Portarias, comunicados, informes) elaborado pelos Ministérios da Saúde e da Educação.
2. Como você classificaria o grau de envolvimento do grupo de tutores preceptores e instituições parceiras na implantação do PRMSF?	☐ Não houve envolvimento do grupo; ☐ O envolvimento do grupo foi indiferente para a implantação do PRMSF; ☐ Houve envolvimento incipiente; ☐ Houve envolvimento parcial do grupo; ☐ Houve um envolvimento decisivo do grupo para a implantação do PRMSF.
3. Considerando o grau de dificuldade para firmação do Termo de Cooperação Técnica entre os municípios parceiros do PRMS e a Instituição de Ensino Superior (IES), a qual o Programa está vinculado:	☐ Não houve dificuldade; ☐ Muito pouca dificuldade; ☐ Pouca dificuldade; ☐ Muita dificuldade; ☐ O Termo de Cooperação Técnica não foi celebrado.
4. Há vinculação do PRMSF a uma IES?	☐ SIM ☐ NÃO
5. Como você consideraria o envolvimento da IES no desenvolvimento do PRMS?	☐ Não houve envolvimento da IES; ☐ O envolvimento da IES foi indiferente para o desenvolvimento do PRMSF; ☐ Houve envolvimento incipiente; ☐ Houve envolvimento parcial da IES; ☐ Houve um envolvimento decisivo da IES para o desenvolvimento do PRMSF.
6. A forma de acesso dos residentes ao PRMSF acontece através de:	☐ Todos através de seleção pública; ☐ Todos por indicação da IES, à qual o PRMSF está vinculado, com critérios predefinidos; ☐ Através de seleção pública e através de indicação da IES; ☐ Todos por indicação da IES, à qual o PRMSF está vinculado, sem critérios predefinidos; ☐ Por ordem de inscrição para o PRMSF.

(Continua)

Instrumento Avaliativo para Programas de Residência Multiprofissional em Saúde

Quadro 3.6.4 Instrumento de avaliação para o Programa de Residência Multiprofissional em Saúde da Família (*continuação*)

DIMENSÃO I: GESTÃO DO PROGRAMA (*Continuação*)

7. Como você classificaria o nível de integração (cursos, seminários, projetos, atividades comunitárias e outros) entre o PRMSF e o Programa de Residência Médica de Medicina de Família e Comunidade?	☐ Não existe integração entre o PRMSF e o Programa de Residência Médica de Medicina de Família e Comunidade; ☐ Existe pouca integração entre o PRMSF e o Programa de Residência Médica de Medicina de Família e Comunidade; ☐ Existe integração regular entre o PRMSF e o Programa de Residência Médica de Medicina de Família e Comunidade; ☐ Existe muita integração entre o PRMSF e o Programa de Residência Médica de Medicina de Família e Comunidade; ☐ Existe total integração entre o PRMSF e o Programa de Residência Médica de Medicina de Família e Comunidade.
8. O PRMSF prevê e realiza avaliação sistemática ao longo de seu desenvolvimento?	☐ Não são previstas nem realizadas avaliações ao longo do desenvolvimento do PRMSF; ☐ Avaliações são previstas, mas não realizadas ao longo do desenvolvimento do PRMSF; ☐ Avaliações são previstas e realizadas esporadicamente ao longo do desenvolvimento da estratégia; ☐ Avaliações são previstas e realizadas ao longo do desenvolvimento do PRMSF; ☐ Avaliações são previstas e realizadas continuamente ao longo do PRMSF.
9. Em relação à avaliação sistemática do PRMSF, como você classificaria a participação do grupo de tutores, preceptores, residentes e instituições parceiras?	☐ Não existe participação do grupo no processo de avaliação sistemática do PRMSF; ☐ Existe pouca participação do grupo no processo de avaliação sistemática do PRMSF; ☐ Existe participação regular do grupo no processo de avaliação sistemática do PRMSF; ☐ Existe muita participação do grupo no processo de avaliação sistemática do PRMSF; ☐ Existe total participação do grupo no processo de avaliação sistemática do PRMSF.
10. O PRMSF garante ao grupo de tutores, preceptores e residentes o acesso a material didático através das diversas mídias?	☐ Nenhum material didático é garantido; ☐ Apenas o material impresso é garantido, quando solicitado pelo grupo; ☐ Material de diversas mídias é garantido, quando solicitado pelo grupo; ☐ Todo material impresso é garantido, independente da solicitação do grupo; ☐ Todo o material de diversas mídias é garantido (TV, DVD, Datashow, material impresso, internet, CD, entre outros).
11. Para um bom desenvolvimento do PRMSF faz-se necessária a existência de uma escolaridade efetiva (emissão de certificados e declarações, controle de frequências, entre outros). Como você classificaria esse tipo de serviço em seu PRMSF?	☐ Não existe o serviço de escolaridade; ☐ Ruim; ☐ Regular; ☐ Bom; ☐ Ótimo.

(*Continua*)

Quadro 3.6.4 Instrumento de avaliação para o Programa de Residência Multiprofissional em Saúde da Família (*continuação*)

DIMENSÃO I: GESTÃO DO PROGRAMA (*Continuação*)	
12. O PRMSF utiliza o Sistema de Informação Gerencial dos Programas de Residências – MEC (Sigresidência) para o acompanhamento do Programa?	☐ SIM ☐ NÃO
13. Como você classificaria a qualificação e a experiência do coordenador/supervisor do PRMSF?	☐ Muito experiente e muito qualificado; ☐ Muito experiente e pouco qualificado; ☐ Experiência regular e qualificação regular; ☐ Pouco experiente e pouco qualificado; ☐ Nem experiente, nem qualificado.
14. Qual o grau de participação do grupo de representantes de tutores, preceptores, residentes e instituições parceiras do Programa na elaboração e aprovação do regimento interno do PRMSF?	☐ Não existe participação do grupo na elaboração e aprovação do regimento interno do PRMSF; ☐ Existe pouca participação do grupo na elaboração e aprovação do regimento interno do PRMSF; ☐ Existe participação regular do grupo na elaboração e aprovação do regimento interno do PRMSF; ☐ Existe muita participação do grupo na elaboração e aprovação do regimento interno do PRMSF; ☐ Existe total participação do grupo na elaboração e aprovação do regimento interno do PRMSF.
15. Como você classificaria a utilização do regimento interno como instrumento norteador das ações do PRMSF?	☐ Sua utilização é sistemática; ☐ Sua utilização é eventual/pontual; ☐ Sua utilização acontece apenas quando é demandada/solicitada; ☐ Sua utilização dificilmente acontece (é rara); ☐ Sua utilização nunca acontece.
16. Tomando como referência as definições/conceitos sobre os tutores e preceptores referidos na Portaria 1.111/GM de 5 de julho de 2005, qual o percentual do total de tutores e preceptores do PRMSF que você consideraria experiente e qualificado?	☐ < 20% ☐ Entre 20% e 40% ☐ Entre 40% e 60% ☐ Entre 60% e 80% ☐ > 80%
17. A distribuição do número de vagas por categoria profissional do PRMSF pode adotar critérios predefinidos (necessidade locorregional, perfil epidemiológico, demanda de candidatos e outros). Essa distribuição ocorre:	☐ Sem o estabelecimento de critérios predefinidos; ☐ Com o estabelecimento de critérios predefinidos para poucas categorias profissionais; ☐ Com o estabelecimento de critérios predefinidos parciais para todas as categorias profissionais; ☐ Com o estabelecimento de critérios predefinidos para quase todas as categorias profissionais; ☐ Com o estabelecimento de critérios predefinidos para todas as categorias profissionais.
18. Como você classificaria o monitoramento do pagamento das bolsas dos residentes do PRMSF?	☐ Não existe monitoramento; ☐ Ruim; ☐ Regular; ☐ Bom; ☐ Ótimo.

(*Continua*)

Quadro 3.6.4 Instrumento de avaliação para o Programa de Residência Multiprofissional em Saúde da Família (*continuação*)

DIMENSÃO I: GESTÃO DO PROGRAMA (*Continuação*)	
19. Como você avalia a participação do grupo de tutores, preceptores, residentes e instituições parceiras na Comissão de Residência Multiprofissional em Saúde (COREMU)?	☐ O PRMSF não possui COREMU implantada; ☐ Existe pouca participação do grupo na COREMU; ☐ Existe uma participação regular do grupo na COREMU; ☐ A maioria do grupo participa da COREMU; ☐ Existe participação efetiva de todo o grupo na COREMU.
20. Como você avalia o acompanhamento dos residentes egressos do PRMSF?	☐ Não existe acompanhamento; ☐ Ruim; ☐ Regular; ☐ Bom; ☐ Ótimo.
21. Qual das alternativas representa a instância/órgão/comissão que tem acesso ao relatório de atividades do biênio do PRMSF?	☐ A todos os parceiros ao final de cada biênio; ☐ Apenas ao órgão financiador; ☐ Ao parceiro financiador e à COREMU; ☐ Apenas à COREMU; ☐ O relatório é apenas para conhecimento interno.

DIMENSÃO II: ESTRUTURA ORGANIZACIONAL					
Aspectos	Não existe	Ruim	Regular	Bom	Ótimo
22. Biblioteca					
23. Salas de aula					
24. Auditórios					
25. Ambulatórios por categoria profissional para atividades práticas					
26. Laboratório de informática					
27. Equipamentos audiovisual					
28. Monitoramento dos equipamentos das USF de ensino					
29. Monitoramento da infraestrutura das USF de ensino					
30. Equipe de apoio logístico aos tutores, preceptores e residentes					

(*Continua*)

Quadro 3.6.4 Instrumento de avaliação para o Programa de Residência Multiprofissional em Saúde da Família (*continuação*)

DIMENSÃO III: PROCESSO PEDAGÓGICO	
31. Em relação à Educação Permanente para tutores e preceptores do PRMSF:	☐ A Educação Permanente não é ofertada para os tutores e preceptores do PRMSF; ☐ A Educação Permanente é ofertada de modo pontual, por demanda dos tutores e preceptores; ☐ A Educação Permanente é ofertada de modo pontual, por demanda do PRMSF; ☐ A Educação Permanente é ofertada para a maioria dos tutores e preceptores; ☐ A Educação Permanente é ofertada de modo sistemático para todos os tutores e preceptores.
32. Como você avalia a articulação entre o projeto pedagógico do PRMSF e os seus conteúdos trabalhados (teóricos e práticos)?	☐ Não existe articulação entre o projeto pedagógico do PRMSF e seus conteúdos trabalhados (teóricos e práticos): ☐ Ruim; ☐ Regular; ☐ Bom; ☐ Ótimo.
33. Quais dos itens ao lado são utilizados para integrar o projeto pedagógico do PRMSF com os seus conteúdos trabalhados (teórico-prático)? *Observação:* Nesta questão, você pode marcar quantos itens achar necessário	☐ Semana padrão do residente (núcleo multiprofissional); ☐ Semana padrão do residente (núcleo específico); ☐ Projeto de intervenção dos residentes; ☐ Discussão de casos clínicos e familiares; ☐ Clube de periódicos; ☐ Seminários de núcleo multiprofissional; ☐ Seminários de núcleo específico; ☐ Atividades teóricas (modulares e/ou isoladas); ☐ Atividades práticas ambulatoriais; ☐ Atividades práticas nas comunidades; ☐ Monografias/artigos científicos; ☐ Atividades de docência (graduação); ☐ Atividades de pesquisa; ☐ Estágio curricular e/ou opcional nas áreas de gestão, ensino, pesquisa e extensão comunitária.
34. Como você avalia a construção de habilidades baseadas nas competências interprofissionais para tutores, preceptores e residentes do PRMSF?	☐ Não existe a construção de habilidades baseadas nas competências interprofissionais; ☐ Ruim; ☐ Regular; ☐ Bom; ☐ Ótimo.
35. Como você avalia a construção de habilidades baseadas nas competências específicas por categoria profissional para tutores, preceptores e residentes do PRMSF?	☐ Não existe a construção de habilidades baseadas nas competências específicas; ☐ Ruim; ☐ Regular; ☐ Bom; ☐ Ótimo.
36. Qual o percentual das atividades didáticas do PRMSF que se utilizam de aulas expositivas como método pedagógico?	☐ < 20% ☐ Entre 20% e 40% ☐ Entre 40% e 60% ☐ Entre 60% e 80% ☐ > 80%

(*Continua*)

Quadro 3.6.4 Instrumento de avaliação para o Programa de Residência Multiprofissional em Saúde da Família (*continuação*)

DIMENSÃO III: PROCESSO PEDAGÓGICO (*Continuação*)	
37. Qual o percentual das atividades didáticas do PRMSF que se utilizam da metodologia ativa de aprendizagem como método pedagógico?	☐ < 20% ☐ Entre 20% e 40% ☐ Entre 40% e 60% ☐ Entre 60% e 80% ☐ > 80%
38. O PRMSF prevê a realização de avaliações ao longo de seu desenvolvimento (formativa)?	☐ Não são previstas nem realizadas avaliações ao longo do desenvolvimento do PRMSF; ☐ Avaliações são previstas, mas não realizadas ao longo do desenvolvimento do PRMSF; ☐ Avaliações são previstas e realizadas esporadicamente ao longo do desenvolvimento do PRMSF; ☐ Avaliações são previstas e realizadas ao longo do desenvolvimento do PRMSF; ☐ Avaliações são previstas e realizadas sistematicamente ao longo do desenvolvimento do PRMSF.
39. O PRMSF prevê a realização de avaliações ao final de seu desenvolvimento (somativa)?	☐ Não são previstas nem realizadas avaliações ao final do PRMSF; ☐ Avaliações são previstas, mas não realizadas ao final do PRMSF; ☐ Avaliações são previstas e realizadas esporadicamente ao final do PRMSF; ☐ Avaliações são previstas e realizadas ao final do desenvolvimento do PRMSF; ☐ Avaliações são sempre previstas e realizadas ao final do desenvolvimento do PRMSF.
40. Qual o percentual das atividades pedagógico-didáticas que se utilizam do portfólio como instrumento avaliativo?	☐ < 20% ☐ Entre 20% e 40% ☐ Entre 40% e 60% ☐ Entre 60% e 80% ☐ > 80%
41. Qual o percentual de residentes do PRMSF que recebem alunos da graduação em suas respectivas USF de ensino?	☐ < 20% ☐ Entre 20% e 40% ☐ Entre 40% e 60% ☐ Entre 60% e 80% ☐ > 80%

CONSIDERAÇÕES FINAIS

Estudos assinalam uma crise na formação de recursos humanos para o sistema de saúde brasileiro, relacionada com as mudanças no mercado de trabalho, a organização dos serviços, a especialização precoce e a desarticulação ensino-serviço, entre outros aspectos (Conass, 2006). O uso da avaliação como possibilidade de criação de espaços para reflexão sobre as práticas dos profissionais de saúde, ou dos atores envolvidos no programa e/ou serviço, pode ser valorizado a partir da análise de seu desempenho, do compartilhamento de conhecimentos, da busca por motivação, do desenvolvimento de competências avaliativas e da adequada alocação de recursos (Felisberto, 2008; Silva & Brandão, 2003).

A disponibilização de um instrumento avaliativo adequadamente validado para uma proposta de pós-graduação *lato sensu* poderá contribuir para a institucionalização da avaliação em serviços e instituições formadoras, oportunizando sua utilização pelos grupos de interesse para melhorar a qualidade dos serviços oferecidos.

Ao se considerarem as três dimensões deste estudo – "gestão do programa", "estrutura organizacional" e "processo pedagógico" – ressalta-se a importância do foco em nível gerencial para que os programas adquiram efetividade, considerando que o subfinanciamento, por ser um item político-orçamentário e tratado em diferentes níveis de gestão e de governo, tem sido uma questão persistentemente crítica ao longo do tempo (Conass, 2006). Por outro lado, a ampliação da capacidade avaliativa se destaca no método de construção do instrumento aqui proposto. Em vez de se utilizar uma "imagem-objetivo", formulou-se um modelo lógico, dados a dimensão programática e o forte conteúdo que regem o objeto. Isso possibilitou a construção de uma matriz que forneceu a base de análise para obtenção do consenso, não sendo utilizadas etapas intermediárias, como ocorre em outras técnicas metodológicas (Reis, 2010; Souza, et al., 2005).

O instrumento ora apresentado deve ser adaptado às necessidades e realidades locais com a inclusão ou exclusão de indicadores a depender do contexto locorregional. Ademais, reveste-se de importância a revisão periódica do modelo lógico, com vistas a sua adequação para contemplar novos aspectos ou outros não previstos que aparecem com o aprimoramento dos processos pedagógicos e as inovações que ocorrem no sistema (Costa et al., 2013).

Referências

Brasil. Lei nº 8.080, de 19 de setembro de 1990. Presidência da República – Casa Civil, Subchefia para Assuntos Jurídicos.

Brasil. Ministério da Saúde. Secretaria de Políticas de Saúde. Departamento de Atenção Básica. Construção cotidiana. Rev Bras Saúde Família 2002; ano II(4):4-10.

Brasil. Ministério da Saúde. Conselho Nacional de Saúde. 12ª Conferência Nacional de Saúde: Conferência Sergio Arouca. Brasília: Ministério da Saúde, 2004. 230p. (Série D. Reuniões e Conferências).

Brasil. Lei nº 11.129, de 30 de junho de 2005. DOU, Brasília, DF, 1 de julho de 2005(a).

Brasil. Ministério da Saúde. Medida Provisória nº 238. DOU, de 02 de fevereiro de 2005(b).

Brasil. Ministério da Saúde. Secretaria de Gestão do Trabalho e da Educação na Saúde. Departamento de Gestão da Educação na Saúde. Residência multiprofissional em saúde: experiências, avanços e desafios. Brasília: Ministério da Saúde, 2006. 414 p.

Brasil. Ministério da Educação. Gabinete do Ministro. Portaria Interministerial 506, de 24 de abril de 2008. Publicada no DOU 79, de 25 de abril de 2008, Seção 1, página 12.

Brasil. Ministério da Educação. [Acesso em 22 de agosto de 2010]. Disponível em: <http://portal.mec.gov.br>. 2010(a).

Brasil. Portaria conjunta nº 1 de 24 de fevereiro de 2010. DOU, Brasília; DF, 24 de fevereiro de 2010(b).

Campos FE, Belisário SA. O Programa Saúde da Família e os desafios para a Formação Profissional e a Educação Permanente. Interface Comunic Saúde Educ 2001; 5(9):133-41.

Campos FE, Aguiar RAT, Belisário SA. A formação superior dos profissionais de saúde. In: Políticas e Sistema de Saúde no Brasil. Rio de Janeiro: Fiocruz, 2008:1011-34.

Campos MAF, Forster AC. Percepção e avaliação dos alunos do curso de medicina de uma escola médica pública sobre a importância do estágio em saúde da família na sua formação. Rev Bras Educ Med 2008; 32(1):83-9.

Ceccim RB, Bilibio LIS. Articulação com o movimento estudantil da área de saúde: uma estratégia de inovação na formação de recursos humanos para o SUS. In: Ferla AA, Fagundes SMS (Orgs.). Tempo de Inovações: a experiência da gestão de saúde do Rio Grande do Sul. Porto Alegre: Decasa, 2002.

Ceccim RB, Armani TB. Educação em Saúde Coletiva: papel estratégico na gestão SUS. Saúde Debate 2001; 30: 30-56.

Conass. Conselho Nacional de Secretários de Saúde. SUS: avanços e desafios. Brasília (DF), 2006. 164p.

Costa JMBS, Felisberto E, Bezerra LCA, Cesse, EAP, Samico IC. Monitoramento do desempenho da gestão da vigilância em saúde: instrumento e estratégias de uso. Ciênc Saúde Coletiva. 2013 18(5):1201-16.

Felisberto E, Alves CKA, Albuquerque LC, Samico I, Dubeux LS, Freese E. Uso da avaliação e formação profissional: impulsionando a prática da integralidade em saúde. In: Pinheiro R, Junior Silva AG, Mattos RA. Atenção Básica e Integralidade: Contribuições para estudos das práticas avaliativas em saúde. Rio de Janeiro: Centro de Estudos e Pesquisas em Saúde Coletiva, 2008:59-72.

Gil CRR, Cerveira MAC, Torres ZF. Pólos de capacitação em saúde da família: alternativas de desenvolvimento de recursos humanos para atenção básica. In: Negri B, Faria R, Viana AL. Recursos humanos em saúde: política, desenvolvimento e mercado de trabalho. Campinas: Unicamp, 2002:103-25.

Gil CRR. Formação de recursos humanos em saúde da família: paradoxos e perspectivas. Cad Saúde Pública 2005; 21(2):490-8.

Góes PSA, Fernandes LMA, Lucena LBS. Validação de instrumento de coleta de dados. In: Antunes JLF, Peres MA. Epidemiologia da saúde bucal. Rio de Janeiro: Guanabara Koogan, 2006:390-7.

Heimann LS, Mendonça MH. A trajetória da atenção básica em saúde e do PSF no SUS: uma busca de identidade. In: Lima NA et al. Saúde e democracia: história e perspectiva do SUS. Rio de Janeiro: Fiocruz, 2005:481-502.

Ibañez N, Rocha JSY, Castro PC, Ribeiro MCSA, Forster AC, Novaes MHD, Viana AL. Avaliação do desempenho da atenção básica no estado de São Paulo. Ciênc Saúde Coletiva 2006; 11(3):683-703.

Jones J, Hunter D. Consensus methods for medical and health services research. In: Mays N, Pope C. Qualitative research in health care. London: BMJ Publishing Group, 1996:82.

Likert RA. Technique for the measurement of attitudes. Arch Psychol 1932; 140:1-55.

Mendonça MHM, Martins MIC, Giovanella L. Desafios para gestão do trabalho a partir de experiências exitosas de expansão da Estratégia Saúde da Família. Ciênc Saúde Coletiva 2010; 15(5):2355-65.

Nascimento DDG, Oliveira MAC. Competências profissionais e o processo de formação na Residência Multiprofissional em Saúde da Família. Saúde Soc., São Paulo, 2010; 19:814-27.

Nunes ED. Pós-graduação em Saúde Coletiva no Brasil: histórico e perspectivas. Physis: Rev Saúde C 2005; 15(1):13-38.

Reis YAC. Consensos sobre o papel do gestor estadual na regionalização da assistência à saúde do SUS [dissertação]. Recife: Centro de Pesquisa Aggeu Magalhães da Fundação Osvaldo Cruz, 2010.

Seiffert OMLB. A formação do enfermeiro: uma aproximação à recente produção científica. Trab Educ Saúde 2005; 3(2):331-50.

Silva RR, Brandão D. Os quatro elementos da avaliação. Olho Mágico – Bol Rede Unida 2003; 10(2):52-66.

Silva CC, Silva ATMC, Farias LD. Programa de Interiorização do Trabalho em Saúde na Paraíba: mudanças metodológicas e reflexos na produção acadêmica dos egressos. Cogitare Enferm 2008; 13(1):96-102.

Souza LEPF, Vieira-da-Silva LM, Hartz ZMA. Conferência de Consenso sobre a Imagem Objetivo da Descentralização da Atenção à Saúde no Brasil. In: Hartz ZMA, Vieira-da-Silva LM. Avaliação em saúde: dos modelos teóricos à prática na avaliação de programas e sistemas de saúde. Rio de Janeiro/Salvador: Ed. Fiocruz/EDUFBA, 2005:65-102.

Uchoa AC, Gondim GMM, Barreto MA, Rocha NSPD, Rocha PM. Utilizando técnicas de consenso: potencialidades e limites na avaliação de informações em saúde. In: Hartz ZMA, Felisberto E, Vieira-da-Silva LM (Orgs.). Meta-avaliação da atenção básica à saúde – Teoria e prática. Rio de Janeiro: Fiocruz, 2008:253-75.

3.7 Estudo de Avaliabilidade do Sistema de Informação sobre Mortalidade em Âmbito Estadual

Patrícia Ismael de Carvalho
Paulo Germano de Frias
Suely Arruda Vidal

INTRODUÇÃO

*"... não basta institucionalizar a avaliação, é preciso
questionar a capacidade da avaliação de produzir as
informações e julgamentos necessários para ajudar as
instâncias decisórias a melhorar o desempenho do SUS"*
(Contandriopoulos, 2006)

A avaliação de programas complexos com abordagem fragmentada baseada em atividades isoladas da prática apresenta impacto parcial e pouco relevante (Patton, 1997). Por isso, as avaliações realizadas no estágio inicial de uma intervenção, sem sua completa explicitação ou com objetivo mal delimitado, podem produzir informações inúteis, não contribuindo para seu aprimoramento (Worthen et al., 2004). Desse modo, as avaliações focadas no uso de seus resultados começam com a premissa de serem julgadas por sua utilidade e uso real (Patton, 1997).

Assim, antes de se proceder à avaliação propriamente dita, é pertinente desenvolver um estudo de avaliabilidade, técnica criada por Wholey et al. (1977) para melhor direcionamento ao objetivo e à escolha do método a ser utilizado na avaliação. Esse processo é formado por quatro estágios e nomeado como ciclo da avaliabilidade: (1) compreensão dos objetivos do programa por meio de documentação e entrevistas com informantes-chave; (2) construção do modelo do programa que deverá ser apresentado ao gestor; (3) observação de sua operacionalização e entrevistas com usuários e técnicos para confrontação com o modelo; (4) revisão do modelo com sugestão de mudanças para sua implementação (Leviton et al., 1998).

O objetivo do estudo de avaliabilidade é descrever a teoria do programa, incluindo as relações e a lógica de funcionamento, a análise da plausibilidade e da viabilidade de seus objetivos e a aceitação dos gestores, responsáveis e usuários. A identificação de interessados ou pessoas-chave pode apontar para preocupações e percepções e levantar questões importantes a serem respondidas no processo de avaliação (Smith, 2005). Representa um esforço para minimizar alguns problemas nos estudos de avaliação, como barreiras entre avaliador e interessados, condução de avaliações prematuras e desperdício de recursos na busca de informações não mensuráveis e de objetivos sem importância (Smith, 2005; Trevisan, 2007).

Um bom estudo de avaliabilidade se caracteriza pela construção de modelos que consigam expressar a complexidade do programa, possibilitando a ampliação do conhecimento dos coordenadores, mudando o foco do gerenciamento e a aceitação pela equipe técnica. Da mesma maneira, para que se alcance o êxito esperado, deve ser dada ênfase à estruturação do estudo (Thurston & Ramaliu, 2005).

O alvo desse estudo de avaliabilidade será o Sistema de Informação sobre Mortalidade (SIM), desenvolvido em 1975 pelo Ministério da Saúde (MS). O instrumento que alimenta esse sistema é a Declaração de Óbito (DO), padronizada e distribuída pelo MS para todo o Brasil, sendo sua emissão de responsabilidade ética e jurídica do médico, essencial para registro dos óbitos nos cartórios de registro civil. Desde sua criação, foram publicadas diversas portarias e manuais que regulamentam a coleta, o fluxo e a periodicidade do envio das informações (Thurston & Ramaliu, 2005).

As informações produzidas pelo SIM são utilizadas na construção do perfil epidemiológico e na avaliação de intervenções que visam à redução da mortalidade. Contudo, a deficiência da cobertura do SIM e da qualidade dos dados produzidos constitui-se em entrave para uma análise mais acurada (Mello-Jorge et al., 2007). A confiabilidade dos sistemas de informação no âmbito municipal é fundamental para o planejamento e a programação de ações efetivas (Frias et al., 2005).

Para produção de informação de boa qualidade, algumas etapas comuns aos diversos sistemas são essenciais: a coleta e ordenamento dos dados; o controle da quantidade e do conteúdo; a transmissão; o processamento que engloba recebimento, codificação, solicitação de informação complementar, transcrição, classificação e tabulação, com o monitoramento das inconsistências, construção e apresentação de cálculos básicos. Essas etapas são finalizadas com a análise preliminar dos dados, a comparação com parâmetros e a identificação de possíveis intervenções (Moraes, 1994).

Nesses anos de funcionamento do SIM, o MS, assim como as secretarias estaduais e municipais, tem investido no aprimoramento da cobertura, na análise e na qualidade de suas informações. Considerando a complexidade e a integralidade do sistema, é necessário repensar seus componentes (distribuição, preenchimento da DO, coleta, fluxo, processamento, produção de informação e comunicação) para implementá-lo.

Desse modo, é importante o desenvolvimento de um estudo de avaliabilidade a fim de possibilitar a criação de estratégias de avaliação que possam ser aplicadas nos diversos níveis de gestão, contribuindo de maneira sistemática para sua melhoria.

ESTRATÉGIA METODOLÓGICA

A estratégia utilizada para o estudo de avaliabilidade do SIM foi desenvolvida a partir de quatro etapas:

1 – Definição do problema: **questões para avaliação**

Esta primeira etapa foi realizada por consulta telefônica aos gestores municipais do SIM mediante a aplicação de um questionário com perguntas referentes à função desempenhada e ao tempo de trabalho com o SIM e perguntas específicas sobre o sistema, o objetivo, os instrumentos e os fluxos e sobre a percepção da necessidade de o sistema ser avaliado e os motivos que a justificariam. O critério de seleção foi por amostragem aleatória em múltiplos estágios, garantindo que cada regional do estado tivesse ao menos um município participante. Foram sorteados três gestores de cada regional de saúde, totalizando 33 municípios. Após as entrevistas, procedeu-se à escolha das perguntas avaliativas segundo técnica de consenso com os especialistas.

2 – Compreendendo a intervenção: **a construção do modelo lógico do SIM no âmbito municipal**

Para a construção do modelo foram analisados os documentos oficiais referentes ao SIM, com destaque especial para a série Divulgação do Centro Colaborador da Organização Mundial da Saúde (OMS) para a Família de Classificações e o livro "Declaração de Óbito: documento necessário e importante", do MS, Conselho Federal de Medicina (CFM) e Centro Brasileiro de Codificação de Doenças. Consultaram-se também diversas Leis e Portarias: Lei 6.216/1975; Lei 8.080/1990 (Lei Orgânica da Saúde); Portaria 1.882/1997; Portaria 3.947/GM de 1998; Portaria 1.929/GM de 2003 e Portaria 20/2003 e o Código Sanitário de Pernambuco. Também se inseriu o Código de Ética Médica, artigos 112, 114, 115, além das resoluções do CFM 1.641/2002 e 1.779/2005.

A partir da análise documental, construiu-se o modelo lógico do sistema no âmbito municipal, porque toda operacionalização do SIM está descentralizada (Laurenti et al., 2006). Este modelo lógico foi submetido a um grupo de 12 especialistas dos estados de Pernambuco e Alagoas, com inserções nos níveis estadual, regional e municipal, cuja eleição se fez pelo desempenho para a consolidação de um SIM de qualidade.

A técnica de consenso utilizada foi uma adaptação do comitê tradicional, caracterizado pela discussão aberta entre especialistas. A possibilidade de troca de ideias e confronto de opiniões divergentes é sua principal vantagem, tendo como desvantagem permitir o chamado argumento de autoridade e a possível prevalência da opinião de um participante mais eloquente, além do fato de, em alguns casos, o consenso tornar-se difícil em virtude das diferenças entre os especialistas (Souza et al., 2005).

No primeiro encontro, com duração de 4 horas, os participantes foram divididos em três grupos de discussão, referentes aos três níveis de governo. O modelo lógico do programa e as perguntas norteadoras da discussão foram enviados previamente aos especialistas por meio eletrônico. As perguntas referiam-se a suficiência e à essencialidade dos componentes, com abertura para sugestão de outros componentes ou modificação dos apresentados inicialmente. Também foi questionado se as atividades expressavam adequadamente o componente.

Com base nas respostas e sugestões do comitê de especialistas, o pesquisador refez o modelo lógico e o reenviou via correio eletrônico para novo julgamento, considerando as possibilidades: aprovação na íntegra, aprovação com modificação ou rejeição. Obteve-se o retorno de todos os especialistas, o que possibiliou a finalização do modelo lógico, baseado nos componentes mais adequados (Quadro 3.7.1).

Essa construção embasou-se na ideia de que o modelo consiste na delimitação da teoria do programa (no caso o SIM) com os componentes e a operacionalização, seguindo etapas necessárias para a transformação dos objetivos em meta (Medina et al., 2005).

3 – Como Avaliar o SIM

A estratégia selecionada para avaliação foi o estudo de caso. A partir da compreensão do programa, foi desenvolvida a matriz de indicadores como passo fundamental para a construção do roteiro da entrevista e para análise. O ciclo de avaliabilidade (Figura 3.7.1) contempla os objetivos do programa e a identificação das perguntas avaliativas, processos que fazem parte desse primeiro aspecto. Essa matriz foi apresentada aos especialistas para avaliação da relevância dos indicadores de cada abordagem, para cada componente, atribuindo os seguintes conceitos: R – pouca relevância; RR – relevância regular; RRR – muito relevante (Quadro 3.7.2). Os indicadores selecionados como muito relevantes (RRR) foram apontados por mais de 70% dos especialistas.

Em sequência, a matriz de julgamento apresenta a pontuação atribuída aos componentes e seus respectivos indicadores (Quadro 3.7.3).

UTILIDADE DO ESTUDO

Durante o estudo, foram seguidos alguns passos com o objetivo de facilitar o uso da avaliação pelos tomadores de decisão (gestores). Para tanto, foram utilizados como referência os eixos da meta-avaliação: utilidade (as informações atendem à demanda?), factibilidade (é viável do ponto de vista custo-benefício e apresenta um cenário político favorável?), propriedade (a condução respeita os preceitos éticos?), acurácia (as informações são precisas e válidas?) e especificidade (o desenvolvimento acontece de acordo com modelo de avaliação pensado inicialmente?). Os eixos da meta-avaliação são ferramentas importantes para avaliação da qualidade da avaliação, particularmente em locais sem tradição no campo da avaliação (Hartz & Contandriopoulos, 2008).

Ressalte-se que a pesquisadora principal integra a gerência do SIM estadual e atua como técnica no nível municipal, o que favoreceu a análise e a interpretação nas diversas fases do processo.

Quadro 3.7.1 Modelo lógico do Sistema de Informação sobre Mortalidade em âmbito estadual

Componentes	Objetivo	Insumos	Atividades	Produtos	Resultados	Resultados finais
Gestão do Sistema de Informação de Mortalidade (SIM)	Garantir o funcionamento do SIM, de forma planejada, segundo a normatização, priorizando o desenvolvimento dos profissionais envolvidos e o monitoramento e a avaliação do sistema	Equipamentos de informática	Aquisição de equipamento adequado para executar o programa do SIM	Equipamentos adequados comprados	Programa do SIM executado de forma completa e com agilidade	Sistema de Informação sobre Mortalidade oportuno, confiável e universal
		Normatização adaptada à realidade local	Disponibilização de manual de normatização para as fontes notificadoras e demais interessados	Manual de normatização distribuído	Operacionalização do SIM segundo as normas técnicas	
		Profissionais e usuários que conheçam o SIM para gestão e planejamento	Planejamento das ações do SIM conforme as normas com a participação dos técnicos do SIM, das fontes notificadoras e usuários	Planejamento do SIM construído	Gestão desenvolvida da maneira planejada	
		Indicadores de monitoramento e avaliação	Construção da matriz de monitoramento e avaliação	Matriz de monitoramento e avaliação construída	Monitoramento e avaliação estruturada do SIM	
		Profissionais capacitados em análises operacionais	Análises operacionais dos dados (completitude e cobertura)	Dados analisados	Indicadores operacionais disponíveis	
		Financiamento para cursos e sensibilizações	Programação de capacitações e sensibilizações	Cronograma de capacitações e sensibilizações construídas	Capacitações e sensibilizações programadas	
		Financiamento para divulgação das informações sobre mortalidade	Programação de divulgação de informações sobre mortalidade	Programação de divulgação das informações finalizadas	Informações de mortalidade com cronograma de divulgação	

Suprimento das declarações de óbito (DO)	Disponibilizar e suprir oportunamente as fontes notificadoras de formulários de DO	Formulário de declarações de óbito. Profissional para distribuição de DO	Estimação da necessidade de DO por fonte notificadora	Estimativa das DO de acordo com a necessidade	Disponibilidade de DO nas fontes notificadoras	
		Sistema de cadastramento das DO recebidas do nível hierárquico superior	Cadastramento das DO recebidas do nível hierárquico superior	DO recebidas cadastradas	Eficaz controle da distribuição das DO	
		Sistema de controle de distribuição de DO para as fontes notificadoras	Distribuição controlada para Distritos Sanitários; unidades; SVO e IML; médicos assistentes	DO distribuídas e controlada para as fontes notificadoras		
			Articulação com as fontes notificadoras para o controle interno das DO	DO com controle interno na fonte notificadora		
Preenchimento da DO	Possibilitar o correto preenchimento da DO	Normas de preenchimento Infraestrutura para curso/sensibilização	Capacitação/ sensibilização sobre preenchimento da DO para médicos	Capacitações/ sensibilizações com médicos realizadas	Melhor qualidade de preenchimento da DO	
		Médicos capacitados/ sensibilizados no preenchimento da DO	Participação em reuniões de articulação com o CRM	Participação no processo de articulação com CRM	Melhor qualidade da informação das DO	
		Conselho Regional de Medicina (CRM) atuante como parceiro	Acompanhamento da qualidade do preenchimento da DO por Unidades de Saúde (US)	Acompanhamento das US	Preenchimento da DO monitorado pelas US	

(Continua)

Quadro 3.7.1 Modelo lógico do Sistema de Informação sobre Mortalidade em âmbito estadual (*continuação*)

Componentes	Objetivo	Insumos	Atividades	Produtos	Resultados	Resultados finais
Coleta da DO	Coletar todas as DO emitidas	Normas sobre o fluxo do Sistema. Relação das fontes notificadoras	Reuniões sistemáticas com os hospitais e responsáveis pela coleta	Reuniões realizadas	Cumprimento do fluxo de coleta da DO	
		Profissionais para coleta	Coleta das DO preenchidas nas US, ESF, Distritos Sanitários, cartórios, IML e SVO	Todas as DO coletadas nas diversas fontes	Aumento da cobertura do SIM	
		Transporte	Busca ativa de DO em fontes alternativas (cemitérios, livro de registro do cartório)	Fontes alternativas visitadas		
		Sistema de controle das DO coletadas nas fontes notificadoras	Conferência das DO coletadas com as distribuídas	Todas as DO distribuídas coletadas (sem e com rasuras)		
			Ações direcionadas aos médicos e US com provável uso indevido de DO	Fontes com provável uso indevido de DO contatadas		
Processamento da DO	Processar oportunamente as DO coletadas, enviando transferência ao nível hierárquico superior	Programa do SIM e SCB (Seletor de Causa Básica). Computador exclusivo	Digitação imediata das DO coletadas	Agilidade na digitação das DO	Disponibilização ágil dos dados de mortalidade	
		Livros CID-10 e profissionais capacitados para codificação de causa básica de óbito	Codificação da causa básica das DO e de outras variáveis que assim necessitem	Causas básicas e outras variáveis codificadas	Dados codificados e processados com qualidade	
		Cadastro de bairro e de logradouro	Cadastramento dos bairros e logradouros no sistema	Bairros e logradouros cadastrados no sistema	Dados codificados e processados com qualidade	

		Digitador capacitado na operacionalização do sistema	Envio da transferência para o nível estadual	Transferências enviadas	Fluxo do sistema com regularidade e oportunidade	
		Recebimento da retroalimentação	Recebimento da retroalimentação	Retroalimentação recebida	DO de ocorrência em outro município agregada ao banco	
Resgate de informações e vigilância de problemas e grupos etários prioritários	Realizar o resgate de informações e a vigilância epidemiológica do óbito por causas mal definidas, do óbito em menor de 1 ano (OI), mulher em idade fértil (MIF), Doença de Notificação Compulsória (DNC) e de outros eventos considerados prioritários	Profissionais nos núcleos de epidemiologia (NEPI) para resgate	Resgate das variáveis incompletas pelos NEPI	NEPI resgatando as variáveis incompletas	Informações mais fidedignas a partir do nível hospitalar	
		Profissionais capacitados para o resgate de informações. Recurso para despesas de campo. Transporte	Resgate pelo município das variáveis incompletas no Hospital (sem NEPI), na ESF, nos cartórios, SVO e IML	Município resgatando as variáveis nas fontes necessárias	Maior completitude do sistema	
		Profissionais capacitados em cruzamento de banco de dados	Cruzamento do banco do SIM com outros bancos (AIH, APAC, SINASC etc.)	Informações complementadas no SIM		
		Digitador capacitado	Redigitação de dados resgatados e correção de DO digitadas em outro município			
		Profissionais capacitados no município para investigação de óbitos	Separação das DO de causas mal definidas, de óbito infantil, MIF, DNC ou de outros eventos prioritários	DO separadas para investigação	Identificação dos óbitos para investigação por problemas e grupos etários prioritários	

291

(Continua)

Quadro 3.7.1 Modelo lógico do Sistema de Informação sobre Mortalidade em âmbito estadual (*continuação*)

Componentes	Objetivo	Insumos	Atividades	Produtos	Resultados	Resultados finais
		Protocolos para investigação de óbito Fichas de investigação específicas	Investigação dos óbitos por causas mal definidas, óbito infantil, MIF, DNC e outros considerados prioritários Discussão dos profissionais das unidades de saúde que prestaram assistência	Óbitos por causas mal definidas, óbito infantil, MIF, DNC e eventos prioritários investigados; óbitos discutidos com a assistência	Aprimoramento da definição de causa de morte; conhecimento dos determinantes dos OI e dos óbitos de MIF. Construção de estudo sobre a letalidade das DNC e de óbitos por eventos prioritários. Articulação com a assistência para a prevenção de futuros óbitos	
		Comitês específicos e/ou grupo técnico	Discussão de alguns óbitos com o comitê específico e/ou grupo técnico	Óbitos discutidos no comitê e/ou grupo técnico	Fortalecimento dos comitês específicos e/ou grupo técnico	
		Equipe técnica capacitada no comitê e no SIM	Conclusão da investigação com definição de causa	Causas dos óbitos investigados definidas	Redução dos óbitos por causas mal definidas	
		Digitadores para atualização dos dados	Correção dos dados no SIM pós-investigação	Dados corrigidos no SIM	Melhoria das informações	

Análise e divulgação das informações	Produzir e divulgar informações sobre mortalidade para profissionais, gestores, instituições de saúde e população	Profissionais capacitados para análise e divulgação; Tabwin e pacotes estatísticos	Construção de análises epidemiológicas sobre mortalidade de maneira sistemática	Análises epidemiológicas produzidas	Disponibilidade de informações sobre mortalidade	
		Recursos financeiros para produção de boletins e materiais de divulgação	Produção de material para disponibilização e divulgação	Material produzido	Contribuição para controle social com a divulgação de informações	
		Página na internet disponível para divulgação das informações sobre mortalidade	Produção de informação para ser veiculada via internet	Informações disponibilizadas na Internet	Maior alcance das informações sobre mortalidade	
		Profissional capacitado para produção de informação	Retroalimentação para as fontes notificadoras, fornecimento oportuno de informações para o controle social e para tomadas de decisão dos gestores	Fontes de notificação e o controle social retroalimentadas. Gestores informados	Gestão da saúde baseada nas informações. US, Conselho de Saúde e ONG informados sobre mortalidade	

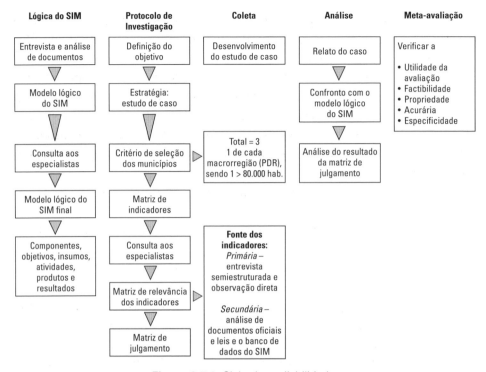

Figura 3.7.1 Ciclo de avaliabilidade.

Este estudo foi aprovado pelo Comitê de Ética de Pesquisa em Seres Humanos do Instituto de Medicina Integral Prof. Fernando Figueira (IMIP), sob o nº 1.105/2007.

RESULTADO

As entrevistas com os gestores municipais revelaram compreensão quanto aos objetivos do SIM, mas houve dificuldade no entendimento do que seriam perguntas avaliativas e algumas das formuladas apresentaram caráter epidemiológico. Dentre as questões, duas foram selecionadas após discussão com o comitê de especialistas: (1) qual a adesão às normas do SIM no município?; e (2) quais os pontos mais vulneráveis desse sistema no nível municipal?

Durante a construção do modelo lógico, observou-se a efetiva descentralização do SIM para o âmbito municipal, mas naquele momento a cobertura era insuficiente. O processo de trabalho inadequado de coleta, a presença de cemitérios clandestinos e óbitos domiciliares sem assistência médica dificultavam a captação das DO, apesar do arcabouço legal, que atribui ao médico a responsabilidade por sua emissão e veta o sepultamento sem esse documento.

Com base na documentação e na análise do comitê de especialistas, definiram-se os componentes do modelo lógico do SIM (Quadro 3.7.1): gestão (acrescentado pelos especialistas); suprimento das DO (ajustada a denominação); coleta; processamento, resgate de informações e vigilância de grupos prioritários (resultado da fusão de dois componentes da versão preliminar).

Para o estudo de caso foi sugerida a seleção de três municípios, um para cada macrorregião do Plano Diretor de Regionalização (Recife, Caruaru e Petrolina), dos quais pelo menos um deveria ter mais de 80 mil habitantes.

A matriz de indicadores discutida no comitê de especialistas elencou 109 indicadores, dos quais foram consensuados 97 e 12 foram descartados da matriz de julgamento. Observou-se a dificuldade dos especialistas em eliminar indicadores e a matriz manteve uma sensibilidade alta, mesmo com a escolha dos indicadores com mais de 70% das respostas muito relevantes (RRR). Os indicadores finais foram distribuídos pelos vários componentes de acordo com sua natureza. Com base na matriz de relevância, permaneceram 12 indicadores no componente gestão, nove em suprimento, cinco no preenchimento, oito na coleta, 15 no processamento, 34 no resgate de informações, vigilância de problemas de saúde e grupos prioritários e 14 na análise e disseminação das informações. A matriz de julgamento apresenta a pontuação máxima atribuída aos componentes e seus respectivos indicadores (Quadro 3.7.3).

No desenvolvimento da proposta do trabalho, deu-se particular atenção a aspectos como clareza e confiabilidade das informações, viabilidade política e financeira, condução ética do estudo e fidelidade ao modelo, visando facilitar o uso dos resultados.

CONSIDERAÇÕES FINAIS

O ciclo da avaliabilidade visa a uma avaliação formativa, tendo como estratégia o estudo de caso. Desse modo, foram apresentados a construção da lógica do programa, a formatação de um protocolo de investigação e a coleta e análise das informações, com ênfase na matriz de julgamento e na meta-avaliação.

Quadro 3.7.2 Matriz de relevância dos indicadores

Componente	Abordagem	Indicador	Padrão/Fonte	Técnica de obtenção	R	RR	RRR
Gestão do Sistema de Informação sobre Mortalidade	Estrutura	Existência de microcomputador exclusivo para o SIM	Sim/primária	ESE	8,3	25	66,7
		Computador do SIM com configuração mínima recomendada pelo DATASUS			0	8,3	91,7
		Existência de normatização do SIM adaptada à realidade municipal			0	50	50
		Existência de técnicos com conhecimento acerca do sistema disponível para a construção do planejamento do SIM			0	0	100
		Existência de indicadores de monitoramento e avaliação do SIM	Sim/secundária	AD	0	8,3	91,7
		Existência de financiamento para as capacitações e sensibilizações			0	50	50
		Existência de financiamento para a divulgação das informações sobre mortalidade			8,3	41,7	50
	Processo	Disponibilidade de manual com a normatização do SIM para as diversas fontes notificadoras e outras instâncias interessadas	Sim/primária	ESE	0	8,3	91,7
		Plano de ação do SIM construído com a participação dos técnicos dos sistemas, representantes das fontes notificadoras e usuários	Sim/secundário	AD	0	25	75
		Plano de ação do SIM construído segundo a normatização do SIM			0	16	83,3
		Desenvolvimento sistemático de análises operacionais de completitude e cobertura			0	0	100
		Periodicidade das análises operacionais	Trimestral secundário	AD	0	8,3	91,7
		Construção de cronograma de capacitações/sensibilizações	Sim/secundário	AD	0	41,7	58,3
	Resultado	SIM funcionando segundo a normatização	Sim/primária	ESE	0	0	100
		Gestão do sistema de maneira planejada	Sim/secundário	AD	0	0	100
		Realização do monitoramento do SIM			0	0	100
		Realização de avaliação anual do SIM			0	0	100
		As capacitações/sensibilizações organizadas em cronograma			0	50	50

Relevância definida por especialista (%)

(*Continua*)

Quadro 3.7.2 Matriz de relevância dos indicadores (*continuação*)

Componente	Abordagem	Indicador	Padrão/Fonte	Técnica de obtenção	Relevância definida por especialista (%)		
					R	RR	RRR
Suprimento das Declarações de Óbito (DO)	Estrutura	Nº de formulários de DO disponibilizados mensalmente para os municípios	100% estimados + 10% de perda/ secundário	AD	0	8,3	91,7
		Existência de responsável pela distribuição de DO no município	Sim/primária	ESE	8,3	0	91,7
		Sistema de controle da distribuição de DO funcionando	Sim/primária	OD	0	8,3	91,7
	Processo	DO recebidas do nível hierarquicamente superior cadastradas para controle			0	0	100
		Existência de estimativa de distribuição para cada fonte notificadora	Sim/secundário	AD	0	8,3	91,7
		DO distribuídas para as fontes com a numeração no sistema de controle	Sim/primária	OD	0	0	100
		Relação entre DO emitidas e DO distribuídas	> 80%	AD	0	16,7	83,3
	Resultado	Fontes notificadoras com DO disponível para uso	Sim/primária	OD	0	0	100
		Existência de controle interno de distribuição de DO na fonte notificadora			0	0	100
Preenchimento da Declaração de Óbito	Estrutura	Existência de normas de preenchimento da DO nos diversos níveis operacionais do sistema	Sim/secundário	AD	0	8,3%	91,7
		Existência de infraestrutura para curso de capacitação/sensibilização sobre o preenchimento da DO	Sim/primária	OD	16,7	83,3	0
		Médicos capacitados/sensibilizados para o preenchimento da DO	Sim/primária	Questionário	0	8,3	91,7
	Processo	Clientela do curso de capacitação/ sensibilização	Médicos ESF, hospitais, SVO e IML/ secundária	AD	0	0	100
		Proporção de cursos de sensibilização e capacitação realizados/cursos programados	> 90%/ secundária	AB	0	25%	75
	Resultado	Percentual de preenchimento das variáveis essenciais da DO	> 90% preenchidas/ secundária	SIM	0	0	100

(*Continua*)

Quadro 3.7.2 Matriz de relevância dos indicadores (*continuação*)

Componente	Abordagem	Indicador	Padrão/Fonte	Técnica de obtenção	Relevância definida por especialista (%) R	RR	RRR
Coletas da DO	Estrutura	Utilização da normatização do fluxo do SIM	Sim/primária	OD	0	0	100
		Existência de funcionários para coleta			0	0	100
		Existência de cursos/sensibilizações para profissionais responsáveis pela coleta	Sim/secundária	AD	8,3	41,7	50
		Existência de transporte disponível para a coleta de DO	Sim/primária	OD	0	16,7	83,3
		Verificação da fonte da DO coletada se distribuída para a fonte que a utilizou			0	0	100
	Processo	Percentual de unidades visitadas para coleta em um período determinado	100%/secundária	AD	0	8,3	91,7
	Resultado	Fontes notificadoras com uso indevido de DO contatadas	Sim/primária	ESE	0	0	100
		Relação entre DO coletadas (sem ou com rasuras) e DO distribuídas	100%/secundária	AD	0	8,3	91,7
		Cobertura do sistema (% de óbitos coletados/total de óbitos estimados)	>90%/secundária	Sim e IBGE	0	0	100
Processamento DO	Estrutura	Programa do SIM funcionando	Sim/primária	OD	0	0	100
		Utilização do seletor de causa básica (SCB) informatizado	Sim/primária	ESE	0	33,3	66,7
		Existência de codificador de causa básica capacitado	Sim/primária	OD	0	0	100
		Utilização dos livros da CID-10 para codificação da causa básica	Sim/primária	ESE	0	0	100
		Utilização do cadastro de bairro do município (para quem se aplica)	Sim/primária	OD	0	0	100
		Utilização do cadastro de logradouro (para quem se aplica)			0	16,7	83,3
	Processo	DO digitada em um prazo máximo de 30 dias após a ocorrência do óbito	Sim/primária	ESE	0	0	100
		DO com variáveis incompletas, selecionadas para o resgate de informações			0	0	100
		Prazo, após a ocorrência do óbito, para o início do resgate das variáveis incompletas	30 dias/primária	ESE	0	8,3	91,7

(*Continua*)

Quadro 3.7.2 Matriz de relevância dos indicadores (*continuação*)

Componente	Abordagem	Indicador	Padrão/Fonte	Técnica de obtenção	Relevância definida por especialista (%)		
					R	RR	RRR
Processamento DO	Processo	DO corrigida no SIM após resgate de variáveis incompletas e investigação dos óbitos	Sim/primária	ESE	0	0	100
		Solicitação de alteração ao município de ocorrência, após a investigação, para óbitos ocorridos em outro município			0	0	100
		Crítica da digitação realizada			0	8,3	91,7
		Arquivos de transferência enviados, semanalmente, para o nível hierárquico superior	Sim/primária	OD	0	8,3	91,7
		Retroalimentação das informações para o município de residência			0	0	100
	Resultado	Periodicidade da transferência das informações do SIM	Semanal/ secundária	AD	0	0	100
		Prazo, após óbito, para emissão de relatórios sujeitos à revisão	120 dias/ secundária		0	8,3	91,7
Resgate de informações	Estrutura	Existência de profissionais capacitados para resgate de informação em fontes notificadoras	Sim/primária	ESE	0	0	100
		Existência de profissionais capacitados para a vigilância do óbito < 1 ano			0	0	100
		Existência de profissionais capacitados para vigilância do óbito de MIF			0	8,3	91,7
		Existência de profissionais capacitados para vigilância de óbito por doença de notificação compulsória			0	8,3	91,7
		Existência de profissionais capacitados para vigilância do óbito por causas mal definidas			0	0	100
		Existência de comitê municipal de morte materna	Sim se > 80.000 hab/ secundária	AD	0	16,7	83,3
		Existência de grupo técnico municipal para discussão das mortes maternas	Sim, se < 80.000 hab/ secundária		0	8,3	91,7
		Existência de comitê municipal de óbito infantil	Sim, se > 50.000 hab/ secundária		0	25	75
		Existência de grupo técnico municipal para discussão dos óbitos infantis	Sim, se < 50.000 hab/ secundária		0	8,3	91,7

(*Continua*)

Quadro 3.7.2 Matriz de relevância dos indicadores (*continuação*)

Componente	Abordagem	Indicador	Padrão/Fonte	Técnica de obtenção	Relevância definida por especialista (%)		
					R	RR	RRR
Resgate de informações	Estrutura	Disponibilidade de transporte para resgate das informações e para as investigações	Sim/primária	ESE	0	25	75
		Disponibilidade de recursos para resgate e investigação de óbito	Sim/secundária	AD	0	33,3	66,7
		Utilização de protocolos de investigação			0	0	100
		Disponibilidade de formulários de investigação (óbito < 1 ano, MIF, DNC, mal definida)			0	0	100
	Processo	Resgate de variáveis incompletas	Sim/primária	ESE	0	8,3	91,7
		Resgate de variáveis incompletas pelos NEPI dos estabelecimentos de saúde			0	8,3	91,7
		Resgate de variáveis incompletas em cartórios			0	8,3	91,7
		Resgate, em unidades de saúde da família, de variáveis incompletas			0	0	100
		Consulta a outros sistemas de informações para resgate das informações incompletas			0	0	100
		Retroalimentação das informações para iniciar investigação de óbitos ocorridos em outros municípios			0	16,7	83,3
		Seleção do óbito de menor de 1 ano para investigação	Sim/primária	OD	0	0	100
		Seleção de óbito de mulher em idade fértil para investigação			0	0	100
		Seleção de óbito por doenças de notificação compulsória para investigação			0	8,3	91,7
		Seleção de óbito por causa básica mal definida para investigação			0	8,3	91,7
		Seleção de óbito por problemas de interesse municipal/estadual para investigação			0	16,7	83,3
		Prazo máximo para início da investigação, após a ocorrência do óbito	30 dias/primário	ESE	0	0	100
		Correções, digitadas no SIM, após o encerramento da investigação	Sim/primária	ESE	0	0	100

(*Continua*)

Estudo de Avaliabilidade do Sistema de Informação sobre Mortalidade em Âmbito Estadual

Quadro 3.7.2 Matriz de relevância dos indicadores (*continuação*)

Componente	Abordagem	Indicador	Padrão/Fonte	Técnica de obtenção	Relevância definida por especialista (%)		
					R	RR	RRR
Resgate de informações	Resultado	Percentual de completitude das variáveis essenciais	> 90%/ secundária	SIM	0	8,3	91,7
		Causa básica sendo elucidada após investigação do óbito	Sim/secundária		0	0	100
		Relatório de conclusão das investigações utilizado para medidas preventivas	Sim/primária	ESE	0	0	100
		Percentual de óbitos por causas mal definidas	< 10%	SIM	0	0	100
		Percentual mínimo de óbitos de mulheres em idade fértil investigados	75%	SIM/Comitê	0	0	100
		Percentual mínimo de óbitos infantis investigados	50%		0	0	100
Análise e divulgação das informações	Estrutura	Dispor de profissionais para analisar situação de saúde com dados de mortalidade	Sim/primária	ESE	0	0	100
		Existência de apoio para divulgação das informações construídas a partir do SIM	Sim/primária		0	16,7	83,3
		Dispor de recurso financeiro para material de divulgação das informações do SIM	Sim/secundária	AD	0	50	50
		Tabwin ou outro tabulador compatível com o SIM funcionando	Sim/primária	OD	0	8,3	91,7
		Calendário de produção de material para análise e divulgação	Sim/secundária	AD	0	33,3	66,7
	Processo	Construção de análises epidemiológicas sistemáticas com base nos dados do SIM	Sim/secundária		0	0	100
		Periodicidade de análise dos dados	Trimestral/ secundária		0	0	100
		Divulgação de dados de mortalidade ainda não encerrados como sujeitos à revisão	Sim/secundária		0	16,7	83,3
		Tipos de materiais produzidos para a divulgação das informações	Impressos, material para mídias artigos/ secundária		0	16,7	83,3
		Fontes notificadoras do óbito retroalimentadas regularmente	Sim/primária	ESE	0	0	100

(*Continua*)

Quadro 3.7.2 Matriz de relevância dos indicadores (*continuação*)

Componente	Abordagem	Indicador	Padrão/Fonte	Técnica de obtenção	Relevância definida por especialista (%) R	RR	RRR
Análise e divulgação das informações	Resultado	Informações disponibilizadas na Internet	Sim/secundária	Internet	8,3	8,3	83,3
		Gestor municipal com acesso às informações sobre mortalidade	Sim/primária	ESE	0	0	100
		Uso das informações por unidade de saúde para melhor gerenciamento de atividades			0	0	100
		Uso das informações, pelo gestor municipal, para tomada de decisão			0	0	100
		Conselhos de saúde e ONG com acesso às informações do SIM			0	0	100
		Acesso as informações sobre mortalidade por parte da população			0	0	100

Notas: ESE – entrevista semiestruturada; OD: observação direta; AD: análise documental: SIM: sistema de informação sobre mortalidade; Sim: padrão positivo; NEPI: núcleos de epidemiologia.

A necessidade de avaliação do SIM esteve presente nas entrevistas aos gestores municipais, mas houve dificuldade na formulação de perguntas avaliativas, sugerindo que a institucionalização da avaliação, em vários campos da vigilância em saúde, ainda é uma iniciativa tímida, apesar da preocupação de alguns setores da esfera federal, nos últimos anos, com o fomento de práticas avaliativas, visando dar suporte à tomada de decisão (Brasil, 2005).

A partir da consulta aos documentos, percebeu-se a necessidade de instrumentos de caráter normativo que abrangessem o SIM em sua totalidade e complexidade, levando em consideração o imbricamento de seus componentes e atividades. O arcabouço legal, quando se refere a cada componente separadamente, quebra a integralidade das ações.

A contribuição dos especialistas foi fundamental para a construção da teoria do programa, sobretudo pela multiplicidade de atividades do sistema e para a definição de indicadores e padrões para avaliação. A explicitação do modelo lógico detalhado veio atender a necessidade de uma teoria condutora que possibilita lidar com os conflitos e opiniões divergentes sobre o sistema (Chen, 1990), além de democratizar a compreensão do sistema para os gestores e usuários locais, em uma perspectiva processual, de

Quadro 3.7.3 Matriz de julgamento

Componente	Abordagem/Peso	Indicador	Peso
Gestão do Sistema de Informação sobre Mortalidade 100 pontos	Estrutura/30	Computador do SIM com configuração mínima recomendada pelo DATASUS	10,0
		Existência de técnicos com conhecimento do sistema para o planejamento do SIM	10,0
		Existência de indicadores de monitoramento e avaliação do SIM	10,0
	Processo/40	Disponibilidade de normas do SIM para fontes notificadoras e outras instâncias interessadas	8,0
		Plano de ação (SIM) participativo (técnicos, representantes de fontes notificadoras e usuários)	8,0
		Plano de ação do SIM construído segundo a normatização do SIM	8,0
		Desenvolvimento sistemático de análises operacionais de completitude e cobertura	8,0
		Periodicidade das análises operacionais	8,0
	Resultado/30	SIM funcionando segundo a normatização	7,5
		Gestão do sistema de maneira planejada	7,5
		Realização do monitoramento do SIM	7,5
		Realização de avaliação anual do SIM	7,5
		Subtotal	**100,0**
Suprimento das Declarações de Óbito (DO) 100 pontos	Estrutura/30	Nº de formulários de DO disponibilizados mensalmente para os municípios	10,0
		Existência de responsável pela distribuição de DO no município	10,0
		Sistema de controle da distribuição de DO funcionando	10,0
	Processo/40	DO recebidas do nível hierarquicamente superior cadastradas para controle	10,0
		Existência de estimativa de distribuição para cada fonte notificadora	10,0
		DO distribuídas para as fontes com a numeração no sistema de controle	10,0
		Relação entre DO emitidas e DO distribuídas	10,0
	Resultado/30	Fontes notificadoras com DO disponíveis para uso	15,0
		Existência de controle interno de distribuição de DO na fonte notificadora	15,0
		Subtotal	**100,0**
Preenchimento das DO 100 pontos	Estrutura/30	Existência de normas de preenchimento da DO nos níveis operacionais do sistema	15
		Médicos capacitados/sensibilizados para o preenchimento da DO	15
	Processo/40	Clientela do curso de capacitação/sensibilização	20
		Proporção de cursos de sensibilização e capacitação realizados	20
	Resultado	Percentual de preenchimento das variáveis essenciais da DO	30
		Subtotal	**100,0**

(*Continua*)

Quadro 3.7.3 Matriz de julgamento (*continuação*)

Componente	Abordagem/Peso	Indicador	Peso
Coleta das DO 100 pontos	Estrutura/30	Utilização da normatização do fluxo do SIM	7,5
		Existência de funcionários para coleta	7,5
		Existência de transporte disponível para a coleta de DO	7,5
		Verificação se DO coletada foi distribuída para a fonte que a utilizou	7,5
	Processo/40	Percentual de unidades visitadas para coleta em um período determinado	40
	Resultado/30	Fontes notificadoras com uso indevido de DO contatadas	10
		Relação entre DO coletada (sem ou com rasuras) e DO distribuída	10
		Cobertura do sistema (% de óbitos coletados sob o total de óbitos estimados)	10
		Subtotal	**100,0**
Processamento das DO 100 pontos	Estrutura/30	Programa do SIM funcionando	6,0
		Existência de codificador de causa básica capacitado	6,0
		Utilização dos livros da CID-10 para codificação da causa básica	6,0
		Utilização do cadastro de bairro do município (para quem se aplica)	6,0
		Utilização do cadastro de logradouro (onde se aplica)	6,0
	Processo/40	DO digitada em um prazo máximo de 30 dias após a ocorrência do óbito	5,0
		DO com variáveis incompletas selecionadas para o resgate de informações	5,0
		Prazo para o início do resgate das variáveis incompletas após ocorrência do óbito	5,0
		Correção no SIM após resgate de variáveis incompletas e investigação dos óbitos	5,0
		Alteração no município de ocorrência, pós-investigação, dos óbitos ocorridos em outro município	5,0
		Crítica da digitação realizada	5,0
		Arquivos de transferência enviados, semanalmente, ao nível hierárquico superior	5,0
		Retroalimentação das informações para o município de residência	5,0
	Resultado/30	Periodicidade da transferência das informações do SIM	15
		Prazo da emissão de relatórios sujeitos à revisão pós-ocorrência do óbito	15
		Subtotal	**100,0**

(*Continua*)

Estudo de Avaliabilidade do Sistema de Informação sobre Mortalidade em Âmbito Estadual

Quadro 3.7.3 Matriz de julgamento (*continuação*)

Componente	Abordagem/ Peso	Indicador	Peso
Resgate de informações e vigilância de problemas de saúde e grupos prioritários **100 pontos**	Estrutura/30	Existência de profissionais capacitados para resgate de informações nas fontes notificadoras	2,5
		Existência de profissionais capacitados para a vigilância do óbito < 1 ano	2,5
		Existência de profissionais capacitados para a vigilância do óbito de MIF	2,5
		Existência de profissionais capacitados para vigilância de óbito de doença de notificação compulsória	2,5
		Existência de profissionais capacitados para a vigilância do óbito por causas mal definidas	2,5
		Disponibilidade de transporte para realizar o resgate das informações e para as investigações	2,5
		Utilização de protocolos de investigação	2,5
		Disponibilidade de formulários para investigação (óbito < 1 ano, MIF, DNC, mal definida)	2,5
		Existência de comitê municipal de morte materna	2,5
		Existência de grupo técnico municipal para discussão das mortes maternas	2,5
		Existência de comitê municipal de óbito infantil	2,5
		Existência de grupo técnico municipal para discussão dos óbitos infantis	2,5
	Processo/40	Resgate de variáveis incompletas	2,5
		Resgate de variáveis incompletas pelos NEPI dos estabelecimentos de saúde	2,5
		Resgate, em cartórios, de variáveis incompletas	2,5
		Resgate, em unidades de saúde da família, de variáveis incompletas	2,5
		Consulta, a outros sistemas de informações, para resgate das informações incompletas	2,5
		Retroalimentação de informações para iniciar investigações de óbitos em outros municípios	2,5
		Seleção de óbito de menor de 1 ano para investigação	2,5
		Seleção de óbito de MIF para investigação	2,5
		Seleção de óbito por doença de notificação compulsória para investigação	2,5
		Seleção de óbito por causa básica mal definida para investigação	2,5
		Seleção de óbito para investigação por causas de interesse municipal ou estadual	2,5
		Prazo máximo para início da investigação após a ocorrência do óbito	2,5
		Critério de seleção para discussão das investigações nos comitês	2,5
		Comitês/grupos técnicos responsáveis pela discussão dos óbitos, se inexistente no município	2,5
		Prazo máximo para a investigação de óbito ser concluída	2,5
		Correções, digitadas no SIM, após o encerramento da investigação	2,5

(*Continua*)

Quadro 3.7.3 Matriz de julgamento (*continuação*)

Componente	Abordagem/Peso	Indicador	Peso
	Resultado/30	Percentual de completitude das variáveis essenciais	5,0
		Causa básica sendo elucidada após investigação do óbito	5,0
		Relatório de conclusão das investigações utilizado para medidas preventivas	5,0
		Percentual de óbitos por causas mal definidas	5,0
		Percentual mínimo de óbitos de mulheres em idade fértil investigados	5,0
		Percentual mínimo de óbitos infantis investigados	5,0
		Subtotal	**100,0**
Análise e divulgação das informações 100 pontos	Estrutura/30	Dispor de profissionais capacitados para analisar situação de saúde com dados de mortalidade	10,0
		Existência de apoio para divulgação das informações construídas a partir do SIM	10,0
		Dispor de Tabwin ou outro tabulador compatível com o SIM funcionando	10,0
	Processo/40	Construção de análises epidemiológicas sistemáticas com base nos dados do SIM	8,0
		Analisar os dados periodicamente	8,0
		Divulgar dados de mortalidade de períodos ainda não encerrado como sujeitos à revisão	8,0
		Distribuição de materiais produzidos para a divulgação das informações	8,0
		Retroalimentação das fontes notificadoras do óbito regularmente	8,0
	Resultado/30	Informações disponibilizadas na internet	5,0
		Gestor municipal com acesso às informações sobre mortalidade	5,0
		Uso das informações pelas unidades de saúde para melhora do gerenciamento das atividades	5,0
		Uso das informações pelo gestor municipal para tomada de decisão	5,0
		Conselhos de saúde e ONG com acesso às informações do SIM	5,0
		Acesso as informações sobre mortalidade pela população	5,0
		Subtotal	**100,0**
		Total	**700,0**

interação múltipla e interdependente – dado, conhecimento, comunicação, ação e retroalimentação da informação (Alazraqui et al., 2006).

A matriz de julgamento viabilizou a análise dos dados gerados no nível municipal, em uma visão formativa, produzindo informações fundamentais para os gestores do sistema, como identificou Trevisan (2007) ao revisar estudos de avaliabilidade.

Quanto à utilidade do estudo, os especialistas reunidos em comitê ressaltaram sua importância e destacaram as discussões sobre o modelo, a matriz e a atribuição de relevância aos indicadores. Mesma constatação fizeram Thurton & Ramaliu (2005), quanto aos estudos de avaliabilidade envolvendo os gerentes que estejam planejando uma avaliação baseada no aprendizado.

Não existe regra que garanta a utilização dos resultados das avaliações. Seu uso está relacionado com a natureza da intervenção, o contexto e os múltiplos interesses envolvidos. No entanto, a adesão a algumas estratégias de avaliação é mais robusta e detém forte potencial de utilização, como os estudos de avaliabilidade. Estes, ao envolverem os interessados na revisão de objetivos, no desenvolvimento da missão declarada, na seleção/alteração dos componentes, no aumento da compreensão do *modus operandis*, na geração de informações sobre o programa, nas questões a serem avaliadas e seu método, ampliam a probabilidade de uso no processo de tomada de decisão (Champagne et al., 2011).

Referências

Alazraqui M, Mota E, Spinelli H. Sistemas de Información em Salud: de sistemas cerrados a la cuidadanía social. Um desafio en la reduccion de desigualdades em gestión local. Cad Saúde Pública 2006; 22(12):2693-702.

Brasil. Ministério da Saúde. Secretaria de Atenção à Saúde. Departamento de Atenção Básica. Coordenação de Acompanhamento e Avaliação. Avaliação na atenção básica em saúde: caminhos da institucionalização. Brasília-DF, 2005.

Champagne F, Contandriopoulos AP, Tanon A. Utilizar a avaliação. In: Brusselle A, Champagne F, Contandriopoulos AP, Hartz ZMA (Orgs.) Avaliação. Conceitos e métodos. Rio de Janeiro : Ed. Fiocruz, 2011.

Chen H. Method and theory in program evaluation: a question of balance. In: Theory-driven evaluations, 1990.

Contandriopoulos AP. Avaliando a institucionalização da avaliação. Ciênc Saúde Coletiva 2006; 11(3):705-11.

Frias PG, Vidal AS, Pereira PMH, Lira PI C, Vaderley LC. Avaliação da notificação de óbitos infantis ao Sistema de Informação sobre Mortalidade: um estudo de caso. Rev Bras Saúde Matern Infant 2005; 5(Supl. 1):S43-S51.

Hartz ZMA, Contandriopoulos A-P. Do quê ao pra quê da meta-avaliação em saúde. In: Hartz ZMA, Felisberto E, Vieira-da-Silva (Orgs.) Meta-avaliação da Atenção Básica à Saúde. Teoria e prática. Rio de Janeiro: Ed. Fiocruz, 2008.

Laurenti R, Mello-Jorge MHP, Gotlieb SLD. O Sistema de Informações sobre Mortalidade: passado, presente e futuro. Série Divulgação. 11. ed. São Paulo: Editora CBCD – Centro Brasileiro de Classificação de Doenças, 2006.

Leviton LC, Collins CB, Laird LB, Kratt PP. Teaching evaluation using evaluability assessment. In: Evaluation. Sage Publications (Thousand Oaks and New Delhi), 1998.

Medina GM, Silva GAP, Aquino R, Hartz ZMA. Uso de modelos teóricos na avaliação em saúde: aspectos conceituais e operacionais. In: Hartz ZMA e Vieira-da-Silva LM (Orgs.) Avaliação em saúde. Dos modelos teóricos à prática na avaliação de programas e sistemas de saúde. Salvador/Rio de Janeiro: Editora Fiocruz, 2005.

Mello-Jorge MHP, Laurenti R, Goltlieb SLD. Análise da qualidade das estatísticas vitais brasileiras: a experiência de implantação do SIM e SINASC. Ciênc Saúde Coletiva 2007; 12(3):643-54.

Moraes IHS. Informações em Saúde. Da prática fragmentada ao exercício da cidadania. São Paulo-Rio de Janeiro: Editora Hucitec, 1994.

Patton MQ. Utilization-focused evaluation. 3. ed. Sage publication, 1997:19-38.

Smith MF. Evaluability assessment. In: S. Mathison (ed.) Encyclopedia of evaluation. Thousand Oaks, Ca: Sage, 2005.

Smith MF. Evaluability assessment: Reflections on the process. Evaluation and Program Planning 1990; 13:359-64.

Souza LEPF, Vieira-da-Silva LM, Hartz ZMA. Conferência de Consenso sobre a Imagem-objetivo da Descentralização da Atenção à Saúde no Brasil. In: Hartz ZMA e Vieira-da-Silva LM (Orgs.) Avaliação em Saúde. Dos modelos teóricos à prática na avaliação de programas e sistemas de saúde. Salvador/Rio de Janeiro: Editora Fiocruz, 2005.

Trevisan MS. Evaluability from 1986 to 2006. American Journal of Evaluation. Disponível em http://aje.sagepub.com. [Acesso em 11 de nov. de 2007].

Thurston WE, Ramaliu A. Evaluability assessmentof a survivors of torture program: Lessons learned. Canadian Journal of Program Evaluation 2005; 20(2):1-25.

Worthen BR, Sanders JR, Fitzpatrick JL. Avaliação de programas – Concepções e práticas. São Paulo: Ed Gente, 2004.

Wholey JS. Evaluability assessment. In: Rutman L (ed.) Evaluation research methods: A basic guide. Beverly Hills, CA: Sage, 1977.

Índice Remissivo

A

Acolhimento em unidades de saúde da família, avaliação da implantação, 89
- apresentando os achados do estudo, 96
- caracterizando a intervenção e sua avaliabilidade, 90
- descrevendo a estratégia avaliativa, 92

Análise de implantação das intervenções, 4
- custos em um ambulatório de especialidades médicas: cancelamento de consultas, 195
- - análise dos dados, 200
- - aspectos éticos, 200
- - campo teórico-conceitual, 196
- - contextualização do problema, 195
- - discussão, 204
- - estratégia metodológica, 197
- - resultados, 200

Apoio matricial do CAPS-AD na cidade do Recife, avaliação da implantação, 141
- condições estruturais e processuais para implantação do matriciamento, 146
- consumo de drogas psicoativas e políticas de saúde para seu enfrentamento, 141
- elementos de contexto identificados, 148
- estágio de implantação da política, 151
- traçando os caminhos da investigação, 143

Atenção
- ambulatorial, 195

- pré-natal e puerperal em
   Unidades de Saúde da Família
   em Pernambuco, 157
- - avaliação do grau de
   implantação
- - - atenção pré-natal e puerperal
   nas USF do município, 169
- - - dimensão estrutura, 165
- - - dimensão processo, 168
- - avaliação do grau de implantação
   da dimensão
- - considerações, 171
- - grau de implantação
- - - atenção pré-natal e
   puerperal, 165
- - - dimensão estrutura e
   processo, 165
- - matriz da análise e
   julgamento, 160
- - modelo lógico, 159
- - percurso metodológico, 158
- - resultados e discussão, 165
Avaliação de implantação
- atenção pré-natal e puerperal em
   Unidades de Saúde da Família
   em Pernambuco,157
- - considerações, 171
- - grau da implantação
- - - atenção pré-natal e
   puerperal, 165
- - - dimensão estrutura e
   processo, 165
- - matriz da análise e julgamento
   da atenção pré-natal e
   puerperal, 160
- - modelo lógico, 159

- - percurso metodológico, 158
- completitude dos instrumentos
   de investigação do óbito
   infantil, 229
- - considerações, 236
- - percurso metodológico, 231
- - qualidade da informação, 229
- - resultados, 234
- - vigilância do óbito infantil e
   investigação, 230
- dispositivo acolhimento em
   unidades de saúde da
   família, 89
- - apresentando os achados do
   estudo, 96
- - caracterizando a intervenção e sua
   avaliabilidade, 90
- - considerações, 103
- - descobrindo a estratégia
   avaliativa, 92
- política nacional de saúde
   bucal na atenção básica no
   Ceará, 109
- - considerações finais, 134
- - discussão, 127
- - métodos, 111
- - resultados, 118
- programa de controle do
   câncer de mama na
   Paraíba, 65
- - discussão e recomendações, 82
- - metodologia, 68
- - resultados, 64
- programa de controle da
   hanseníase no Nordeste do
   Brasil, 37

Índice Remissivo

- programas de residência multiprofissonal em saúde, 261
- - caracterizando o objeto, 264
- - considerações, 279
- - metodologia utilizada, 266
- - resultados, 269
- sistema de informação sobre mortalidade, 218
- unidade de pronto atendimento (UPA), 241
- - considerações, 247
- - estudo de avaliabilidade ou pré-avaliação, 243
- - proposta da matriz, 244
- vacinação em Pernambuco, 21

B
Biomedicina, 263

C
Cancelamento de consultas, implicações para usuários, familiares e serviço de saúde, 195
- análise dos dados, 200
- aspectos éticos, 200
- campo teórico-conceitual, 196
- contextualização do problema, 195
- discussão, 204
- estratégia metodológica, 197
- resultados, 200

Câncer de mama, avaliação da implantação do programa na Paraíba, 65
- discussão e recomendações, 82
- percurso metodológico, 68
- resultados, 74
Centro de atenção psicossocial (CAPS), 207
Cobertura do sistema de informação sobre mortalidade, métodos para avaliação, 217
Conferências Nacionais de Saúde Bucal (CNSB), 109
Consumo de drogas psicoativas e políticas de saúde para seu enfrentamento, 141
Custos de um ambulatório, 197

D
Declaração
- nascido vivo, 175
- óbito, 217
Desenvolvimento organizacional, 6
Drogas psicoativas e políticas de saúde para seu enfrentamento, 141

E
Equipes de Saúde Bucal (ESB), 110
Estratégia da Saúde
- Bucal (ESB), 110
- da Família (ESF), 40, 261

Estudo de avaliabilidade do sistema de informação sobre mortalidade em âmbito
- estadual, 283
- - considerações, 295
- - estratégia metodológica, 285
- - resultado, 294
- - utilidade do estudo, 287

F
Farmácia, 263
Fonoaudiologia, 263

G
Gestão estratégica, 9

H
Hanseníase, avaliação da implantação do programa de controle, 37
- caracterização do objeto, 40
- discussão, 61
- método, 41
- resultados, 46
Hospitais psiquiátricos, 209

I
IMIP, 266
Implantações de intervenções
- abordagem ecológica e institucional, 9
- análise de implantação, 4
- contexto organizacional, 4
- dispositivo acolhimento em unidades de saúde da família, 89
- - apresentando os achados do estudo, 96
- - caracterizando a intervenção e sua avaliabilidade, 90
- - considerações finais, 103
- - descrevendo a estratégia avaliativa, 92
- gestão estratégica, 9
- modelo, 6
- - aprendizagem organizacional, 10
- - estrutural, 8
- - político, 8
- - psicológico, 7
- normas de vacinação em Pernambuco, 21
- programas
- - controle de hanseníase no Nordeste do Brasil, 37
- - controle do câncer de mama na Paraíba, 65
- - imunização nas salas de vacinação, 32
- - nacional de saúde bucal na atenção básica no Ceará, 109
- teorias da complexidade, 10
Imunização, 21
- grau de implantação do programa nas salas de vacinação, 32
- operacionalização das ações, 28

Instrumentos avaliativos para
programas de residência
multiprofissional em saúde, 261
Investigação do óbito infantil,
avaliação e completitude dos
instrumentos, 229
- considerações, 236
- contextualização, 230
- importância da qualidade da
informação, 229
- percurso metodológico, 231
- resultados, 234

M

Mortalidade
- âmbito estadual, estudo de
avaliabilidade do sistema de
informação, 283
- sistema de informação, 217
- - infantil, 230

N

NASF (Núcleo de Apoio à Saúde da
Família), 105
Nutrição, 263

O

Óbito infantil, avaliação da
completitude dos instrumentos
de avaliação, 229
- considerações, 236
- contextualização, 230
- percurso metodológico, 231

- qualidade da informação, 229
- resultados, 234
Organização da implantação das
intervenções, 4

P

PNH (Política Nacional de
Humanização), 89
Política Nacional de Saúde Bucal
na atenção básica no Ceará,
avaliação da implantação, 109
- considerações, 134
- discussão, 127
- estrutura, 120
- métodos, 111
- plano de análise
- - avaliação do processo, 115, 124
- - grau de implantação, 115
- processo, 124
- resultados, 118
Programa
- assistência integral à saúde da
mulher (PAISM), 66
- controle da hanseníase no
Nordeste do Brasil, avaliação da
implantação, 37
- - caracterização do objeto, 40
- - discussão, 61
- - método, 41
- - resultados, 46
- controle do câncer de mama
na Paraíba, avaliação da
implantação, 65
- - análise dos dados, 74
- - coleta de dados, 70

- - discussão e recomendações, 82
- - local do estudo, 68
- - modelo lógico, 69
- - percurso metodológico, 68
- - resultados, 74
- residência multiprofissional em saúde, 261
- - caracterizando o objeto, 264
- - considerações, 279
- - metodologia utilizada, 266
- - resultados, 269
Promoção da saúde, contexto social, 12

Q
Qualidade de vida, 208

R
Rede de atenção às urgências (RAU), 242
Residência multiprofissional em saúde, 261

S
Salas de vacinação, 21
- ações de vigilância epidemiológica e educação em saúde, 31
- estrutura, organização e rede de frio, 24
Saúde bucal na atenção básica no Ceará, avaliação da implantação, 109
- considerações, 134

- discussão, 127
- indicadores do grau de implantação da dimensão
- - estrutura, 120
- - processo, 124
- métodos, 111
- plano de análise da avaliação
- - estrutura, 113
- - processo, 115
- plano de análise do grau de implantação, 115
- resultados, 118
Serviços de residências terapêuticas (SRT), custos e qualidade de vida, 207
- discussão, 212
- procedimentos metodológicos, 209
- resultados, 210
Sistema de informações sobre
- mortalidade em âmbito estadual, estudo de avaliabilidade, 283
- - considerações, 295
- - estratégia metodológica, 285
- - resultado, 294
- - utilidade do estudo, 287
- mortalidade, 217
- nascidos vivos (SINASC), 175
- - considerações, 184, 188
- - percurso metodológico, 177
SUS (sistema único de saúde), 89, 109, 261

T
TCLE (Técnico de Consentimento Livre e Esclarecido), 245

Transtorno mental, 207
TSB (Técnico em Saúde
Bucal), 120

U
Unidade
- pronto atendimento (UPA),
avaliação, 241
- - considerações, 247
- - estudo de avaliabilidade ou
pré-avaliação, 243
- - proposta da matriz de
autoavaliação, 244
- saúde da família, avaliação da
implantação
- - da atenção pré-natal e puerperal
em Pernambuco, 157
- - - considerações, 171
- - - grau de implantação
(GI), 165

- - - matriz da análise e
julgamento, 160
- - - modelo lógico, 159
- - - percurso metodológico, 158
- - - resultados e
discussão, 165
- - do acolhimento, 89
- - - apresentando os achados do
estudo, 96
- - - -caracterizando a
intervenção e sua
avaliabilidade, 90
- - - - considerações, 103
- - - descrevendo a estratégia
avaliativa, 92

V
Vacinação, avaliação do grau de
implantação das normas em
Pernambuco, 21
Vigilância do óbito infantil, 230